Manfred von Ardenne

Gesundheit durch Sauerstoff-Mehrschritt-Therapie

nymphenburger

Die Abbildungen wurden, soweit nicht anders vermerkt, im Forschungsinstitut Manfred v. Ardenne, Dresden, erstellt
Umschlaggestaltung: H + C Waldvogel, Zürich
Satz: Fotosatz Völkl, Germering bei München
Druck: Jos. C. Huber KG, Dießen am Ammersee
Printed in Germany 1985
ISBN 3-485-00505-3

Meinem ärztlichen Freund
Prof. Dr. med. habil. Herbert Krauß
und
meinem Freunde Erwin Braun
in herzlicher Dankbarkeit gewidmet.

Manfred von Ardenne

Inhaltsverzeichnis

Vorwort

Aus Forschungen, die 1969 begannen, ist in Dresden die *Sauerstoff-Mehrschritt-Therapie* entstanden. Diese Therapie, die heute schon in fast 300 Behandlungszentren praktiziert wird, bekämpft auf einfache und naturnahe Weise die kritischen Folgen von Sauerstoffmangel im Organismus. Sauerstoffmangelzustände, die auch als Energiemangelzustände angesehen werden können, sind im hohen und sehr hohen Lebensalter die Regel. Sie bilden sich aber auch schon in früheren Jahren, z. B. bei bewegungsarmer Lebensweise, nach permanent zu starkem Streß, bei toxischen Belastungen, bei hohem Fieber, in der Austreibungsphase bei Geburten und unter Lebensverhältnissen mit ständiger starker Umweltbelastung aus.

Sauerstoffmangel ist die primäre Ursache einer überraschend hohen Zahl von Krankheiten, Leiden und Beschwerden insbesondere auch des höheren Alters. Sauerstoffmangel ist, wie wir zeigen konnten, auch eine der Hauptursachen für die Schwächung der körpereigenen Abwehr, deshalb vergrößert er die Anfälligkeit des Organismus gegenüber Infektions- und anderen Krankheiten. Vor allem aber erhöht er in bedeutendem Maß die Gefährlichkeit von Krankheiten (Verminderung der Kräfte und der Kreislaufreserven).

Die Behebung von Sauerstoffmangelzuständen des Organismus über möglichst lange Zeiträume gehört zu den größten gegenwärtigen Aufgaben der präventiven, prophylaktischen und therapeutischen Medizin.

Der hilfsbedürftige Patient wünscht natürlich nicht nur für kurze Zeit, z. B. für die Dauer der Inhalation von

Sauerstoff, die Behebung seines Sauerstoffmangelzustandes, sondern hätte es gern, daß diese Wirkung für Wochen, Monate und möglichst Jahre anhält. Genau dieses hohe Ziel läßt sich in der Regel mit Hilfe der Sauerstoff-Mehrschritt-Therapie erreichen.
Durch das lange Anhalten der Wirkung unterscheidet sich die Sauerstoff-Mehrschritt-Therapie von allen anderen Anwendungen des Sauerstoffs in der Medizin. Das überraschende und so entscheidende Anhalten der Wirkung ist der *Entdeckung und Nutzung (M. v. A.) eines in den Blutkapillaren des Organismus ablaufenden Gefäßwandschaltmechanismus der Blutmikrozirkulation* zu verdanken. Es wurde gefunden, daß durch Sauerstoff-Mehrschritt-Prozesse bestimmter Programmierung eine Hochschaltung vorher geschwächt gewesener Mikrozirkulation in allen Kapillaren des menschlichen Organismus herbeigeführt und hierdurch in vielen Fällen *für Wochen, Monate bis Jahre etwa eine Verdoppelung der Sauerstoffaufnahme des Organismus* erzeugt werden kann. Die Wirkung hält so lange an, bis durch neue starke stressorische Einflüsse, bewegungsarme Lebensweise und Krankheiten wieder ein (aus zwei pO_2-Messungen leicht erkennbarer) Sauerstoffmangelzustand entsteht und dann eine Wiederholung der Therapie zweckmäßig ist.
Welche *Hilfen für die Erhaltung oder Wiederherstellung der eigenen Gesundheit* sind von der Sauerstoff-Mehrschritt-Therapie und ihren Varianten zu erwarten? Nach den Ergebnissen von heute bereits vielen 10000 Behandlungen scheint diese Therapie u. a. bei den folgenden medizinischen Problemen neue und sehr wesentliche Möglichkeiten zu erschließen:

Erhöhung der Leistungsfähigkeit besonders für unter starkem Dauerstreß stehende Personen und für Personen im höheren Lebensalter.
Bekämpfung der vielen Krankheiten und Beschwerden, die auf Sauerstoffmangel des Organismus beruhen (z. B. Angina pectoris, Atemnot, periphere Durchblutungsstörungen der unteren Extremitäten, Kreislaufstörungen, Polyarthritis, Visusverschlechterungen usw.).
Bekämpfung gewisser Leberkrankheiten.
Rückführung von Pflegefallpatienten in eine Lebensweise mit Selbstversorgung.
Beiträge zur Renormalisierung von zu hohen oder zu niedrigen Blutdruckwerten.
Herabsetzung der Anfälligkeit gegenüber Krankheiten (Prävention).
Herabsetzung der Gefährlichkeit von Krankheiten besonders im höheren Alter.
Heraufsetzung der Lebenserwartung, Senkung des Risikos bei Operationen im höheren Lebensalter, Beschleunigung der Rehabilitation nach Krankheiten usw.
Verbesserung der Lebensqualität bei chronisch Kranken und bei toxisch belasteten Personen.
Milderung der Nebenwirkungen von Pharmaka.
Senkung des Risikos bei Geburten für Mutter und Kind. Starke Energiebereitstellung in der Austreibungsphase.
Durch Steigerung der körpereigenen Abwehr bekämpfbare Krankheiten, kritische Erscheinungen und Gefahren (z. B. Krebs-Metastasierung).

Weil die anhaltende bedeutende Erhöhung des Sauerstoff- bzw. Energiestatus sich in einfachen Messungen widerspiegelt und subjektiv vom Patienten als Besserung seines Gesundheitszustandes meist stark empfunden wird, hat die Sauerstoff-Mehrschritt-Therapie in relativ kurzer Zeit bereits große Verbreitung gefunden. Aber die Durchsetzung der Therapie steht sicher erst in ihren Anfängen. Noch sind es – neben einer Vielzahl von Kureinrichtungen, von Arztpraxen und von physikalisch-therapeutischen Institutionen – erst wenige Universitäts-Kliniken oder -Institute, die die Therapie anwenden oder Studien mit größeren Patientenzahlen durchgeführt oder eingeleitet haben. Erfahrungsgemäß dauert es in der Medizin etwa 10–15 Jahre, bis progressive neue Wege von der Lehrmedizin erkannt und so akzeptiert sind, daß in den medizinischen Lehrbüchern über ihre Bedeutung und Nutzung berichtet wird.

Durch Meßergebnisse, die in zahlreichen Veröffentlichungen bekanntgegeben wurden (siehe Literaturverzeichnis), ist in den letzten Jahren an einer hohen Zahl von Behandlungsfällen und zum Teil durch von uns unabhängige Einrichtungen *mit statistischer Signifikanz der Beweis erbracht worden, daß bei fehlerfreier Durchführung der Sauerstoff-Mehrschritt-Therapie-Prozesse mit sehr geringer Versagerrate eine anhaltende Steigerung des arteriellen Ruhe-*pO_2 *und eine ebenso anhaltende Senkung des venösen Ruhe-*pO_2 *gelingt.* Dieses durch den entdeckten Schaltvorgang der Blutmikrozirkulation bewirkte Bestehenbleiben des Therapieeffektes war zu Beginn dieses Jahrzehntes durch fachlich zuständige Vertreter der »Schulmedizin« (D. Nolte 1981, W. Schnitzer 1981) in verschiedenen ihrer Veröffentlichungen bestritten worden.

Die dadurch eingetretene Diskreditierung unserer Ergebnisse hatte zur Folge, daß die Veröffentlichung der meisten Manuskripte über Stand und Fortschritt unserer Arbeiten von den Redaktionen der führenden medizinischen Fachzeitschriften abgelehnt wurde. Daraus resultierte der folgenschwere Tatbestand, daß die Mehrzahl unserer Arbeiten mit ihren überzeugenden Meßergebnissen in Fachzeitschriften veröffentlicht werden mußte, welche von Schulmedizinern nicht gelesen werden. Es ist daher nicht überraschend, daß noch im Jahre 1985 in einer Übersichtsarbeit der Deutschen Medizinischen Wochenschrift (*110,* 765) eine kritische Einschätzung der Sauerstoff-Mehrschritt-Therapie gegeben wird *ohne Berücksichtigung ihres zentralen Schaltmechanismus der Blutmikrozirkulation und ohne Berücksichtigung der den* O_2*-Status überwiegend bestimmenden Dynamik des venösen Ruhe-p*O_2. Solche oberflächlichen Einschätzungen können nicht von Dauer sein, denn sie stehen im Widerspruch mit der in unserem Fall aus Meßergebnissen leicht erkennbaren wissenschaftlichen Wahrheit. Sie haben die tragische Konsequenz, daß die Anerkennung durch die Schulmedizin um viele Jahre verzögert wird. Den Schaden haben die Patienten, denen eine Therapie außergewöhnlicher Universalität vorenthalten wird, die ihnen bei der Bekämpfung vieler ihrer Krankheiten, Leiden und Beschwerden entscheidende Hilfe geben könnte.

Eine traditionelle Möglichkeit, die Entwicklung zu beschleunigen, besteht in einer gründlichen Information der fachlich zuständigen Ärzte durch wissenschaftliche Publikationen. Aber die Effizienz dieses Weges hat bei der gegenwärtigen Informationsflut sehr abgenommen, denn nach Untersuchungen des Kölner Klinikers R. Gross werden heute nur etwa 5% der wissenschaftlichen medizinischen Veröffentlichungen gelesen. Im vorliegenden Fall war dieser Prozentsatz aus den zuvor genannten Gründen sicher noch weit kleiner.

Ein Ausweg aus dieser Situation öffnet sich, wenn man dazu übergeht, die Patienten und Interessenten, aber auch die von ihnen angesprochenen Ärzte in möglichst leicht verständlicher Form direkt über die erzielten Fortschritte, also in unserem Falle über die neuen Methoden zur Erhaltung ihrer Gesundheit, zu informieren. Das ist auch der Zweck dieses Buches, bei dem wir uns bemüht haben, in der Darstellung der komplizierten Materie einen solchen Kompromiß zu finden, daß sowohl die Patienten als auch die angesprochenen Ärzte die für sie wesentlichen Informationen erhalten. Hierbei wurde nicht auf graphische Darstellungen verzichtet, weil diese auch dem Patienten das tiefere Eindringen in die Materie sehr erleichtern können, wenn er sich die Zeit nimmt, die oft mit viel Kommentar ausgestatteten Darstellungen gründlich zu studieren. Fast alle Graphiken sind so gestaltet, daß sie mit normalem Schulwissen verstanden werden können. Zur häufigen Anwendung der graphischen Darstellungsweise trug auch die Überlegung bei, daß es bei der Sauerstoff-Mehrschritt-Therapie sehr auf die quantitativen Verhältnisse ankommt und daß der Patient großen Gewinn für die Beurteilung des eigenen gesundheitlichen Zustandes hat, wenn er in der Lage ist, die an seinem Organismus gewonnenen Meßwerte in Graphiken dieses Buches einzutragen. Auf diese Weise kann der Patient informative Vergleiche verschiedenster Art durchführen.

Auch in der Vergangenheit hat der Verfasser, allerdings stets erst im Anschluß an die Erstveröffentlichung im wissenschaftlichen Bereich, sich schon seit Jahren darum bemüht, über Fernsehen, Zeitschriften und Vortragsveranstaltungen die Informationen über die Sauerstoff-Mehrschritt-Therapie auch und zum Teil in populärer Form an Patienten und an zu gewinnende Ärzte unmittelbar heranzutragen.

Zwei große Vorteile rechtfertigen dieses Vorgehen:

Die zuständigen Ärzte werden durch Fragen und Wünsche ihrer Patienten gezwungen, sich mit den wissenschaftlichen Grundlagen der »Sauerstoff-Mehrschritt-Therapie« und vor allem mit den Originalarbeiten zu beschäftigen (Sonderdrucke aus Dresden stehen auf Anforderung zur Verfügung). Dadurch werden die angesprochenen Ärzte oft dazu angeregt, im eigenen Bereich die Behandlungsprozesse durchzuführen, d. h. auch kennenzulernen und sogar einzuführen.

Die aufmerksam gewordenen Patienten und Ärzte können dank eigener Initiative schon lange vor einer offiziellen Anerkennung durch die Lehrmedizin, also *vielleicht 10–15 Jahre früher, die neuen Prozesse* (Sauerstoff-Mehrschritt-Therapie, Sauerstoff-Mehrschritt-Immunstimulation) *zur Erhaltung ihrer eigenen oder ihrer Patienten Gesundheit* nutzen.

Dem Freunde und langjährigen Mitstreiter für die Sauerstoff-Mehrschritt-Therapie, Dr. med. *Siegfried Hellmuth Wolf,* Bad Wildungen, hat der Verfasser für seine Mitarbeit bei der Darstellung der klinischen Ergebnisse herzlich zu danken.

Meinem Mitarbeiter und Leiter der Ärztegruppe, Dr. med. *Wilhelm Dauterstedt,* bin ich für die Durchsicht des Manuskriptes und zahlreiche Hinweise zu Dank verpflichtet.

Herrn *Erwin Braun,* Triesenberg, Fürstentum Liechtenstein, und Engelberg, Schweiz (Ehrenmitglied der Gesellschaft für Biomedizinische Technik der DDR), hat

der Verfasser für viele seit mehr als eineinhalb Jahrzehnten gewährte Hilfen und Ratschläge herzlich Dank zu sagen.
Gegenüber der Leitung des *Ministeriums für Gesundheitswesen* der DDR, insbesondere Herrn Minister Prof. Dr. med. *Ludwig Mecklinger* und seinem Stellvertreter für Forschung, Herrn Minister Dr. med. *Bodo Schönheit,* empfindet der Verfasser tiefe Dankbarkeit für vertrauensvolle kontinuierliche Unterstützung unserer medizinischen Forschungen seit mehr als zwei Jahrzehnten. – Für die tatkräftige Förderung der »Sauerstoff-Mehrschritt-Therapie« in der DDR möchte der Verfasser Herrn Prof. Dr. med. *Karl Seidel,* dem Leiter der Abteilung Gesundheitspolitik im Zentralkomitee der Sozialistischen Einheitspartei Deutschlands, besonders herzlichen Dank aussprechen.

8051 Dresden, im Juli 1985

Prof. Dr. h. c. mult. Manfred von Ardenne

1. O_2-Status und Gesundheit

1.1. Was dient der Gesunderhaltung?

Vor fast 200 Jahren schrieb der große Jenenser Arzt *Christoph Wilhelm Hufeland* sein berühmtes Buch »Die Kunst, das menschliche Leben zu verlängern«. Die Denkweise Hufelands stand der Physik der damaligen Zeit sehr nahe, und so widmete er sein Buch dem Physiker *Georg Christoph Lichtenberg,* seinem Lehrer. Das vorliegende Buch, in welchem neue sowie bewährte alte Wege zur Erhaltung der Gesundheit besprochen werden, behandelt aus heutiger Sicht die Kunst der Verlängerung des (lebenswerten) Lebens. Auch in unserem Buch klingen an vielen Stellen Gedanken, die aus der Physik kommen und für den Mediziner noch ungewohnt sind, an, z. B. bei der *Diskussion des menschlichen Organismus aus energetischer Sicht.* Schon die Frage »Was dient der Gesunderhaltung?« führt zu Betrachtungen über die energetische Situation des Körpers. Sind doch ganz offensichtlich die großen Kräfte und die kraftvolle Lebensweise des jugendlichen Organismus Hinweis auf eine hervorragende energetische Situation. *Die Sicherung, Herbeiführung oder Wiederherstellung eines guten energetischen Status sollte daher in einem hohen Grade der Gesunderhaltung dienen.* Auf dieses Ziel sind alle Prozeßvarianten der Sauerstoff-Mehrschritt-Therapie ausgerichtet.

Schon *Hufeland* sah in der *Stärkung der natürlichen Heilkräfte des Organismus durch Kräftigung des Körpers* einen der wichtigsten Wege zur Gesunderhaltung und zur Bekämpfung gesundheitlicher Krisen. Viel mehr als

in der Gegenwart mit ihrem hohen Tablettenkonsum im Gesundheitswesen (Nebenwirkungen! Kosten!) wurden zur Kräftigung des Körpers in der Vergangenheit *naturnahe Maßnahmen* herangezogen, wie z. B. Heilbäder, Solebäder, Moorbäder, ferner Sauna- und Schwitzbäder, Kneippsche Wasseranwendungen, kalte und warme Packungen, Nutzung von Heilquellen, Trinkkuren, Diätkuren, Fastenkuren, Schlaftherapie, Heil- und allgemeine Gymnastik, Sport und regelmäßiges Bewegungstraining usw. Diese Maßnahmen, die bekanntlich im Kur- und Bäderwesen eine große Rolle spielen, verlieren durch die in diesem Buch besprochenen Behandlungsmethoden nicht an Bedeutung, denn sie bilden in vielen Fällen eine Ergänzung und Unterstützung der Behandlung. Man kann in diesem Zusammenhang auch formulieren, daß die Sauerstoff-Mehrschritt-Prozesse durch die langzeitige Anhebung des Energie- und Immunstatus als *Basistherapie fast alle Wirkungen und Effekte der Kuren klassischer Art sehr erheblich verstärken.*
Die Betrachtung des menschlichen Organismus aus quantitativ energetischer Sicht steht erst in ihren Anfängen. Trotzdem lassen sich aus dieser Blickrichtung schon heute wegweisende Schlußfolgerungen für medizinisches Handeln ziehen: Weil Heilprozesse und der Prävention dienende Prozesse zusätzlich Energie benötigen, müssen sie um so intensiver und vollkommener ablaufen, je besser der *energetische Status* des Organismus ist.

Die *längerzeitige Anhebung des energetischen Status* dient der Gesunderhaltung des Körpers auf vielfache Weise, wie weiter unten noch im einzelnen begründet werden wird:

Steigerung der körpereigenen Immunabwehr, denn alle Immunprozesse sind energiefordernde Mechanismen.
Senkung der Wahrscheinlichkeit des Krankwerdens (Prävention).
Senkung der Anfälligkeit gegen Krankheiten, insbesondere im höheren Lebensalter.
Senkung der Gefährlichkeit von Krankheiten, insbesondere im höheren Lebensalter.
Milderung oder Behebung von Krankheiten, Leiden und Beschwerden, deren primäre Ursache Energiemangel ist.
Steigerung von Stabilität und Reserven des Kreislaufs.
Steigerung der Blutmikrozirkulation (Bekämpfung von Durchblutungsstörungen).
Senkung vieler Nebenwirkungen von Pharmaka und Toxinen (Chemotherapie, Strahlentherapie; Steigerung der Lebensqualität).
Steigerung der Körperkräfte ermöglicht *Übergang zu kraftvollerer Lebensweise* (Bekämpfung der gefährlichen Folgen von Bewegungsarmut, Herztraining), welche zur Erhöhung der Qualität des Lebens und zu seiner Verlängerung in der Regel beiträgt.

1.2. Energiestatus des Körpers und Gesundheit

Beim Auto ist die Frage nach der augenblicklichen Energielage, d. h. dem Kraftstoffverbrauch und nach der Höhe der Kraftstoffreserve im Tank, fast eine Selbstverständlichkeit. Beim menschlichen Organismus, wo die Beantwortung dieser Frage oft viel größere Bedeutung hat, wird eine Frage des Patienten an seinen Arzt über die augenblickliche Energielage seines Körpers nur ein mitleidiges Lächeln auslösen – außer bei führenden Sportmedizinern und Physiologen. Trotz der großen Fortschritte in der naturwissenschaftlichen Denkweise ist in der Medizin die Betrachtung des gesunden oder kranken Organismus aus energetischer Sicht in diesem Jahrhundert bisher fast völlig unterblieben. Hier besteht eine große Lücke der Forschung. Deutlich zeichnet sich die tiefe Kluft zwischen den zu exakten Wissenschaften heranwachsenden Disziplinen der Physiologie und Sportmedizin einerseits und der angewandten Medizin andererseits ab.

Ein charakteristisches Merkmal des älteren Menschen ist das Absinken seiner körperlichen und geistigen Kräfte mit zunehmendem Lebensalter. Hinter dieser allbekannten Erscheinung steht physikalisch die Verschlechterung des energetischen Status im menschlichen Organismus. Man sollte meinen, daß dieser Tatbestand, welcher sicher einen wesentlichen Beitrag zum Altern des Körpers liefert, und seine Ursachen im ersten Kapitel aller Lehrbücher über Geriatrie abgehandelt werden müßte. Aber man wird vergeblich nach einem solchen Kapitel suchen.

Eine typische Beobachtung bei längerzeitig sehr starkem Streß ausgesetzten Menschen (z. B. Managern) ist die kritische Abnahme der Kreislaufreserven. Oft zwingt diese Abnahme zur Aufgabe oder zum Wechsel des Berufes. Auch diese Abnahme hat die Verschlechterung der Energielage als Ursache.

Der O_2-Status als eine Art Kenngröße der energetischen Situation des menschlichen Organismus

Die Energiequelle des Körpers bilden bekanntlich die von *Karl Lohmann* vor etwa einem halben Jahrhundert entdeckten *energiereichen Phosphate* (ATP, CP). Wegen ihres sehr schnellen Umsatzes im Körper lassen sich die energiereichen Phosphate nicht tanken bzw. speichern. Im wesentlichen wird daher die Konzentration dieser Substanzen, welche den energetischen Status regeln, von ihrer Bildungsrate bestimmt. Unter normalen Lebensumständen begrenzt nicht die Nahrungsaufnahme, sondern die Größe des O_2-Transportes in das Gewebe des Organismus die Erzeugung der energiereichen Phosphate. Deshalb kann die Größe des *Ruhe-O_2-Flusses in das Körpergewebe* bzw. die mit ihr übereinstimmende *Ruhe-O_2-Aufnahme* über die Lunge als eine Art *Kennziffer für den energetischen Status* des menschlichen Organismus angesehen werden.

1.3. Definition und Messung des O_2-Status

Das Konzept der Sauerstoff-Mehrschritt-Therapie ist aus quantitativer Naturbeobachtung, vor allem aus Meßergebnissen entstanden. Ein Merkmal, welches diese Therapie von vielen anderen Therapien unterscheidet, besteht darin, daß die interessierenden Parameter des Organismus durch Messung oder Rechnung zahlenmäßig erfaßbar sind. Daher können die momentanen Werte dieser Parameter ebenso wie ihre Veränderungen durch die verschiedenen Einflüsse in Zahlen dokumentiert werden. Diese Eigenschaft ist u. a. von hohem Wert für die Beurteilung momentaner Zustände des Organismus, von Therapiebedürftigkeit, von Therapie-Erfolgen sowie für die Beurteilung der Notwendigkeit von Therapie-Wiederholungen. Wegen der bei unserer Thematik grundlegenden Bedeutung des Quantitativen sind graphische Darstellungen ein notwendiges Mittel der Information und sogar mathematische Gleichungen hin und wieder unvermeidbar. In diesem Buch, welches die Allgemeinverständlichkeit anstrebt, werden wir aber bemüht sein, uns auf einfache Darstellungen und besonders einfache mathematische Beziehungen zu beschränken. So ist die in Abb. 1 gebrachte und kommentierte *Gleichung für den O_2-Status* mit Kenntnissen zu verstehen, die im Elementarunterricht vermittelt werden. Als Kennzahlen für den O_2-Status dient die über die Lunge erfolgende O_2-Aufnahme im Zustand der Ruhe, deren Größe mit dem Ruhe-O_2-Transport in das Körpergewebe übereinstimmt. Die O_2-Aufnahme läßt sich entweder direkt durch Messung (Versorgungsart I plus II!) bestim-

Praktikable Kennzahl für die Güte des O_2-Status bzw. des energetischen Status

O_2-Transport in das Körpergewebe[1]

$$Q_{O_2}[lO_2 min^{-1}] = \underbrace{\text{Ruhe-}\eta \cdot \text{Ruhe-HZV}_{[l \cdot min^{-1}]} \cdot Hb_{[O_2]}}_{\text{relative Kennzahl}}$$

Es bedeuten:

Ruhe-η = **Ausnutzung der O_2-Bindungskapazität des Blutes**
Als momentane Kennzahl oft für Diagnose verwendbar, da sich das Ruhe-HZV meist nur langsam mit dem Lebensalter und dem Trainingszustand ändert. Bestimmung mit Hilfe der Hb-O_2-Bindungskurve des Blutes aus der Messung des arteriellen und venösen Ruhe-pO_2.

Ruhe-HZV = **Ruhe-Herzzeitvolumen** = Ruhe-Herzschlagvolumen SV · Pulsfrequenz f. Bestimmung z. B. mit Hilfe der pO_2-spirometrischen Methode. Mit dem Lebensalter absinkend, aber durch O_2MT + Training ausgleichbar und z. Teil regenerierbar.

Hb = **Hämoglobingehalt des Blutes.** Im individuellen Fall etwa konstant $\approx$ 160 g Hb · l^{-1}. (1 g Hb bindet 1,34 ml O_2) $\triangleq$ 0,2144 lO_2/l Blut

Abbildung 1

[1] O_2-Versorgungsart II (über O_2-Beladung des Hämoglobin). – O_2-Versorgungsart I (über arterielle O_2-Diffusion) zur Vereinfachung vernachlässigt.

men oder mit Hilfe der drei in Abb. 1 genannten (aus Messungen bestimmbaren) Faktoren unter meist zulässiger Vernachlässigung der arteriellen O_2-Diffusion berechnen.

1.4. Die unmittelbare Messung des O_2-Status

Die Ruhe-O_2-Aufnahme des Körpers läßt sich spirometrisch mit Einrichtungen der in Abb. 2 dargestellten Art messen. Wir bevorzugen bei bestimmten Problemen unserer Forschung die unmittelbare Messung der O_2-Aufnahme, weil dadurch die Ungenauigkeiten, die mit der Bestimmung der Herzleistung (Herzzeitvolumen HZV) verknüpft sind, vermieden werden. Das Schema einer *Einrichtung zur routinemäßigen Ermittlung der Sauerstoffaufnahme des Organismus* ist in Abb. 2 gebracht. Die Anlage wurde so ausgelegt, daß sie auch die *Sauerstoffaufnahme bei maximaler körperlicher Belastung von Patienten,* die bekanntlich eine wichtige Unterlage über die Reserven des Organismus darstellt, zu bestimmen gestattet (Meßbereich bis 120 l pro Minute Atemzeitvolumen). Die Einrichtung, welche in ähnlicher Form auch in den meisten Lungenkliniken und Sporthochschulen zur Verfügung steht, arbeitet in folgender Weise: Mit einer Gasuhr oder mit einer Ultraschall-Doppler-Einheit wird das in z. B. einer Minute ausgeatmete Gasvolumen gemessen und in ihm der Sauerstoffpartialdruck pO_2. Der Zeitpunkt der Messung kann über eine Schaltuhr bestimmt werden. Ein Volumensensor und ein Temperaturfühler ermöglichen über einen Meßverstärker mit digitaler Anzeige das wahlweise Ablesen des Ausatmungszeitvolumens und der Temperatur der Ausat-

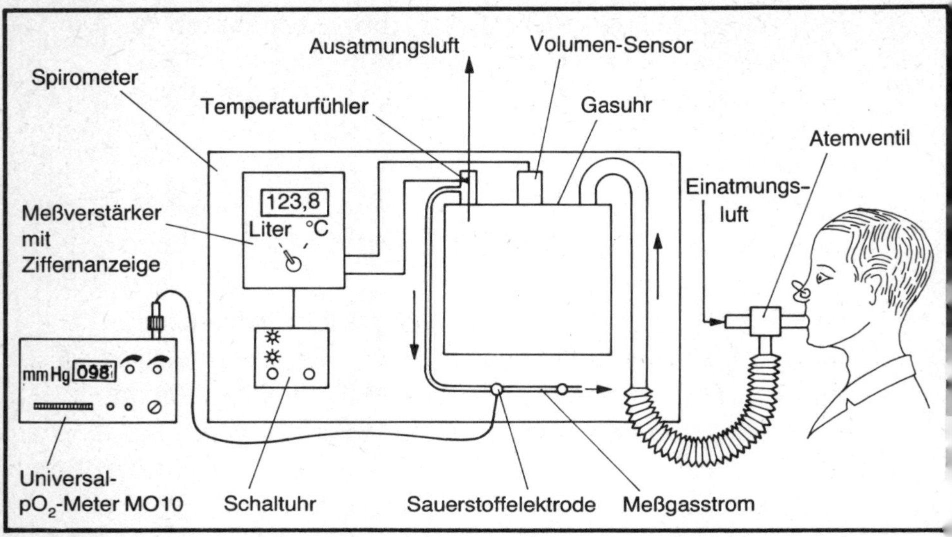

Abb. 2: Einrichtung zur routinemäßigen Ermittlung der Ruhe- und maximalen Sauerstoffaufnahme Q_{O_2} des Organismus durch Messung des pO_2 in einem in einer bestimmten Zeit ausgeatmeten bekannten Gasvolumen (Miterfassung auch des Anteils der arteriellen O_2-Diffusion).

Meßwerte		*Rechenwerte*	
Exspirationsvolumen	$\dot{V}_E$ [$lmin^{-1}$]	korrig. Exsp.-Volumen	$\dot{V}_E$ [$lmin^{-1}$]
Temperatur der Exsp.-Luft	T_E [°C]	Exspirat. O_2-Differenz	ΔF_{O_2} [%]
Sauerstoffkonz. der Exsp.-Luft	pO_{2_E} [mm Hg][1]	O_2-Aufnahme	$\dot{V}_{O_2}$ [$mlmin^{-1}$]
Vitalkapazität		Relative O_2-Aufnahme	$\frac{\dot{V}_{O_2}}{kg}$ [$mlkg^{-1}$]

[1] 1 mm Hg ≙ $1{,}33 \cdot 10^2$ Pa (zur Umrechnung der Druckeinheiten)

mungsluft. Diese wird teilweise auch über eine Durchflußzelle mit einer Sauerstoffelektrode geleitet, die an einem pO_2-Meßgerät angeschlossen ist. Die oben genannten Parameter werden gemessen oder errechnet.

1.5. Ausnutzung η der O_2-Bindungskapazität des Blutes

Der Sinn der rechten Seite der in Abb. 1 gegebenen Gleichung ist leicht zu verstehen. Danach ist der O_2-Status des Organismus um so besser, je größer die Ausnutzung der O_2-Bindungskapazität des Blutes (Ruhe η), je größer die Pumpleistung des Herzens (Herzzeitvolumen HZV) und je größer der Gehalt des Blutes an Hämoglobin als O_2-Binder (Hb) ist. Weil die Ruhe-Pumpleistung des Herzens sich mit seinem Trainingszustand und mit dem Lebensalter nur langsam ändert, und weil auch der Hämoglobingehalt des Blutes im individuellen Fall als etwa konstant betrachtet werden kann, genügt es häufig, den η-Wert allein als momentane relative Kennzahl des O_2-Status und seiner Änderung unter den verschiedensten Einflüssen zu verwenden.

1.6. Messung des η-Wertes als relative Kenngröße für den O_2-Status

Grundlage für die Ermittlung des Ausnutzungsfaktors η der O_2-Bindungskapazität des Blutes bildet die in Abb. 3 wiedergegebene *Standard-O_2-Bindungskurve des Blutes* für die Temperatur 37° C und die Wasserstoffionenkonzentration pH = 7,4. In hinreichender Näherung kann die Nutzung η der O_2-Bindungskapazität durch im Zustand der Ruhe erfolgende Messung des arteriellen und venösen Sauerstoffpartialdruckes bestimmt werden. Für das Beispiel eines 75jährigen Probanden sind in unserer Abbildung die beiden genannten Meßwerte eingetra-

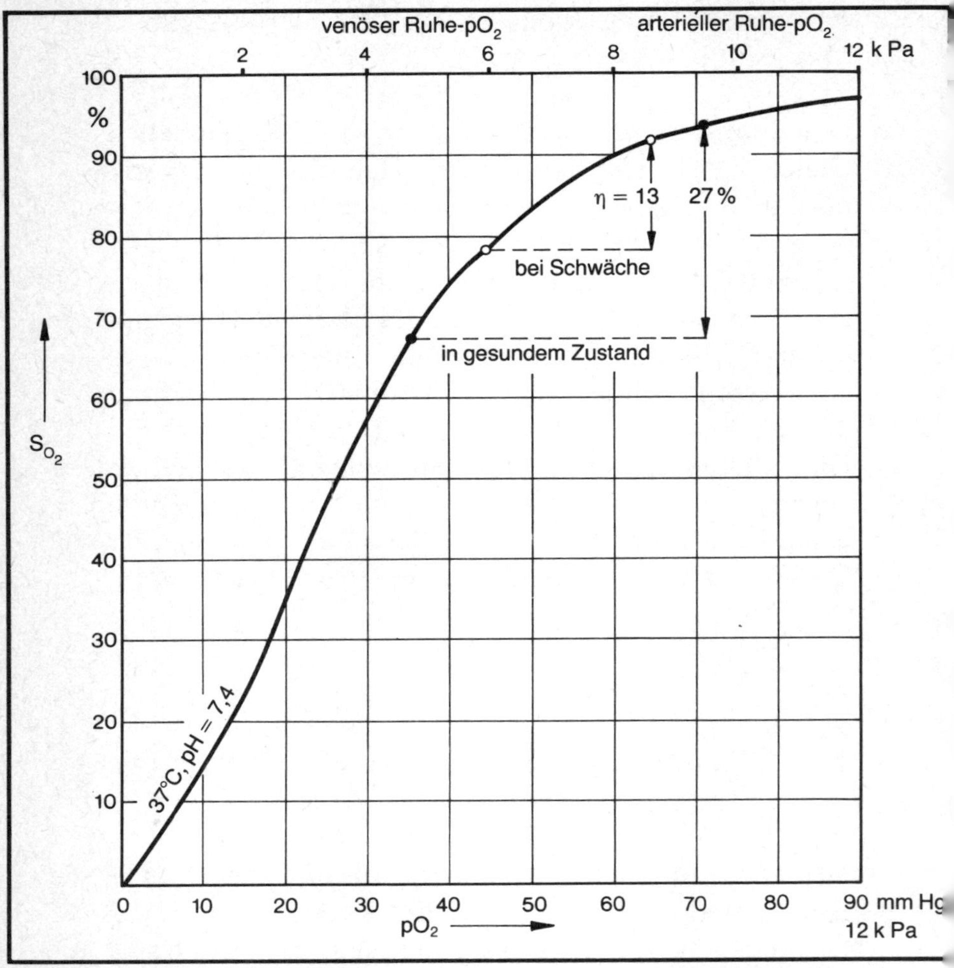

Abb. 3: Beispiele zur Nutzung der O_2-Bindungskapazität des Blutes bei einem 75jährigen Probanden in gesundem Zustand und im Zustand der körperlichen Schwäche.

gen, und zwar so, wie sie im gesunden Zustand als auch im Zustand der körperlichen Schwäche gefunden wurden. Die Ausnutzung der O_2-Bindungskapazität des Blutes betrug im gesunden Zustand $\eta = 27\%$ und im Zustand körperlicher Schwäche $\eta = 13\%$. In zahlreichen anderen Fällen von Schwächezuständen, bei denen der Patient instinktiv seinen Energieverbrauch durch strenge Bettruhe minimierte, fanden wir immer wieder η-Werte um 13 bis 15%.

Zur routinemäßigen Messung des arteriellen und des venösen Sauerstoffpartialdruckes (pO_2) sind *spezielle pO_2-Meßgeräte* und Methoden entwickelt worden. Prinzipiell sollten diese Messungen durch erfahrene Ärzte oder Mediziner vorgenommen oder kontrolliert werden. Ein für diese Messungen entwickeltes Spezialgerät ist in Abb. 4 während der fast schmerzfreien Entnahme eines Bluttröpfchens am Ohrläppchen zur Gewinnung des arteriellen pO_2-Wertes abgebildet. 10 min vor Entnahme des Bluttröpfchens wird das Ohrläppchen mit einer zu erhöhter Durchblutung reizenden Salbe (z. B. Finalgon forte®-Salbe) eingerieben, damit der pO_2-Wert im entnommenen Bluttröpfchen möglichst dem Wert des wahren pO_2 in den Arterien entspricht. – Die Bestimmung des venösen Ruhe-pO_2 ist problematischer, weil es sich hier um Mischblut aus Organen oder Geweben mit erheblichen Unterschieden des venösen pO_2, d. h. der O_2-Ausschöpfung handelt. In ausführlichen Untersuchungen, über die in der am Buchende angeführten wissenschaftlichen Originalliteratur berichtet wird, konnte jedoch gezeigt werden, daß im allgemeinen eine hinreichend repräsentative Bestimmung des venösen Ruhe-pO_2 auch durch Bluttröpfchen möglich ist, die an der Cubitalvene am Arm in ungestautem Zustand entnommen werden (siehe Anhang).

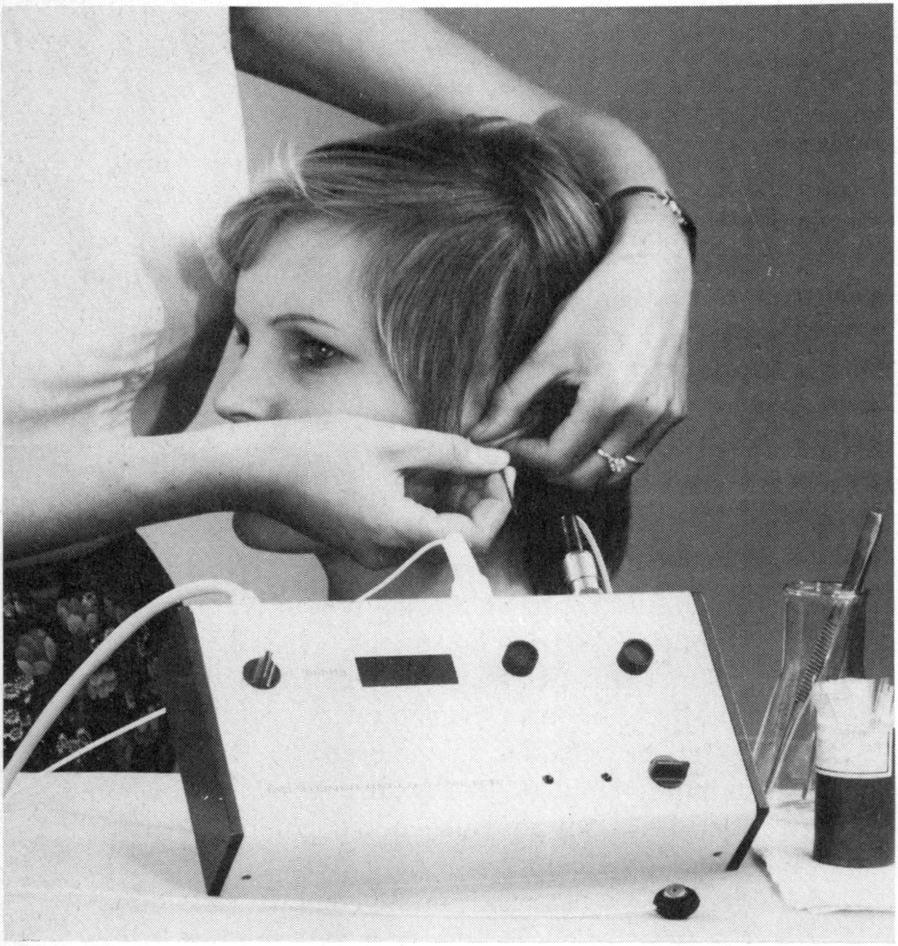

Abb. 4: Das einfache Universal-pO_2-Meter Typ MO 10 für die genaue Messung des arteriellen Ruhe-pO_2 und des venösen peripheren Ruhe-pO_2 an Bluttröpfchen. Entnahme am mit Finalgonforte-Salbe® „arterialisierten" Ohrläppchen bzw. aus der Vena cubitalis im ungestauten Zustand. Gemeinschaftsentwicklung Forschungsinstitut Manfred von Ardenne und VE Kombinat Präcitronic Dresden/DDR.

1.7. Schwankungen des η-Wertes während des 24-Stunden-Zyklus

Wenn es darum geht, Änderungen des Sauerstoffstatus durch positive oder negative Einflüsse zu bestimmen (z. B. bei der Dokumentation von Therapiewirkungen), so kommt es darauf an, daß die Ermittlung des η-Wertes aus der Messung des arteriellen und venösen Ruhe-pO_2 oder auch die spirometrische Messung der Ruhe-O_2-Aufnahme möglichst stets zu etwa der *gleichen Tageszeit* durchgeführt werden. Diese Schlußfolgerung muß aus Vergleichsmessungen gezogen werden, denn *im 24-Stunden-Zyklus zeigt die Kenngröße für den absoluten oder relativen O_2-Status typische und erhebliche Schwankungen.* Ein Beispiel hierfür liefert die in Abb. 5A gebrachte η-Meßreihe. Die starken Schwankungen sind hauptsächlich auf die Dynamik des venösen Ruhe-pO_2 in Abhängigkeit vom Zeitpunkt im 24-Stunden-Zyklus zurückzuführen. Bemerkenswert ist, daß der Proband, ein erfahrener Sportmediziner, in den Zeitspannen der η-Minima das subjektive Empfinden einer ausgesprochenen Müdigkeit und in den Zeitspannen der η-Maxima das Gefühl hoher Leistungsbereitschaft hatte. In Abb. 5B ist der η-Wert-Kurve eine Kurve der mittleren physiologischen Leistungsbereitschaft gegenübergestellt, deren Maxima und Minima erstaunlich mit den η-Wert-Schwankungen korrelieren. – In beiden Kurvenverläufen ist ein Minimum einige Stunden nach dem Einschlafen zu beobachten. Es ist dies der Zeitpunkt, wo häufig bei älteren oder unter starkem Streß stehenden Personen nächtliche Krisen ausgelöst werden (Herzrhythmusstörungen, Herzinfarkt, Kreislaufstörungen).

A

Messungen zum 24h-Tagesverlauf der O_2-Sättigungsdifferenz η des Blutes bei einem gesunden, mit O_2MT behandelten Probanden (39 Jahre). Beispiel. Die η-Schwankungen sind im wesentlichen bedingt durch Änderungen des venösen Ruhe-pO_2 und sind etwa Schwankungen der O_2-Aufnahme proportional.

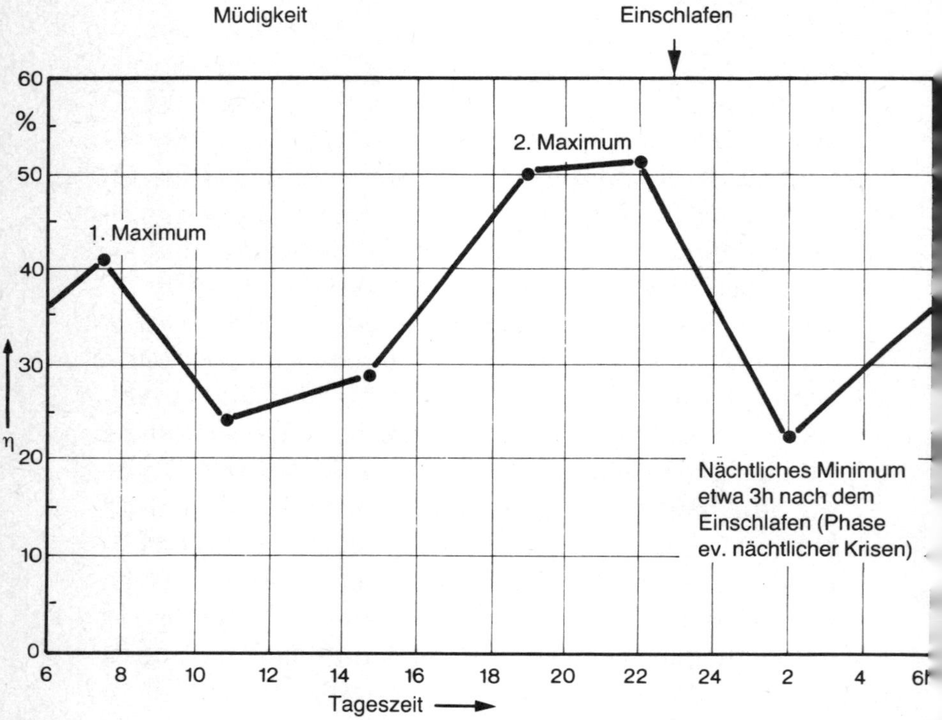

Je höhere Werte der mittlere O_2-Status hat, desto unwahrscheinlicher wird die Auslösung solcher nächtlicher Krisen.

B

Darstellung zum 24h-Tagesverlauf der mittleren physiologischen Leistungsbereitschaft L nach O. Graf. P bedeutet Prozent der Abweichung vom Tagesdurchschnitt.

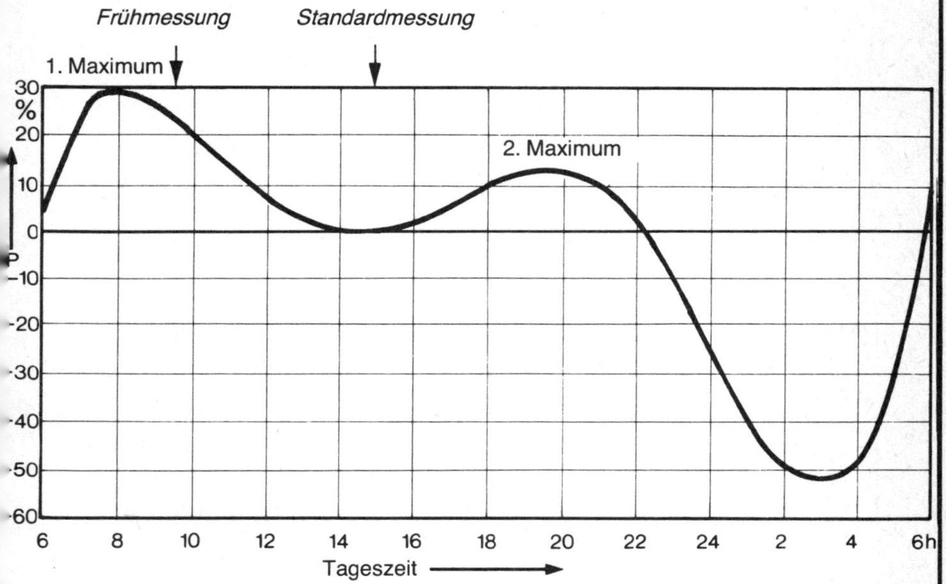

bb. 5 A–B: Das Auftreten von zwei Maxima und zwei Minima des energetischen Status im 24h-agesverlauf spiegelt sich in der Gegenüberstellung von Messungen des Wertes η der O_2-ättigungsdifferenz (A) mit Angaben nach O. Graf über den Verlauf der mittleren physiologischen eistungsbereitschaft (B) deutlich wider.

2. Ein in allen Kapillaren des Körpers ablaufender Schaltmechanismus der Blutmikrozirkulation

2.1. Die Entdeckung des bioenergetisch gesteuerten Schaltmechanismus der Blutmikrozirkulation

Die im vorausgehenden Abschnitt besprochenen Schwankungen des η-Wertes im 24-Stunden-Zyklus entstehen durch die Summenwirkung von im Körper ablaufenden Regelungen der Blutmikrozirkulation. Lokale Regelvorgänge der Blutmikrozirkulation, die vom lokalen O_2-Status über die sogenannten »präkapillären Sphinkter« gesteuert werden, sind schon seit langem bekannt. Scharf zu unterscheiden von diesen Regelvorgängen ist ein vom Sauerstoffstatus im Gesamtkörper gleichzeitig und gleichsinnig gesteuerter *Schaltmechanismus der Blutmikrozirkulation.* Dieser durch Schwellung der Wandzellen (Endothelzellen) am venösen Ende der Blutkapillaren entstehende Schaltmechanismus, der von M. von Ardenne in den Jahren von 1977 bis 1982 entdeckt und aufgeklärt wurde, hat eine grundlegende und vielfältige physiologische Bedeutung im Organismus des Menschen. Seine gezielte Steuerung bildet die *Grundlage der Sauerstoff-Mehrschritt-Therapie.*

Dieser Mechanismus dürfte den elementaren Vorgängen beim Herzinfarkt, beim Schockgeschehen und bei akuten Durchblutungsstörungen ebenso zugrunde liegen wie – allerdings mit positiven Auswirkungen – dem Ausdauertraining im Bereich des Sports. Einen prinzipiell gleichartigen, mit wesentlich längerer Zeitdauer ablaufenden Prozeß stellt die Gefäßdegeneration im Gefolge permanenten Distreß dar – ein pathogenetisches Moment bei der essentiellen arteriellen Hypertonie.

Der durch Messungen entdeckte Schaltvorgang der Blutmikrozirkulation beruht nach unseren Vorstellungen auf einer den Querschnitt verringernden Schwellung von Wandzellen der Kapillaren an ihrem venösen Ende. Den Beginn einer solchen Wandzellenschwellung zeigt die elektronenmikroskopische Aufnahme Abb. 6. Diese Schwellung setzt ein, sobald am venösen Ende der Kapillaren, wo bekanntlich stets die Versorgung mit Sauerstoff am schlechtesten ist (O_2-Abgabe während des Blutdurchflusses zum venösen Ende der Kapillare), der Druck des Sauerstoffs sowie die Stärke des Blutflusses in der Kapillare bestimmte Werte unterschreiten. Umgekehrt tritt bei Erhöhung des Sauerstoffdruckes an dieser Stelle und bei Zunahme des Blutflusses in der Kapillare eine Abschwellung der Wandzellen und damit eine Querschnittserhöhung ein, wobei die Geschwindigkeit, mit der die Schwellvorgänge ablaufen, weitgehend von der Höhe des z. B. während der Therapie-Prozesse dort bedeutend verbesserten Sauerstoff- und Blutflußwerte abhängt.

Die Gründe dafür, daß hier der physiologisch ungewöhnliche Fall eines *Schaltvorganges mit lange anhaltender Wirkung* vorliegt, sind in Abb. 7 zusammengefaßt. Der Schaltvorgang beruht darauf, daß z. B. bei Erhöhung des engsten Kapillarquerschnittes durch O_2-Überfluß an dieser Stelle der Blutfluß vermehrt wird und dadurch eine zusätzliche Verbesserung der O_2-Situation eintritt, und daß weiter bei dieser Erhöhung des Blutflusses auch die scheinbare Blutviskosität absinkt und

Aus: M. von Ardenne, Sauerstoff-Mehrschritt-Therapie.
Georg Thieme, Stuttgart 1978. 3. Auflage 1983.
H. Loewe – J. Blasig – D. Modersohn
Acta biol. med. germ. 39 (1980), 419.

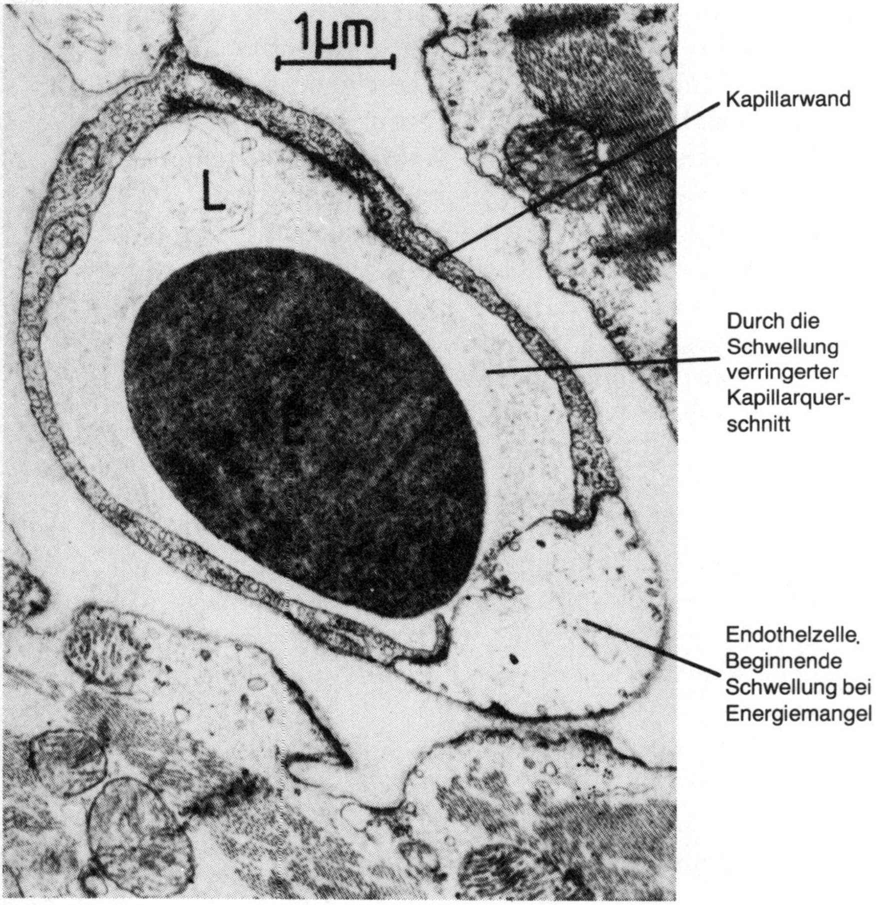

Abb. 6: Der Angriffsort der O_2-Mehrschritt-Therapie im elektronenmikroskopischen Bild. Loewe et al. Entdeckt wurde, daß diese Schwellungen der Endothelzellen in noch nicht zu spätem Stadium durch den O_2-Mehrschritt-Prozeß *anhaltend* reduziert werden können. Hochschaltung der Blutmikrozirkulation in allen durchströmten Kapillaren des Organismus.
L – Kapillarlumen E – Erythrozyt

Primärer O_2-Mangel bewirkt am venösen Kapillarende ein O_2 (Energie)-Defizit in den Wandzellen, welche dann anschwellen[1] und so eine Gefäßverengung mit Senkung des Blutflusses herbeiführen.

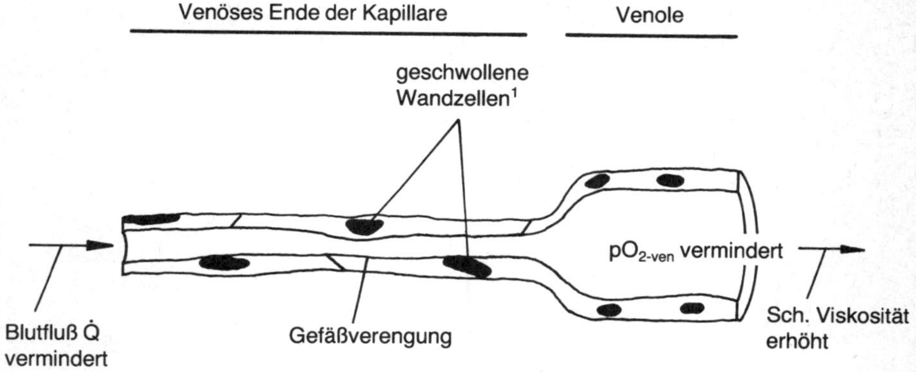

bewirkt Verstärkung des auslösenden O_2-Mangels durch:
1. Senkung des Blutflusses $\dot{Q}$
2. Erhöhung der scheinbaren Blutviskosität

Daher Vorliegen eines *Systems mit Schalteigenschaft.*
(Umschaltung bei Überschreitung eines Schwellwertes)
Die Schaltschwelle wird bestimmt von Wert (und Wirkzeit) des venösen pO_2 sowie vom Wert des Blutflusses.

Abb. 7: Vorstellungen zur Auslösung des Schaltmechanismus der Blutmikrozirkulation am venösen Ende der Kapillaren bei O_2-Mangel.

[1] H_2O-Einstrom in die Zellen infolge Versagen der sehr energiebedürftigen K^+ / Na^+-Pumpe (A. Leaf, Ann. N.Y. Acad. Sci. 72 (1959), 396)

hierdurch noch einmal die O_2-Situation verbessert wird. Es findet also eine zweimalige Effektverstärkung statt. Das besagt, daß ein System mit Schalteigenschaften vorliegt. Bei einem solchen System gilt es allerdings, wie bei einem Lichtschalter, erst einen *Schwellwert* zu überschreiten, damit die Umschaltung vom ersten stabilen Zustand in den zweiten stabilen Zustand erfolgt. Das be-

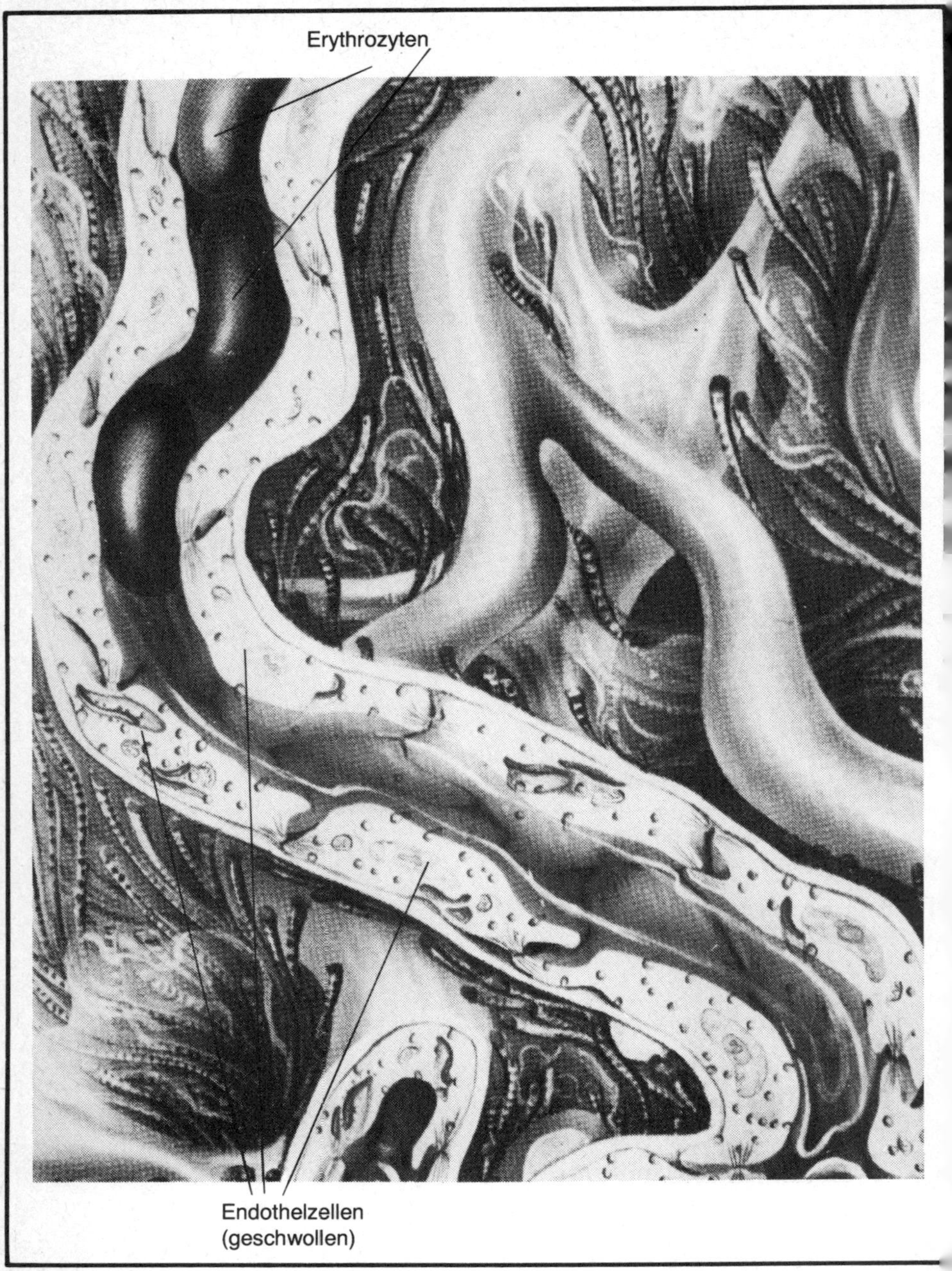

Abb. 8 A: Rote Blutzellen bei der behinderten Durchströmung einer Kapillare, deren Querschnitt durch O_2-Mangel-Schwellung der Endothelzellen verringert ist.
Zeichnung: Schmid-Schönbein, Bräuer

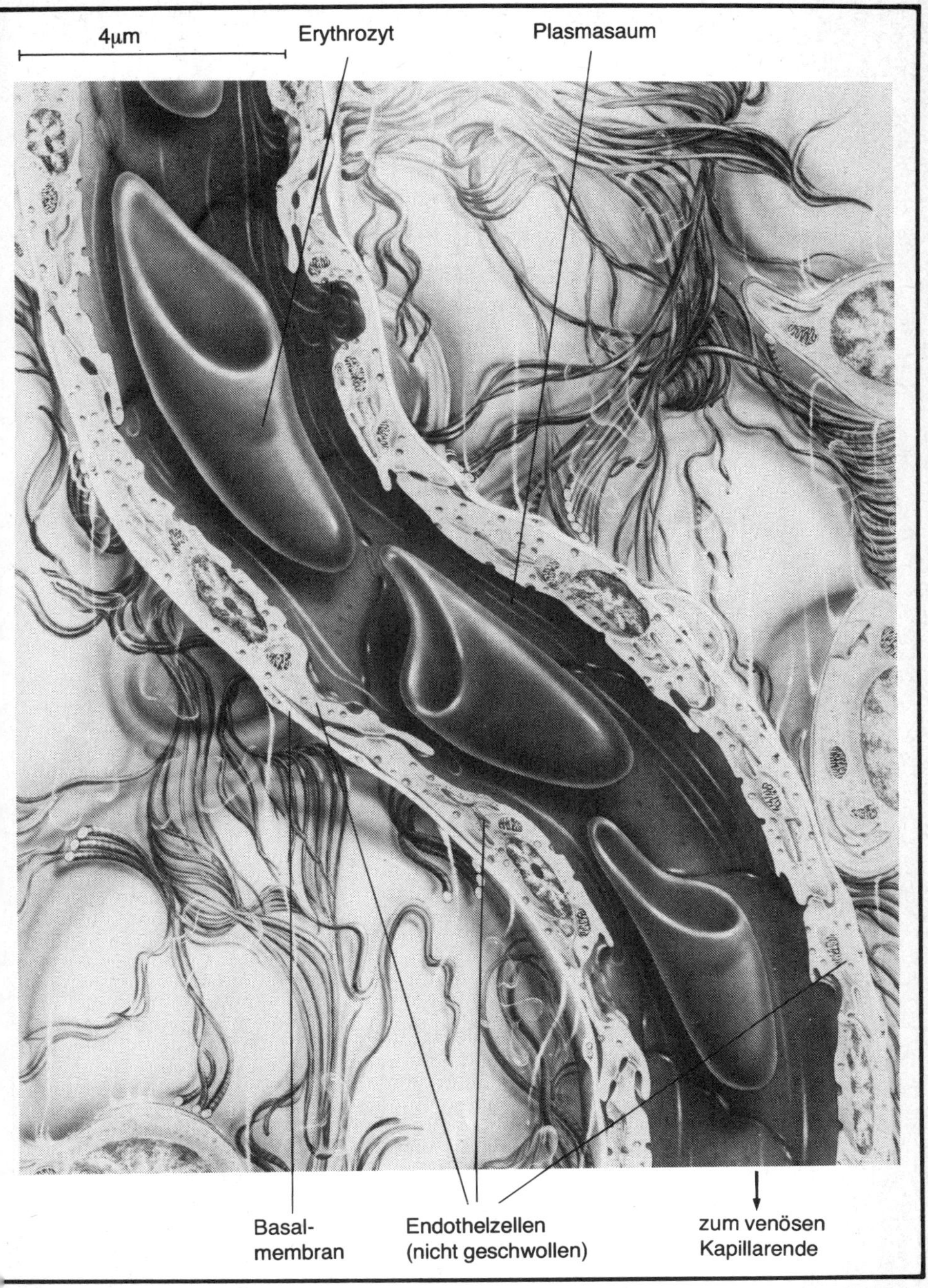

Abb. 8 B: Rote, typisch deformierte Blutzellen bei der Durchströmung einer 4μm-Kapillare, deren Querschnitt nicht durch O_2-Mangel-Schwellung der Endothelzellen verringert ist.
Zeichnung: Schmid-Schönbein, Bräuer in Exempla hämorheologica. Albert Roussel Pharma Wiesbaden, BRD.

deutet, daß bei den Prozessen der Sauerstoff-Mehrschritt-Therapie, welche die Umschaltung zum Zustand schwacher Blutmikrozirkulation mit gemäß Abb. 8A angeschwollenen Endothelzellen in den Zustand gemäß Abb. 8B mit starker Blutmikrozirkulation bewirken, auch erst eine Dosisschwelle überschritten werden muß, damit der angestrebte Effekt eintritt. Das gleiche gilt umgekehrt auch für jene Vorgänge, welche die Umschaltung vom Zustand guter Blutmikrozirkulation in den Zustand schwacher Mikrozirkulation (Beispiele Durchblutungsstörungen) auslösen.

Der gefundene Schaltmechanismus läuft in den Kapillaren der *Lunge* ab und führt in der Lunge zu einer Änderung der Beladung des Blutes mit Sauerstoff. Die summarische Wirkung in der Lunge spiegelt sich wider in *Änderungen des arteriellen Sauerstoff-Partialdruckes.*

Im *übrigen Gewebe des Körpers* führt gleichzeitig derselbe Mechanismus zu einer Änderung der O_2-Utilisation im Körpergewebe. Die summarische Wirkung im übrigen Körpergewebe führt zu *inversen Veränderungen des venösen Sauerstoff-Partialdruckes.*

2.2. Tiefschaltung der Blutmikrozirkulation durch O_2-Mangel, Hochschaltung durch O_2-Überschuß

Glücklicherweise ist die Schwellung der Wandzellen am venösen Ende der Kapillaren ein *reversibler Vorgang.* Wir wissen heute auch warum. Die Schwellung ist die Folge eines Einstroms von Natrium in das Zellinnere. Die in der Zellwand installierte Pumpe, die das Natrium aus dem Zellinneren wieder heraustransportiert, arbeitet stark energieverbrauchend. Bei Energiemangel reichern sich die von einer Wasserhülle umgebenen Natrium-Ionen im Zellinneren an, was »nach außen hin« als Schwellung imponiert. Umgekehrt bei O_2-Überschuß wird das vorher gespeicherte Wasser von den Zellen wieder abgegeben. Durch die entstehenden Querschnittsveränderungen am venösen Ende der Kapillaren tritt daher *bei O_2-Mangel eine Tiefschaltung der Blutmikrozirkulation* und umgekehrt *bei O_2-Überschuß* nach vorher gehemmtem kapillärem Blutfluß *eine Hochschaltung der Blutmikrozirkulation* ein.

Die Sauerstoffsituation am Ort der kritischen kapillären Wandzellen hängt nicht allein, wie wir gesehen haben, *von der Größe des dort herrschenden (venösen) Sauerstoffpartialdruckes ab, sondern auch von der Größe des in den Kapillaren gegebenen Blutflusses.* Die Überschreitung der Schaltschwelle wird daher sowohl bei der pathogenen Tiefschaltung als auch bei der therapeutischen Hochschaltung der Mikrozirkulation von der Größe dieser beiden Parameter bestimmt. Das Wissen um diesen Zusammenhang hat uns auch bei der Gestaltung verschiedener Prozeßvarianten der Sauerstoff-Mehrschritt-Therapie geholfen.

Im Gegensatz zur Betätigung eines Lichtschalters *benötigt der Schaltvorgang der Blutmikrozirkulation eine gewisse Zeit* (Schwell- oder Abschwellzeit der Zellen). Deshalb müssen die den Schaltvorgang steuernden Parameter (venöser pO_2, kapillärer Blutfluß bzw. auch Herzleistung) über eine bestimmte Zeit aufrechterhalten werden bzw. bestehen bleiben, damit es zur Auslösung des Schaltvorganges kommt.

3. Den O_2-Status verschlechternde Einflüsse

3.1. Die Abhängigkeit des O_2-Status vom Lebensalter

Hinter der jedermann bekannten Erscheinung, daß im höheren Lebensalter die körperlichen und geistigen Kräfte abnehmen, steht physikalisch die Verschlechterung des energetischen Status bzw. des O_2-Status im menschlichen Organismus. Die Verringerung der *O_2-Aufnahme im Zustand der Ruhe mit fortschreitendem Lebensalter* geht aus der unteren Kurve in Abb. 9 hervor. Bezogen auf den Wert im jugendlichen Alter von 20 bis 25 Jahren ist ein Rückgang der O_2-Aufnahme z. B. im Alter von 80 Jahren auf 62% zu verzeichnen. In die gleiche Abbildung ist auch oben die Kurve für die *maximale O_2-Aufnahme* eingetragen, welche im Alter von etwa 80 Jahren einen Rückgang auf etwa 42% gegenüber dem jugendlichen Zustand erkennen läßt. Daß die maximale O_2-Aufnahme außer bei Alterssportlern mit dem Alter stärker absinkt als die Ruhe-O_2-Aufnahme, ist auf den Rückgang der Leistungsfähigkeit des Herzens mit den Lebensjahren zurückzuführen. Von großer Bedeutung für die Gesunderhaltung im höheren Lebensalter ist das aus unserer Abbildung erkennbare sportmedizinische Ergebnis, wonach der *Rückgang der maximalen O_2-Aufnahme mit dem Alter bei Alterssportlern wesentlich geringer ist als bei Normalpersonen.* Aus diesem Tatbestand wurden in Dresden Schlußfolgerungen gezogen (adjuvantes Herztraining), auf die wir in späteren Teilen des Buches noch zu sprechen kommen.

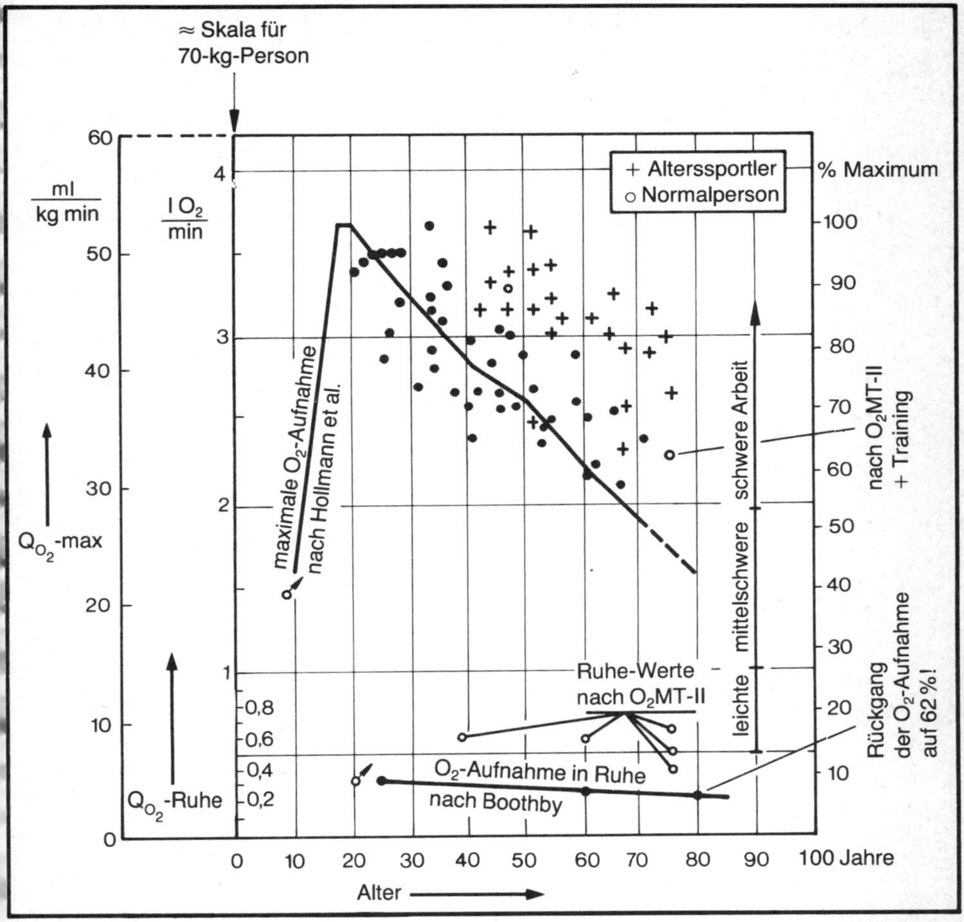

Abb. 9: *Maximale O_2-Aufnahme* Q_{O_2}-max als Kenngröße des kardio-pulmonalen Systems in Abhängigkeit vom Lebensalter für Normalpersonen und Alterssportler sowie *Ruhe-O_2-Aufnahme* Q_{O_2}-Ruhe (STPD-Bedingungen) in Abhängigkeit vom Alter für Normalpersonen umgerechnet nach G. Thews – P. Vaupel und O_2MT-Probanden.

Für die optimale Gestaltung von Prozessen gegen die Verschlechterung des O_2-Status mit zunehmendem Alter ist eine Antwort auf die Frage zu suchen, wodurch insbesondere die Verschlechterung der Ruhe-O_2-Auf-

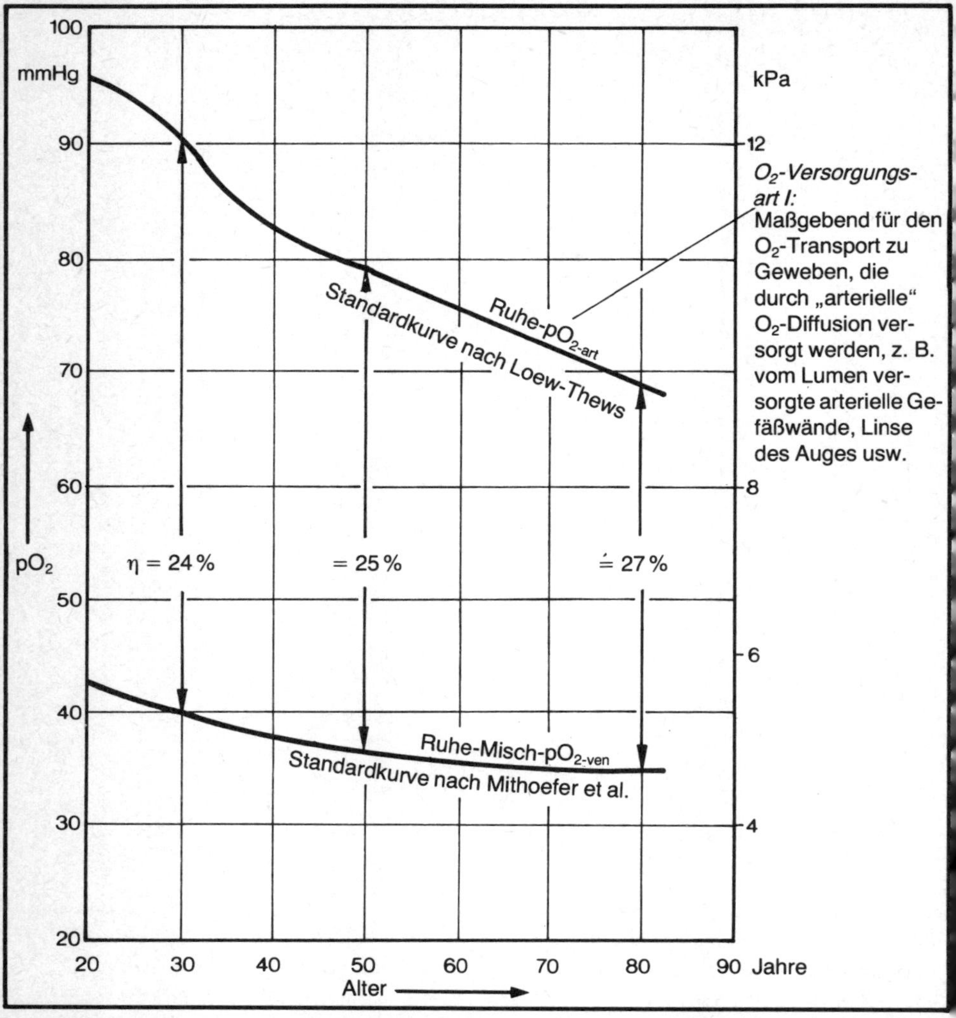

Abb. 10: Die Abhängigkeit des mittleren arteriellen Ruhe-pO_2 und des mittleren venösen Ruhe-Misch-pO_2 sowie der arterio-venösen O_2-Sättigungsdifferenz η vom Lebensalter. Gesunde, nicht durch O_2-Mehrschritt-Therapie behandelte Probanden.

nahme mit fortschreitendem Alter eintritt. Daß die Verschlechterung nicht durch einen Rückgang des η-Wertes bedingt ist, geht aus Abb. 10 hervor. Zwar wird hier ein starker Rückgang des arteriellen Ruhe-pO_2 erkennbar, dieser Rückgang hat jedoch sogar einen leichten Anstieg des η-Wertes zur Folge, weil die Natur durch Senkung des venösen Ruhe-Misch-pO_2 (Verbesserung der O_2-Utilisation im Gewebe) eine Gegenregelung vornimmt. Es ist jedoch nachdrücklich darauf hinzuweisen, daß trotz des Bestehenbleibens hoher η-Werte das *starke Absinken des arteriellen Ruhe-pO_2 im höheren Lebensalter große Folgen für die Gesunderhaltung des menschlichen Organismus hat.* Die Folgen bestehen darin, daß die durch arterielle O_2-Diffusion direkt versorgten Gewebe in O_2-Mangel geraten (Versorgungsart I). Es sind dies z. B. die arteriellen Gefäßwände (Beitrag zur Arteriosklerose), die Linse des Auges (Grauer Star) usw. Für diese speziellen Gewebe sind Prozesse, die den arteriellen Ruhe-pO_2 wieder auf jugendnahe Werte anheben, von großer Bedeutung.

Da die Verschlechterung der Ruhe-O_2-Aufnahme nicht durch ein Absinken des η-Wertes erklärt werden konnte, mußte eine altersbedingte Abnahme der Herzleistung (Herzzeitvolumen HZV) die Schuld an dem schicksalhaften Rückgang der O_2-Aufnahme im höheren Lebensalter haben. Genau diese Wertung ergibt sich aus der zusammenfassenden Darstellung Abb. 11. Die Abnahme der Herzleistung beginnt bereits im Alter von 35 Jahren. Der Gesamtverlauf der HZV-Kurve bis zum Alter von 80 Jahren stimmt fast genau mit der Kurve in Abb. 12 überein, welche die Abhängigkeit der Ruhe-O_2-Aufnahme vom Lebensalter für Normalpersonen beschreibt. In die gleiche Darstellung ist als gestrichelte

A

Abhängigkeit der arterio-venösen O_2-Sättigungsdifferenz bei gesunden unbehandelten Probanden vom Lebensalter.

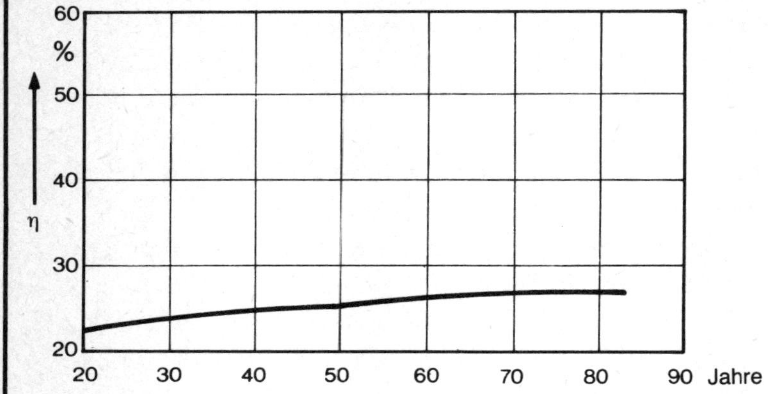

B

Abhängigkeit des Herzzeitvolumens bei gesunden unbehandelten Probanden vom Lebensalter.

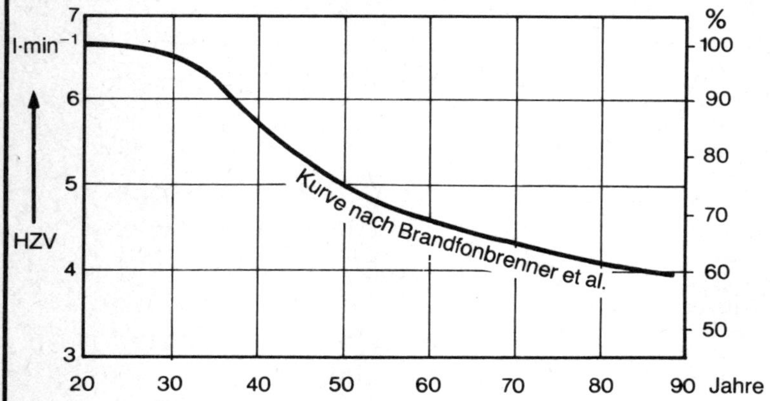

C

Abhängigkeit des für die Größe des O_2-Flusses in das Körpergewebe im wesentlichen maßgebenden Produktes $\eta\cdot$HZV vom Lebensalter. Gesunde unbehandelte Probanden.

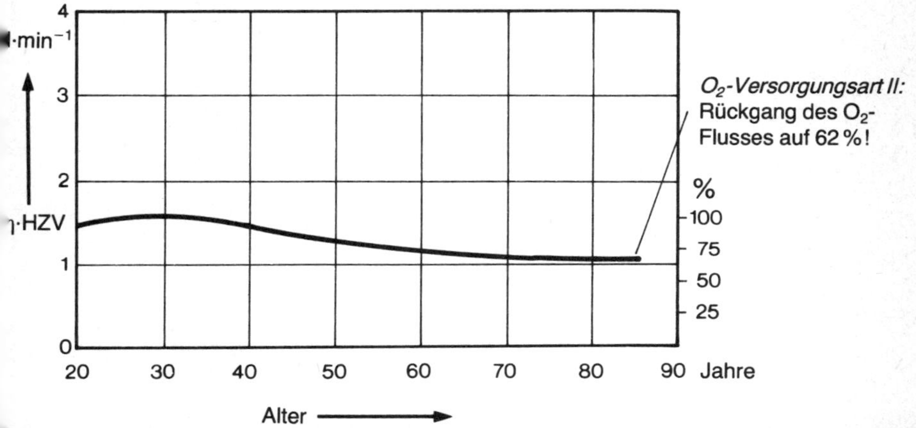

bb. 11 A–C: Die Abhängigkeit der arterio-venösen Sättigungsdifferenz η (A), des Herzzeitvolu-
ens HZV (B) und des für den O_2-Fluß in das Körpergewebe im wesentlichen maßgebenden
roduktes. $\eta\cdot$HZV (C) vom Lebensalter.
lit großen Probandenzahlen gewonnene Mittelwerte.
esunde, nicht durch O_2-Mehrschritt-Therapie behandelte Probanden. Ruhe-Werte

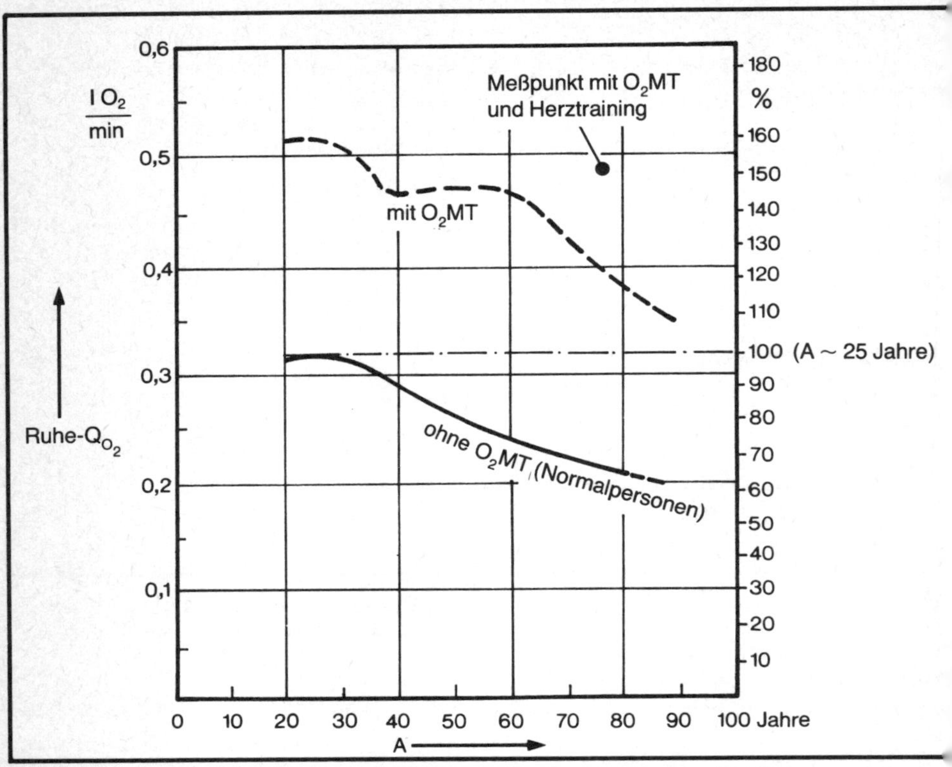

Abb. 12: Die Abhängigkeit der Ruhe-O_2-Aufnahme Q_{O_2} (O_2-Transport in das Körpergewebe) vom Lebensalter A bei Normalpersonen ohne und mit permanenter Hochhaltung des O_2-Status durch Sauerstoff-Mehrschritt-Therapie.
Mit hinreichend hohen Probandenzahlen gewonnene Mittelwerte.

Kurve eingetragen, wie weit nach Behandlungsergebnissen mit hohen Probandenzahlen die Ruhe-O_2-Aufnahme durch die weiter unten abgehandelten O_2-Mehrschritt-Prozesse in den verschiedenen Altersstufen gesteigert werden kann. Wenn aus den referierten Ergebnissen unserer Originalarbeit das *Absinken der Herzleistung als Grund für die Verschlechterung der Ruhe-O_2-Aufnahme* (und besonders auch der maximalen O_2-Auf-

nahme) *mit dem Lebensalter* hervorgeht, so folgt daraus, daß in späteren Lebensjahren alle Möglichkeiten ausgeschöpft werden sollten, um durch geeignetes Training die Leistungsfähigkeit des Herzens anhaltend zu steigern.
Ein jeder sollte sich tief einprägen, daß ein *guter Sauerstoffstatus im Alter eine lebenswichtige Reserve bedeutet.* Dabei ist es in erster Näherung gleich, ob der gute, zeitlich lange anhaltende O_2-Status durch gesunde, kraftvolle Lebensweise, durch regelmäßig betriebenes Ausdauertraining bzw. sportliche Betätigung oder durch Prozesse der Sauerstoff-Mehrschritt-Therapie herbeigeführt wurde. Je höher der mittlere Wert des O_2-Status (Mittelwert im 24-Stunden-Zyklus) liegt, desto geringer ist die Wahrscheinlichkeit, daß durch hinzukommende O_2-Versorgungsminima (Minimum im 24-Stunden-Zyklus, Minima durch stressorische Einflüsse, Minima durch Krankheiten usw.) lebensbedrohende O_2-Mangelkrisen ausgelöst werden.

3.2. Die Abhängigkeit des O_2-Status von stressorischen Einflüssen

Daß auch starke stressorische Einflüsse den O_2-Status sehr herabsetzen können, war selbst für den Begründer des Streß-Begriffes, Hans Selye, überraschend. Die Messungen hierzu wurden von M. von Ardenne 1981 in der Selye-Zeitschrift STRESS veröffentlicht. Nach unseren Messungen hatten als *stressorische Einflüsse von O_2-Status verschlechternder Wirkung* neben den klassischen Stressoren wie psychoemotionale Beanspruchung, traumatische Körperschädigungen, Kälte- und

Hitzeeinwirkungen, Infektionen, auch anflutende Gifte (Nikotin, Cancerostatica, Gewebezerfallsprodukte usw.) und vor allen Dingen Bewegungsarmut zu gelten. Längerzeitige *Bewegungsarmut* gehört zu den schädlichsten und häufigsten stressorischen Einflüssen sowohl bei der unnatürlichen Lebensweise in den modernen Industriestaaten (Fahrstühle, Rolltreppen, Verkehrsmittel, Konferenzen und Sitzungen, Arbeiten am Schreibtisch, Sitzen vor dem Fernseher usw.) als auch besonders beim Leben im tropischen Klima. Typische Beispiele für die Abnahme des arteriellen und die Zunahme des venösen pO_2 (Abnahme des η-Wertes) nach Eintritt von Bewegungsarmut bei Probanden im mittleren und hohen Lebensalter sind in Abb. 13 dargestellt.

Bei nicht wenigen älteren Patienten entstehen mit der Verschlechterung des O_2-Status periphere Durchblutungsstörungen an den Beinen, welche eine bleibende Bewegungsbehinderung auslösen, die ihrerseits zu bewegungsarmer Lebensweise und damit zu weiterer Verschlechterung des O_2-Status führt. Es entsteht also ein Circulus vitiosus. Ein solcher Circulus vitiosus liegt auch vor, wenn durch Verschlechterung des O_2-Status im höheren Alter die körperlichen Kräfte abnehmen und dies den Übergang in eine scheinbar bequeme bewegungsarme Lebensweise zur Folge hat, die den O_2-Status weiter verschlechtert.

Bei diesen Beispielen kommt es darauf an, frühzeitig den Circulus vitiosus zu durchbrechen, weil sonst die Lebenserwartung sehr herabgesetzt wird. Als Mittel für diese Durchbrechung stehen heute für bewegungsbehinderte und sogar für bewegungsunfähige (gelähmte) Patienten Varianten der Sauerstoff-Mehrschritt-Therapie zur Verfügung und für bewegungsfähige Personen au-

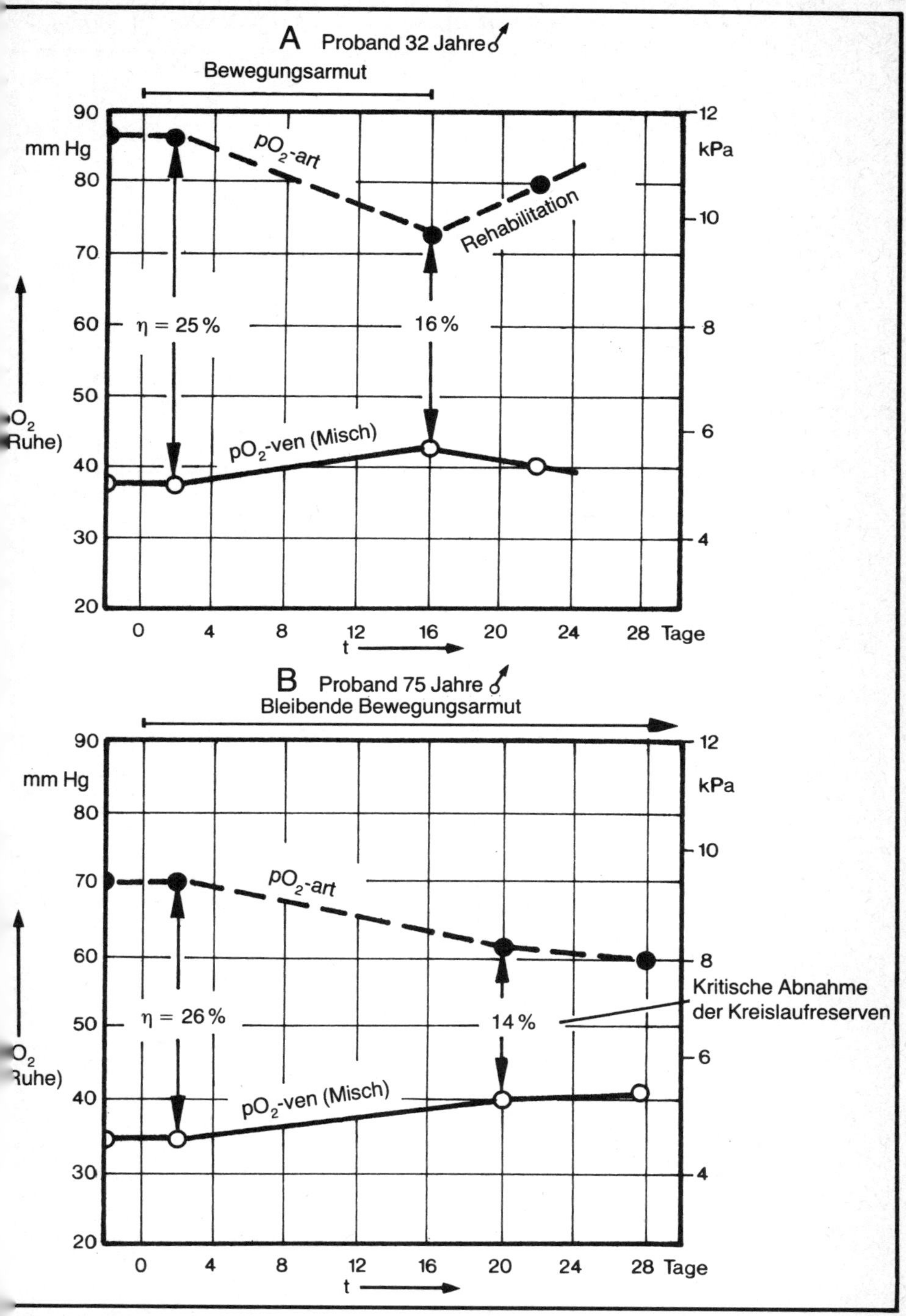

...b. 13 A–B: Typische Beispiele für die Abnahme des arteriellen und die Zunahme des venösen ...he-pO_2 nach Eintritt von fast totaler Bewegungsarmut (Bewegungsbehinderung) bei Probanden ... mittleren (A) und hohen (B) Lebensalter.

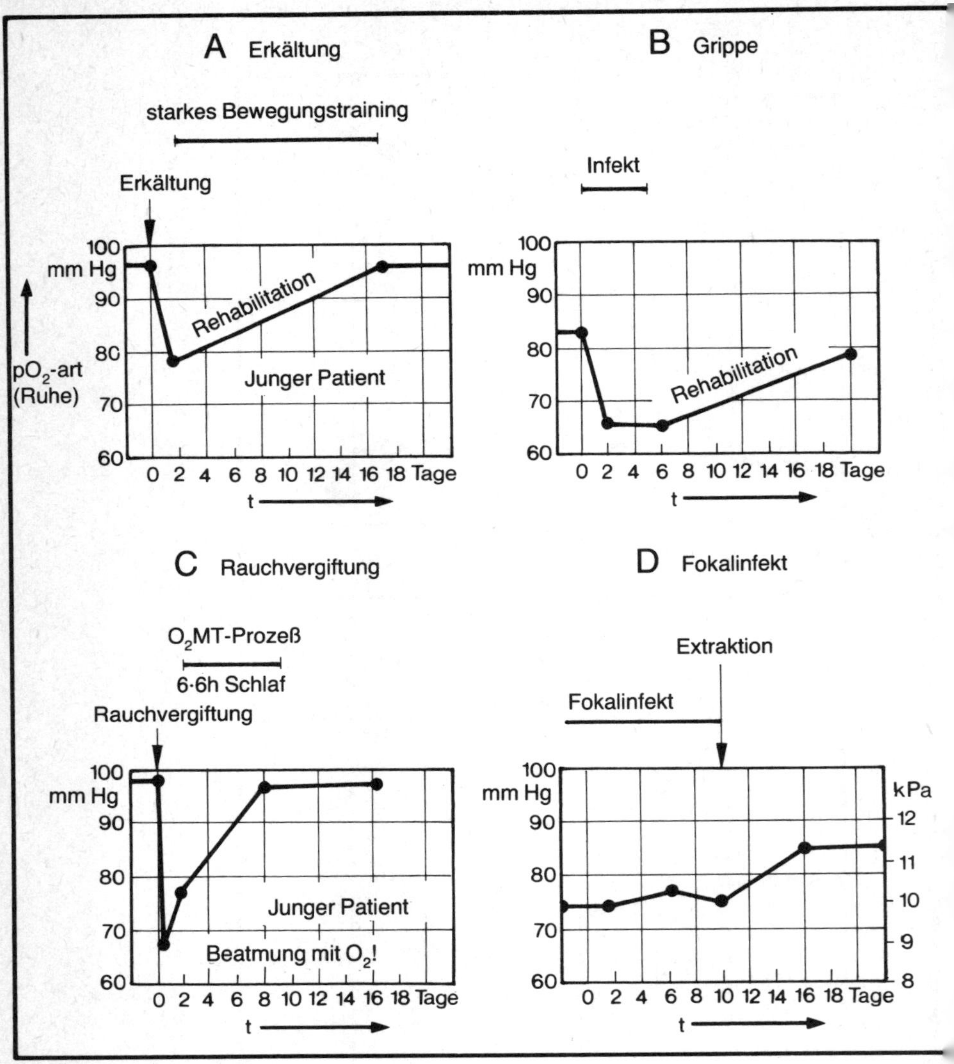

A Erkältung
starkes Bewegungstraining
Erkältung
100
mm Hg
90
80
70
60
pO2-art
(Ruhe)
Rehabilitation
Junger Patient
0 2 4 6 8 10 12 14 16 18 Tage
t
B Grippe
Infekt
100
mm Hg
90
80
70
60
Rehabilitation
0 2 4 6 8 10 12 14 16 18 Tage
t
C Rauchvergiftung
O2MT-Prozeß
6·6h Schlaf
Rauchvergiftung
100
mm Hg
90
80
70
60
Junger Patient
Beatmung mit O2!
0 2 4 6 8 10 12 14 16 18 Tage
t
D Fokalinfekt
Extraktion
Fokalinfekt
100
mm Hg
90
80
70
60
kPa
12
11
10
9
8
0 2 4 6 8 10 12 14 16 18 Tage
t

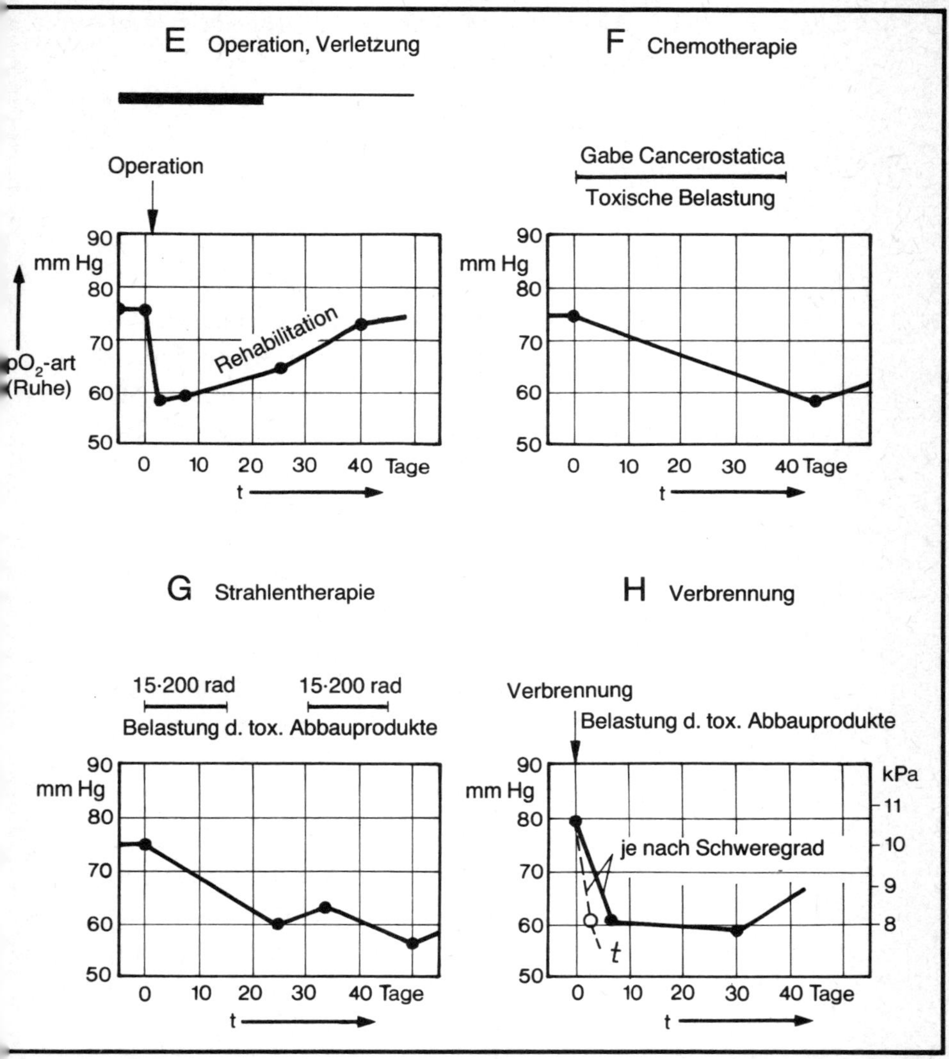

Abb. 14 A–H: Beispiele zur Absenkung des arteriellen Ruhe-pO_2 durch stressorische Vorgänge in-
ektiöser, toxischer und quasitoxischer Art.

ßerdem regelmäßiger Sport, Ausdauertraining, Benutzung von Heimtrainern oder Trainingsgeräten.

Die sportmedizinische Forschung lehrt hierzu, daß es im wesentlichen darauf ankommt, etwa *10 bis 15 min täglich den Körper auf irgendeine Weise so zu belasten, bis sich stationär die Pulsfrequenz auf den Wert* $f = 180 -$ *Lebensalter* (pro Minute) *erhöht oder für diese Zeitspanne der Körper ins Schwitzen gerät.*

Aus den Beispielen Abb. 13 ist zu erkennen, daß der Änderung des arteriellen pO_2 stets eine Änderung des venösen pO_2 entgegengerichtet ist. Diese Relation ist nach Abschnitt 2 zu erwarten, weil der gleiche kapilläre Regel- und Schaltmechanismus die beiden pO_2-Änderungen verursacht. Wegen dieser Korrelation genügt es zur Abschätzung der Stärke, des zeitlichen Verlaufes von Streßfolgen und des Erfolges einer Antistreßtherapie oft, *allein die Änderungen des arteriellen* pO_2 *nach stressorischen Einflüssen zu messen.* Für die Praxis ist diese Vereinfachung nicht unwichtig, denn die Mitmessung auch des venösen Ruhe-pO_2 bedeutet eine sehr viel stärkere Belästigung des Probanden bzw. Patienten.

Eine Zusammenstellung von Beispielen über die Folgen von acht verschiedenen stressorischen Einflüssen auf den Verlauf allein des arteriellen Ruhe-pO_2 bringt Abb. 14. Die Beispiele zeigen, daß die angegebenen stressorischen Einflüsse verschieden stark und auch mit sehr unterschiedlichem zeitlichen Verlauf den O_2-Status verschlechtern. Zum Teil sind die eintretenden Status-Verschlechterungen so erheblich, daß Schwächezustände, Präkollapszustände oder eine bedeutende Verschlechterung der Lebensqualität eintreten. So ist es unsere Hoffnung, daß die *Onkologen* recht bald das Dresdener Ergebnis über die *starke Verschlechterung des* O_2*-Status* *durch Chemotherapie und Strahlentherapie* akzeptieren und dann die in dieser Phase kritisch verminderte Lebensqualität ihrer Patienten durch die im folgenden Abschnitt besprochenen Prozesse der Sauerstoff-Mehrschritt-Therapie wieder anheben. Durch Eingehen auf diese Empfehlung ließen sich bei der heutigen Krebstherapie neue, zeitsparende Programmierungen sowohl für den chemotherapeutischen als auch für den strahlentherapeutischen Prozeß im Interesse von Patient und Klinik erarbeiten.

4. Prozeßvarianten der Sauerstoff-Mehrschritt-Therapie zur starken Anhebung des O_2-Status für Wochen, Monate bis Jahre

4.1. Gemeinsamkeiten aller Varianten der O_2-Mehrschritt-Therapie

Die Grundidee aller Prozeßvarianten der Sauerstoff-Mehrschritt-Therapie ist es, durch Kombination von drei Schritten während der Behandlung eine außergewöhnlich starke Anhebung des O_2-Status im Körper zu bewirken. Es sind dies

1. Schritt: Obligatorisch die *Gabe von Vitaminen bzw. Pharmaka, welche die O_2-Utilisation im Gewebe erhöhen* und fakultativ die Gabe von weiteren Pharmaka, welche während des Prozesses die Herzleistung (Herzzeitvolumen HZV) verbessern.

2. Schritt: Die zusätzliche Inhalation von reinem Sauerstoff mit einem Fluß von etwa 4 Liter pro Minute bzw. bei Prozessen mit durch körperliche Belastung gesteigerter Atemleistung (Atemzeitvolumen AZV) mit einem Fluß, welcher dem erhöhten Atemzeitvolumen angepaßt ist.

3. Schritt: Die Sicherung guter Durchblutung bzw. sogar ihre Verstärkung durch körperliche Belastung oder durch Nutzung natürlich ausgelöster Steigerungen von HZV und AZV (z. B. bei hohem Fieber und bei Geburten).

Die Grundidee der Kombination dieser Schritte als »Sauerstoff-Mehrschritt-Therapie« entstand schon Ende der 60er Jahre (M. von Ardenne). Nur dachten wir damals, als wir diese Schritte-Kombination anzuwenden begannen, daß die Verbesserung des O_2-Status *allein während der O_2-Inhalation gegeben sei.* Zu dieser Zeit hatten wir noch die Vorstellung, daß im sehr hohen Alter zur Bekämpfung der O_2-Mangelzustände die O_2-Inhalation permanent oder mindestens regelmäßig in der Nacht notwendig sei. Wir begannen deshalb in Dresden schon 1970 mit der Entwicklung von aus dem Lichtnetz gespeisten »O_2-Selektoren«, welche mit Zeolithen den aus der atmosphärischen Luft entnommenen Sauerstoff bis auf Werte von 90% anreichern können.

Erst aus 1977 und 1982 durchgeführten Messungen fanden wir zu unserer eigenen großen Überraschung, daß bei bestimmter zeitlicher Dauer des O_2-Mehrschritt-Prozesses (Überschreitung der schon erwähnten Schaltschwelle) auch *nach* Ende der O_2-Inhalation ein gegenüber vorher bedeutend verbesserter O_2-Status lange bestehen bleibt. Es war dies die Entdeckung des schon in Abschnitt 2 besprochenen bioenergetisch gesteuerten Schaltmechanismus der Mikrozirkulation, dessen Auslösung den *Schlüsselvorgang aller Prozeßvarianten der Sauerstoff-Mehrschritt-Therapie* darstellt.

Für den Erfolg der O_2-Mehrschritt-Therapie-Behandlung kommt es darauf an, daß der entdeckte Schaltmechanismus der Blutmikrozirkulation tatsächlich abläuft und zur Hochschaltung führt. Aus den theoretischen Vorstellungen über den Schaltmechanismus (Abschnitt 2) ist für den Bereich innerhalb biologisch relevanter Größenordnungen abzuleiten, daß die *Hochschaltung der Blutmikrozirkulation um so schneller und sicherer ausgelöst wird, je höhere Werte des venösen pO_2 und des kapillären Blutflusses während des Behandlungs-*

prozesses erreicht werden. Deshalb ist es prinzipiell vorteilhaft, während des Behandlungsprozesses zur Verstärkung des mittleren kapillären Blutflusses in allen Körpergeweben die Pumpleistung des Herzens durch körperliche Belastung und auch durch geeignete Sympathikomimetika wie z. B. Alupent® zu erhöhen, soweit die Bewegungsfähigkeit und die kardiale Belastbarkeit des Patienten dies zulassen. Ein Grenzfall für die Befolgung dieser Linie bildet der weiter unten besprochene 15 min-O_2-Mehrschritt-Schnell-Prozeß, bei dem in der Regel schon nach 15 min mit hoher Wahrscheinlichkeit die Schaltschwelle überschritten und die Hochschaltung der Blutmikrozirkulation erfolgt ist.
Für die Programmierung des O_2-Flusses gilt bei allen Prozeßvarianten die Regel, daß die Flußstärke des über den Applikator zugeführten Atemgases dem momentanen Atmungsvermögen der Lunge (Atemzeitvolumen AZV) anzupassen ist. Vorstehende Regel erleichtert die richtige Einstellung des O_2-Flusses bei Prozeßvarianten mit durch körperliche Belastung oder pharmakologisch stark heraufgesetzter Atmung.

4.2. Die Verbesserung der O_2-Utilisation durch Vitamine und Pharmaka

Zur Verbesserung der Sauerstoffnutzung im Körpergewebe wurde eine *Vitamin-Pharmakombination* entwikkelt, deren Zusammensetzung aus Untersuchungen abgeleitet wurde, welche im Institut M. von Ardenne 1971 von H.-G. Lippmann durchgeführt wurden. Es wurde damals studiert, welche Substanzen und Dosierungen zu einer besonders starken Zunahme der Konzentration der energiereichen Phosphate (ATP, CP) im Gehirn von Ratten ohne und mit Erhöhung des O_2-Gehaltes im Atemgas führen. Das Ergebnis von damals ist in der Tabelle Abb. 15 zusammengefaßt. Diese Messungen beweisen, daß die im Konzept der O_2-Mehrschritt-Therapie obligatorisch vorgesehene Gabe von Pharmaka zur Verbesserung der O_2-Utilisationsfähigkeit (1. Schritt) eine bedeutende zusätzliche Konzentrationssteigerung energiereicher Phosphate im Gehirn bewirkt: z. B. ATP von 140 auf 160% bei Gabe der einfachen *Kombination Vitamin* B_1 *+ Dipyridamol.*

Überraschend ist das sich über 4 Stunden erstreckende, *langsame Abklingen der Konzentration von ATP und CP,* welches aus weiteren Messungen hervorging. Dieses Ergebnis hat dazu geführt, diesen *90-min-O_2MT-Prozeß unmittelbar vor voraussehbaren schweren Belastungen durchzuführen.* So wurde bei vielstündigen Gehirnoperationen z. B. eine außergewöhnliche Kreislaufstabilität festgestellt.

In Übertragung auf die Verhältnisse beim Menschen gelangten wir auf diese Weise zu einer Präparatzusammensetzung (orale Gabe): 30 mg Vitamin B_1, 75 mg Dipyridamol, 100 mg Magnesiumorotat (Orotsäure ≙ Vitamin B_{13}). Diese Zusammensetzung ist unter der Bezeichnung *»Oxygenabund®«* (A. Herbert KG, Wiesbaden-Bierstadt) zugelassen und im Handel (bequem einnehmbare Tablette von 11 mm Durchmesser und 3 mm Stärke). Obwohl bei diesem Präparat bereits die Dosierung des Dipyridamol (Persantin®) herabgesetzt wurde, kann die Einnahme von Oxygenabund® in seltenen Fällen zu Kopfschmerzen führen. Wenn es zur Auslösung von Kopfschmerzen kommt, so sollte mindestens in den ersten Sitzungen des Therapieprozesses allein die Vit-

Gewinnfaktoren der Konzentrationserhöhung energiereicher Phosphate in den Gehirnzellen der Ratte 30 min nach Erhöhung des pO_2 der Inspirationsluft von 70 auf 160 mm Hg bei Applikation verschiedener die O_2-Utilisationsfähigkeit verbessernder Pharmaka. Die bedeutende Höhe des mit der Pharmakakombination erzielten Gewinnes unterstreicht die Wichtigkeit auch des 1. Schrittes der O_2 Mehrschritt-Therapie. Ein hoher Gewinn ist unmittelbar aus Messungen über die Senkung des mittleren venösen $pO_2\Delta = -4{,}4 \pm 1{,}99$ mm Hg durch die Drogenkombination[1] abzuleiten.

Pharmakon	Tierzahl	Applikation	Zeitpunkt	Dosierung D	totaler Gewinnfaktor		Pharmakon-Gewinnfaktor (nach Abzug pO_2-Verdoppl.-Gew.)		(Bemerkungen)
				$g\,kg^{-1}$	ATP	CP	ATP	CP	
1. 30 min Schlaf ohne Erhöhung pO_2 der Inspirationsluft					1,12	1,29	–	–	(Tiere in mittlerem Lebensalter)
2. 30 min Verdopplung pO_2 der Inspirationsluft	30				1,40	1,62	–	–	(ohne Pharmaka)
3. Wie 2., jedoch mit Pharmaka									
3.1 Thiamin (Vitamin B_1)	6	i.m.	20 min vor Verdopplung pO_2	$3{,}4 \cdot 10^{-4}$	1,50	1,73	1,10	1,11	(Hauptpharmakon)
3.2 Dipyridamol (Persantin®, Curantil®)	6	i.m.	wie 3.1	$5 \cdot 10^{-4}$	1,52	1,80	1,12	1,18	
3.3 Orotsäure (Vitamin B_{13})	6	i.m.	wie 3.1	$1{,}56 \cdot 10^{-3}$	1,47	1,84	1,07	1,22	(meist in Form von Magnesiumorotat gegeben)
3.4 Pangamsäure (Vitamin B_{15})	6	i.m.	wie 3.1	$4{,}46 \cdot 10^{-4}$	1,48	1,74	1,08	1,12	
4. **Thiamin + Dipyridamol**	6	i.m.	wie 3.1	$1{,}7 \cdot 10^{-4} + 2{,}5 \cdot 10^{-4}$	**1,60**	**1,82**	**1,20**	**1,20**	

Abbildung 15

[1] Drogenkombination »Oxygenabund«® (3,1 + 3,2 + 3,3)

amingaben 30 mg Vitamin B_1 und 100 mg Magnesiumorotat zum Einsatz kommen.
Die *orale Gabe von Oxygenabund®* bzw. von den beiden genannten Vitaminkomponenten sollte etwa *30 min vor Prozeßbeginn* erfolgen. Die Verbesserung der O_2-Utilisation beim Menschen durch eine Tablette Oxygenabund® findet ihren Ausdruck durch eine Senkung des venösen Ruhe-pO_2 um im Durchschnitt etwa 4,4 mm Hg (0,59 kPa), also um einen nicht unbedeutenden Betrag. Wegen der gemessenen Verbesserung des O_2-Status durch Oxygenabund® empfehlen wir, die Einnahme dieses Kombinationspräparates auch nach Ende unseres Behandlungsprozesses mit der Dosierung 1 Tablette pro Tag für Monate bis Jahre fortzusetzen.
Als Substanz zur weiteren Erhöhung der O_2-Utilisation spezifisch im Myokard und im Gehirn wird oft *g-Strophanthin* eingesetzt. Eingehende Untersuchungen der außergewöhnlichen Pharmakokinetik dieses Herzglykosides ergaben, daß perlingual gegebenes Strophanthin eine sichere und hohe Wirkung besitzt, wenn eine Glykosidmenge von 6 mg aus hoher Konzentration auf die abgetrocknete Zunge gebracht wird. Ein hierfür entwikkeltes Präparat ist zugelassen und hat die Bezeichnung *»Strodival spezial®«* (A. Herbert KG, Wiesbaden-Bierstadt). Der Einsatz dieses Präparates ist fakultativ. Es wird zur Benutzung empfohlen bei Prozeßvarianten mit erhöhter körperlicher und kardialer Belastung, besonders für ältere Patienten mit noch gutem Herzzustand oder erst sehr schwach ausgebildeter Herzinsuffizienz.
Ein weiteres Präparat, das fakultativ und erst nach positivem Ausfall der kardiologischen Untersuchung des Patienten zur Anwendung kommt, ist das Sympathikomimetikum *»Alupent®«* (Boehringer Ingelheim). Wir stel-

len die Mitnutzung der bedeutenden Wirkungen dieses Präparates deswegen zur Diskussion, weil sich aus Dresdener Arbeiten mit dem Ergebnis Abb. 16 ergab, daß die kritische Nebenwirkung dieser Substanz (Verschlechterung des O_2-Status nach Abklingen der Wirkung) unterbleibt, wenn das Präparat, wie bei unseren Therapie-Prozessen, bei erhöhter O_2-Inhalation zur Anwendung kommt. Dieses Präparat bewirkt für etwa 75

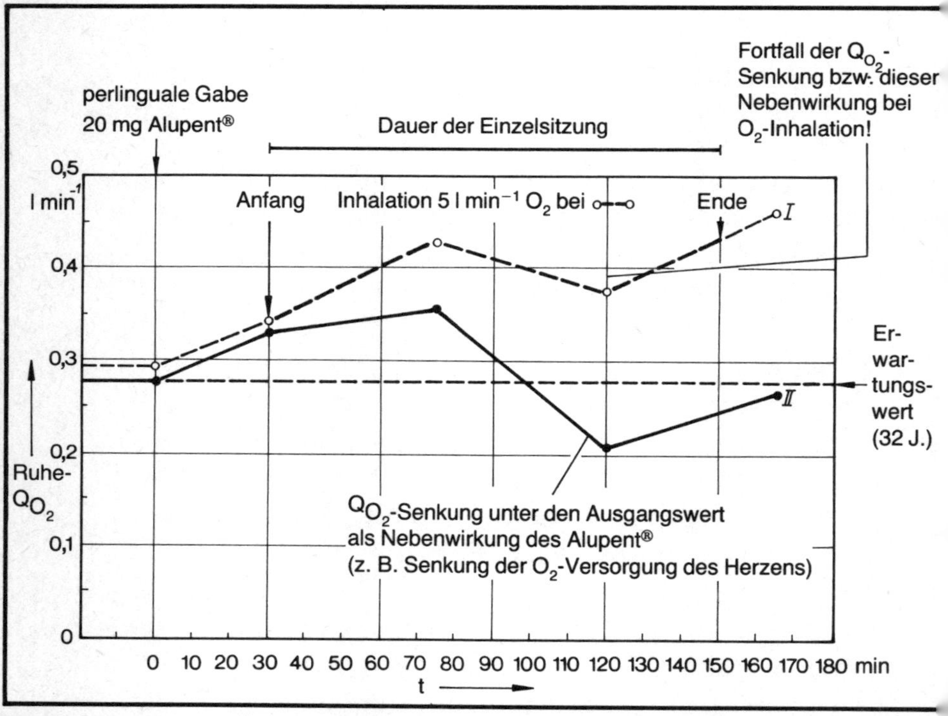

Abb. 16: Beispiele für die Änderung der Ruhe-O_2-Aufnahme Q_{O_2} nach einmaliger perlingualer Gabe von 20 mg Alupent® mit (I) und ohne (II) Inhalation von 5 $l min^{-1}$ O_2.
Bei der Messung von I wurde die O_2-Inhalation zur Q_{O_2}-Messung jeweils 8 min unterbrochen.
Ergebnis: Das Absinken von Q_{O_2} unter den Ausgangswert (Normalwert) zwischen t = 100 und 120 min (Hauptnebenwirkung des Alupent®) fällt bei der angegebenen O_2-Inhalation fort.

min eine Zunahme der Herzleistung (Herzzeitvolumen HZV) im Zustand der Ruhe, etwa äquivalent einer körperlichen Belastung von 30 Watt, wie Abb. 17 erkennen läßt. Besonders ist dieses Präparat für bewegungsbehinderte oder sogar bewegungsunfähige Patienten indiziert. Durch Steigerung des mittleren kapillären Blutflusses erleichtert es die Überschreitung der Schaltschwelle und

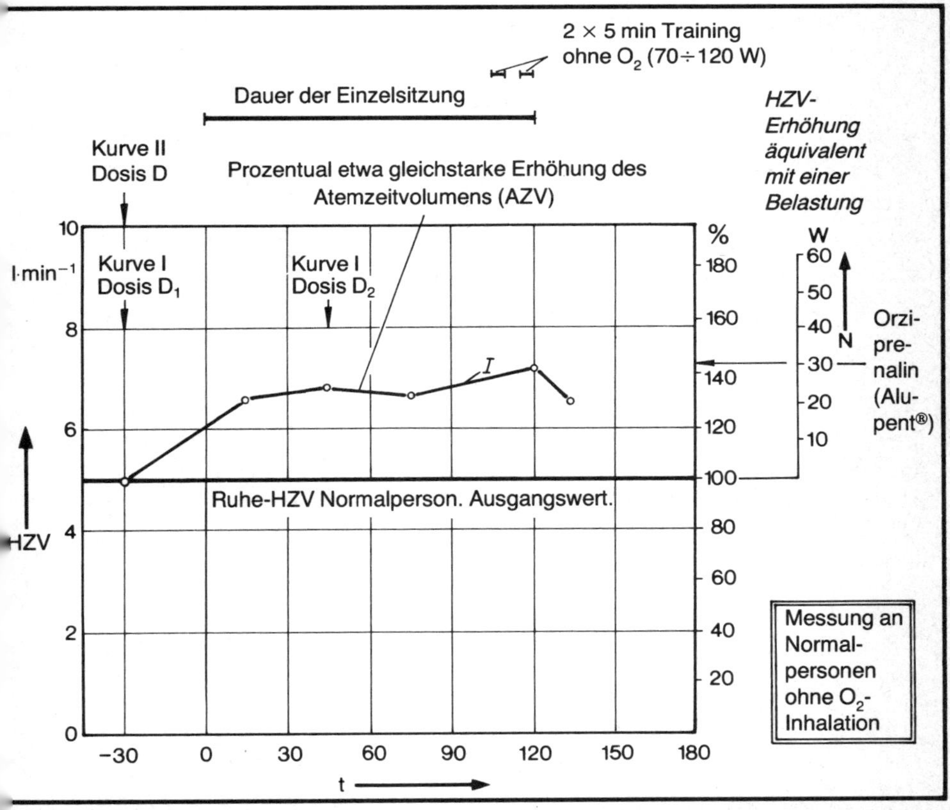

bb. 17: Zeitweilige Erhöhung des Herzzeitvolumens (HZV) durch Sympathikomimetika und ihre ardiale Äquivalenz mit körperlicher Belastung der Stärke N.
Orziprenalin (Alupent®) D_1 = 20 mg perlingual bei t = −30 min. D_2 = 20 mg bei t = 45 min

damit die angestrebte Hochschaltung der Blutmikrozirkulation.

4.3. Mitwirkung des Arztes bei der Sauerstoff-Mehrschritt-Therapie

Beim Einsatz der Sauerstoff-Mehrschritt-Therapie sollte stets die *Mitwirkung eines Arztes* (Allgemeinmediziner, Internist, Sportmediziner) oder eines erfahrenen Mediziners benachbarter Fachrichtungen hinzugezogen werden. Er sollte folgende Aufgaben übernehmen:
1. *Prüfung des Gesundheitszustandes von Probanden und Patienten.* Bei Patienten mit Verdacht auf Herzinsuffizienz und Lungenkrankheiten Durchführung spezieller Untersuchungen wie Ruhe-EKG, Blutdruckmessung, Einschätzung des Herzleistungsstadiums I–IV sowie Bestimmung der Vitalkapazität und der Einsekundenkapazität.
2. *Entscheidung über die anzuwendende Prozeßvariante* der Sauerstoff-Mehrschritt-Therapie.
3. *Veranlassung und Kontrolle der Messungen der O_2-Parameter* (arterieller Ruhe-pO_2, venöser Ruhe-pO_2, Ruhe-O_2-Aufnahme, evtl. maximale O_2-Aufnahme) *vor und nach der Prozeßdurchführung.*
4. *Veranlassung und Kontrolle der Überwachung des Behandelten* während des Prozesses und des evtl. adjuvanten Herztrainings.
5. *Dokumentation des Gesundheitszustandes und der Befunde* vor und nach Durchführung des O_2-Mehrschritt-Therapie-Prozesses, evtl. Information des nachbehandelnden Arztes.
6. Kritische Einbeziehung eventueller Grundkrankheiten,

die eine Dauermedikation von Arzneimitteln begründen. Beachtung möglicher Arzneimittelinteraktionen.
7. Nicht nur die Bewertung der Befunde, auch die kritische Einschätzung des Befindens des Patienten und dessen Veränderungen sollten dem Arzt Aufgabe und Verpflichtung sein.

Die Mehrzahl unserer Prozeßvarianten kann durchaus von nicht ärztlichen Heilberufen durchgeführt werden (cave: Ergometerbelastungen ohne Arzt!). Die Medikation für die individuell zu wählende Variante und die Kontrolle des Befindens sollte aber der Arzt nicht aus der Hand geben.
Bei Wiederholung des 36-Stunden-18-Tage-O_2-Mehrschritt-Therapie-Prozesses der einfachen Form ohne Herztraining, der häufig, um Kosten einzusparen, nach Mietung oder Erwerb der O_2-Mehrschritt-Therapie-Technik in der eigenen Wohnung durchgeführt wird, sollte mindestens am Anfang eine ärztliche Konsultation erfolgen. Auch sollte in solchen Fällen nicht auf die Durchführung der schon erwähnten Meßkontrollen im ärztlichen Bereich verzichtet werden. Das sei ausdrücklich betont, obwohl vielen Patienten natürlich die Durchführung bzw. Wiederholung des *Therapie-Prozesses stets die Hauptsache ist.*

4.4. Die wichtigsten Varianten der Sauerstoff-Mehrschritt-Therapie

Die wichtigsten gegenwärtig eingesetzten *Prozeßvarianten der Sauerstoff-Mehrschritt-Therapie* sind in Abb. 18 genannt. Ihr gemeinsames Merkmal ist, daß sie naturnah und daher kaum Nebenwirkungen haben. In erster

Die wichtigsten Prozeßvarianten der Sauerstoff-Mehrschritt-Therapie

	Kurzbezeichnung	Bezeichnung	Zusatzschritte	Patientenzustand	Hauptindikationen
1	GK 4 – I	36h-18 Tage-O_2-Mehrschritt-Therapieprozeß		auch bewegungsunfähige oder behinderte Patienten, ältere Personen, herzinsuffizierte Patienten	O_2-Mangel-Krankheiter Leiden und Beschwerden, Prävention, Steigerung Lebens-Qualität
2	GK 4 – II	36h-18 Tage-O_2-Mehrschritt-Therapieprozeß mit Training zur funktionellen Herzregeneration	Erhöhung der Herzleistung durch Alupent® (fakultativ) und am Sitzungsende 2×5 min Training ohne O_2-Inhalation	bewegungsfähige Personen	Minderung der Gefährlichkeit von Krankheite Steigerung der Lebens erwartung
3	GK 4 – III	Intensivvariante des 36h-18 Tage-O_2-Mehrschritt-Therapieprozesses	mit 5 UVB-HOT*-Behandlungen	auch bewegungsunfähige oder behinderte Patienten	Durchblutungsstörungen, Pflegefälle
4	GK 4 – IV	36h-18 Tage-O_2-Mehrschritt-Immunstimulation	mit oraler Gabe von Thymus-Dragees; in Sonderfällen mit Thymus-Extrakt-Injektionen	Patienten mit Abwehrschwäche Krebspatienten im Stadium I (nach Primär-Ca-Therapie)	Minderung der Anfällig keit gegen Krankheiter Prophylaxe gegen Krebsmetastasierung und Krebs (Wiederholung 1mal jährlich)
5	GK 2 – I	15 min-O_2-Mehrschritt-Schnellprozeß		herzgesunde Personen	Bekämpfung von permanentem Streß, Steigerung Leistungsfähigkeit
6	GK 2 – II	15 min-O_2-Mehrschritt-Immunstimulation	mit oraler Gabe von Thymus-Dragees	herzgesunde Personen	Minderung der Anfällig keit gegen Krankheite Prophylaxe gegen Kre
7	GK 2 – III	25 min-O_2-Mehrschritt-Fieberprozeß 30 bis 60 min – O_2-Mehrschritt-Geburtshilfeprozeß	therapeutische Nutzung der von Natur aus eintretenden starken Zunahme von HZV und AZV	Personen in der Endphase von hohem Fieber Patientinnen in der Austreibungsphase bei Geburten	
8	KA 1	80 min-O_2-Mehrschritt-Nikotinsäure-Prozeß	mit oraler Gabe von 0,5 g Nikotinsäure und 0,5 g Vitamin C auf nüchternen Magen	während Flush-Effekt (Kopfrötung) des Patienten O_2-Inhalation	regulatorisch bedingte Hypotonie

Abb. 18

Linie werden natürliche Vorgänge stimuliert oder gezielt beeinflußt. Hauptziel und Hauptwirkung fast aller Varianten ist die über Monate bis Jahre anhaltende Hochschaltung der Blutmikrozirkulation und Anhebung des O_2-Status. Deshalb sind sie auf der Grundlage von Messungen an vielen hundert Probanden nach Art, Dosierung und Zeitablauf der Schritte so gestaltet, daß für den einzelnen Patientenfall mit hoher Wahrscheinlichkeit die bioenergetische Auslösung des entdeckten zellulären Schaltmechanismus mit Erweiterung des engsten Kapillarquerschnittes stattfindet. Die Prozeßvarianten unterscheiden sich hauptsächlich in der Höhe des O_2-Flusses zur Lunge und in der Größe der körperlichen Belastung sowie vor allem in der Art der Zusatzschritte. Die Vielfalt der Varianten ermöglicht es dem behandelnden Mediziner, *die Therapie der im individuellen Patientenfall vorliegenden Situation und Zielsetzung weitgehend anzupassen.* Diese wichtige Mitwirkung des behandelnden Arztes setzt allerdings voraus, daß er sich selbst in der Originalliteratur über die wissenschaftlichen Grundlagen aller bei der O_2-Mehrschritt-Therapie angewendeten Maßnahmen und Maßnahmenkombinationen informiert hat.

Die empfohlene Programmierung der verschiedenen Varianten wird in den folgenden Abschnitten mit Angaben über Dosierung und zeitliche Einteilung der einzelnen Schritte im Rahmen eines *einheitlichen Grundschemas* gebracht. Prinzipiell sollten *alle Behandlungen exakt nach den Programmierungstabellen der Varianten* vorgenommen und in der Regel im Interesse ihrer Ergebnisse und der Vergleichbarkeit keine weiteren Schritte zugefügt werden.[1]

Eine Entscheidung, die oft der Patient mit treffen muß,

bezieht sich auf die Frage, ob zur weiteren Verbesserung der körpereigenen Abwehrlage eine Variante mit Immunstimulation zu wählen ist. Da die Immunstimulation nicht mehr wie früher durch Injektion, sondern durch orale Applikation von z. B. Thymus-Dragees erreicht werden kann, ist der Applikationsaufwand so vermindert, daß die Entscheidung sehr viel häufiger als früher für die Varianten mit Immunstimulation ausfallen wird. Diese Varianten gewinnen auch deswegen mehr und mehr an Bedeutung, weil die anhaltende Erhöhung der körpereigenen Abwehr die *Hauptmaßnahme* darstellt *zur Milderung der durch die zunehmende Umweltverschmutzung entstehenden gesundheitlichen Schäden.*

4.5.1. Programmierung des 36 h-18 Tage-O_2-Mehrschritt-Therapie-Prozesses (Variante GK 4–I)

Die *Programmierung des 36 h-18 Tage-O_2-Mehrschritt-Therapie-Prozesses* (Kurzbezeichnung GK 4-I) ist in der Tabelle Abb. 19 enthalten. Um sie aus der Tabelle abzulesen, ist es nur notwendig, im ersten Schritt die Angabe

[1] Eine umfassende *Liste von O_2-Mehrschritt-Therapie-Einrichtungen,* deren Leiter sich bereit erklärt haben, die auch in diesem Buch wiedergegebenen Programmierungstabellen genau einzuhalten, kann vom Verfasser (8059 Dresden, Zeppelinstr. 7) angefordert werden.

Fußnote zu Abbildung 19

[1] Evtl. zusätzlich 1 g Vitamin C

[2] Orziprenalin (Alupent) 20 mg perlingual (Nr. 307)
Weitere 20 mg ebenso 75 min später
Bei schlechter Kondition Gabe erst ab 2. oder 3. Sitzung
Kontraindikationen sinnvoll beachten!

[3] (Möglichst Bestimmung des Ruhe-HZV vor und nach dem Prozeß) [Nr. 307]

[4] Infolge der Alupent-Wirkung liegen diese Zahlen um 30 W niedriger als sonst zur angegebenen Pulserhöhung notwendig.

[5] Messung des arteriellen Ruhe-pO_2 am Ohrläppchen nach Arterialisierung und 10 min Ruhe etwa zur gleichen Tageszeit (nüchtern, kein Kaffee, kein Tee u.ä.).
Messung des venösen Sauerstoff-Partialdruckes an der Vena cubitalis
Spezialisiertes Gerät z.B. MO 10 Universal-pO_2-Meter des VE Kombinat Präcitronic Dresden/DDR

[6] $pO_{2\text{-art}}$ 125 mm Hg ergibt einen hohen Responder-Quotienten

[7] Tägliche Einnahme von Oxygenabund 30 min vor Bewegungstraining (bewirkt Senkung des $pO_{2\text{-ven}}$)

[8] Abfall des $pO_{2\text{-art}}$ und von η nach starken stressorischen Einflüssen wie z.B. mehrwöchigem Bewegungsmangel, Operation oder Infektion usw.

PROGRAMMIERUNG II DES 36 h-O_2-MEHRSCHRITT-THERAPIEPROZESSES ANHALTENDER WIRKUNG NACH MANFRED VON ARDENNE (VARIANTE GK4-II)

STANDARDVARIANTE "18-TAGE-KUR" MIT HZV-STEIGERUNG 31. 12. 84

MIT JE NACH KONDITION UND ALTER ZUSÄTZLICHEM BEITRAG ZUR FUNKTIONELLEN HERZREGENERATION DURCH OHNE O_2-INHALATION AM ENDE JEDER SITZUNG ANSCHLIESSENDES KARDIO-PULMONALES 10 min-MINIMALTRAINING MIT PULSERHÖHUNG BIS ZUM AEROB-ANAEROBEN GRENZBEREICH.
(PULSFREQUENZ Z. B. 110 IM 8. UND 130 min^{-1} IM 6. LEBENSJAHRZEHNT)

SITZUNG (TAGESEINHEIT)

1. SCHRITT	2. SCHRITT	3. SCHRITT	OBLIGATORISCHE ERGÄNZUNG
30 min vor Beginn jeder Sitzung Gabe[1] von 1 Tablette **Oxygenabund** (30 mg Vitamin B_1 75 mg Dipyridamol 100 mg Magnesium-orotat) (20 mg Alupent + 20 mg[2])	Für die Dauer jeder Sitzung (2h) minus 10 min **Inhalation von O_2** mittels Maskenapplikator aus Kunststoff (Zufuhr von 5 l O_2/min)[2]	Sicherung **Guter Durchblutung**[3] durch Sympathikomimetikum am Ende der Sitzung; möglichst 10 min (2 × 5 min) Fahrradergometer 70 bis 120 Watt[4]	In den Intervallen **zwischen** den Sitzungen und nach Prozeßende **Bewegungstraining und kraftvolle Lebensweise** (Steigerung HZV Regeneration des Altersherzens)

IMMEDIATMESSUNG MESSUNG DES AUSGANGSWERTES[5] VOR DER THERAPIE **ZUR DIAGNOSE** UND MESSUNG NACH 20 min O_2-FLUSS[5] UNTER INHALATION[2] **ZUR PROGNOSE** DES THERAPIEPROZESSES[6]

Tag	1. Schritt	2. Schritt	3. Schritt	
1. TAG	Ⓘ	O_2	♥	AM ENDE 10 min - 70 BIS 120 W OHNE O_2!
2. TAG	Ⓘ	O_2	♥	WIE 1. TAG
3. TAG	Ⓘ	O_2	♥	WIE 1. TAG
4. TAG	Ⓘ	O_2	♥	WIE 1. TAG
5. TAG	Ⓘ	O_2	♥	WIE 1. TAG
(VERLAUFSMESSUNG)	EINMALIGE MESSUNG IN DER **MITTE** DES THERAPIEPROZESSES **ZWISCHEN** ZWEI SITZUNGEN (OHNE INHALATION) ZUR ERKENNUNG VON APPLIKATIONSFEHLERN UND AKUTEN STRESSORISCHEN EINFLÜSSEN			
15. TAG	Ⓘ	O_2	♥	WIE 1. TAG
16. TAG	Ⓘ	O_2	♥	WIE 1. TAG
17. TAG	Ⓘ	O_2	♥	WIE 1. TAG
18. TAG	Ⓘ	O_2	♥	WIE 1. TAG

PERMANENTE FORTSETZUNG[7]
KRAFTVOLLE LEBENSWEISE!

KURERFOLGSMESSUNG[5] MESSUNG NACH **BEENDIGUNG** DES THERAPIEPROZESSES UND DES TRAININGS
KONTROLLMESSUNGEN[5] NACH MONATEN BIS JAHREN ZUR BEURTEILUNG, OB EINE **PROZESSWIEDERHOLUNG** NOTWENDIG IST[8]

Abb. 19

»20 mg Alupent® + 20 mg« fortzulassen und im 3. Schritt die Angabe »durch Sympathikomimetikum, am Ende der Sitzung mindestens 10 min (2 mal 5 min) Fahrradergometer 70 bis 120 Watt«. Die angegebene Programmierung wurde nach dem Kriterium hinreichend sicherer Auslösung des Schaltvorganges der Blutmikrozirkulation unter breiter Variation der Prozeßbedingungen mit hohen Probandenzahlen ermittelt. Weil gute Durchblutung (hohes Herzzeitvolumen) die Auslösung des Schaltmechanismus sehr begünstigt, sollte der Einsatz des Prozesses stets in Phasen guter Herzleistung erfolgen.
Es ist die Variante, die bisher am häufigsten am Patienten eingesetzt und am gründlichsten studiert wurde. Die zweckmäßige Gesamtdauer des Prozesses ergab sich mit 36 Stunden daraus, daß mit weiter zunehmender Stundenzahl die arteriellen und venösen pO_2-Werte sich nicht mehr verbesserten.

4.5.2. Durchführung des Prozesses

Die *Bereitstellung des Sauerstoffs* medizinischer Reinheit für die O_2-Mehrschritt-Therapie erfolgt gegenwärtig meist aus Druckflaschen. Die Daten der verschiedenen Größen von O_2-Druckflaschen sind in der Tabelle Abb. 20 zusammengestellt. Um die Beantwortung der naheliegenden Frage zu erleichtern, wie lange die angegebenen Flaschentypen mit ihrer O_2-Füllung zur Speisung der O_2-Applikation bei den verschiedenen Prozessen ausreichen, ist in der rechten Spalte unserer Abbildung der O_2-Bedarf pro Sitzung bzw. für die Gesamtdauer des 36-Stunden-Prozesses und auch pro Sitzung

Die verschiedenen Größen von O_2-Druckflaschen und ihre Daten (Auffüllung in Spezialbetrieben für technische Gase)

Flaschengröße	Fülldruck	O_2-Füllung	Gewicht (gefüllt)	Einsatzbereiche	O_2-Bedarf pro Prozeß
2 Liter	200 at	400 Liter	3,5 kg	O_2MT-Zentren, ambulant	420 bis 525 Liter O_2 pro Sitzung des 36h-Prozesses
2 × 2 Liter (in Tragtasche)	200 at	800 Liter	7,0 kg	ambulant, in der Wohnung	350 bis 450 Liter O_2 pro 15 min-Prozeß
10 Liter (noch gut transportabel)	200 at	2000 Liter	23 kg	O_2MT-Zentren, in der Wohnung	900 bis 1800 Liter O_2 pro 30 min.-Prozeß bei Geburten
20 Liter	150 at	3000 Liter	50 kg	O_2MT-Zentren, fester Standort	3 Flaschen pro 36h-Prozeß. 7560 bis 9400 Liter O_2 pro 36h-Prozeß
40 Liter (schwer transportabel)	150 at	6000 Liter	80 kg	O_2MT-Zentren, Versorgungszentralen	

Abb. 20

für den weiter unten besprochenen 15-min-Prozeß mit angegeben.

In größeren O_2-Mehrschritt-Therapie-Zentren werden meist *Versorgungszentralen* aus Aggregaten von 40 l Druckflaschen aufgebaut, die für den An- und Abtransport der Flaschen bequem von Lastwagen erreicht werden können.

In einigen Zentren ist man dazu übergegangen, die Versorgungszentralen mit einer *Umfüllstation* zu kombinieren, in welcher der Sauerstoff in leicht zur Behandlungsstation transportable 2-l- bzw. 10-l-Flaschen umgefüllt wird.

Durch die Entwicklung von *Zeolith-Geräten* (O_2-Selek-

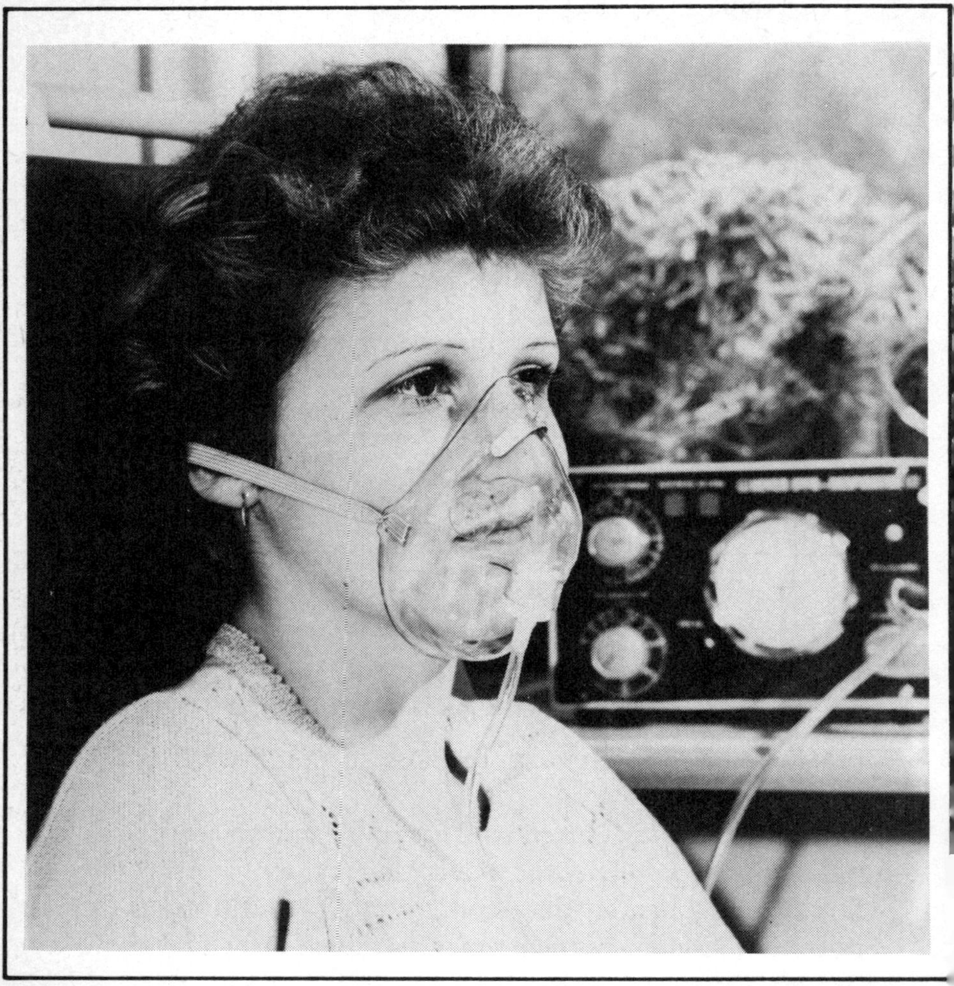

Abb. 21: Der neue O_2-Applikator aus weichem Kunststoff ohne (Foto) und mit Speicherblase (O_2-Speicherung während Ausatmung)
Vorteile: O_2-Applikation über Nase und Mund. Sehr geringer O_2-Verlust (bes. Variante mit Speicherblase). Bequem genug für Anwendung beim Schlafen. Lesen mit Brille möglich.
Bezug: z. B. SM-Gesellschaft für Kur- und Sauerstoff-Mehrschritt-Therapie m.b.H., D-8942 Ottobeuren – G. Weinmann G.m.b.H., D-2054 Hamburg und andere (Liste auf Anfrage).

tor) sind Einrichtungen entstanden, welche bei Betrieb aus dem Lichtnetz Inspirationsluft mit bis 90 Volumen % O_2-Gehalt durch O_2-Anreicherung aus der atmosphärischen Luft bereitstellen. Geräte dieser Art mit Anpassung ihrer O_2-Flußleistung an den Bedarf der verschiedenen Varianten der Sauerstoff-Mehrschritt-Therapie werden gegenwärtig aus dem Dresdener Institut an ein Dresdener Industrie-Kombinat in die Serienproduktion übergeleitet. Damit bahnt sich in etwa zwei Jahren eine Zeit an, wo Luftgemische mit hohem O_2-Gehalt und in genügender Menge auch in Haushalt und Wohnung bequem zur Verfügung stehen. – In diesem Zusammenhang ist darauf hinzuweisen, daß die auf dem Markt befindlichen sogenannten Sauerstoff-Konzentratoren, die mit anderer Zielsetzung (permanente Versorgung von lungeninsuffizienten Patienten) entwickelt wurden, zur O_2-Bereitstellung für Sauerstoff-Mehrschritt-Therapie-Prozesse oft nicht ausreichen.

Im Interesse der O_2-Ökonomie und des Therapie-Erfolges ist es wichtig, daß die O_2-Zuführung zur Lunge möglichst verlustarm erfolgt. Diese Forderung wird hervorragend durch *O_2-Applikatoren aus weichem Kunststoff* der Bauart Abb. 21 erfüllt. In ihrer Ausführungsform mit Speicherblase werden zum größten Teil sogar jene O_2-Verluste vermieden, die sonst während der Ausatmung entstehen. Gegenüber dem neuen O_2-Applikator ist der früher häufig benutzte sogenannte *Düsenapplikator* Abb. 22 als veraltet anzusehen und wird nur noch angewendet im O_2-Mehrschritt-Prozeß bei Geburten. Für den Patienten ist der Düsenapplikator etwas bequemer. Aus diesem Grunde geäußerte Patientenwünsche sollten unberücksichtigt bleiben oder durch Überzeugungsarbeit abgebaut werden, weil beim Düsenapplikator der

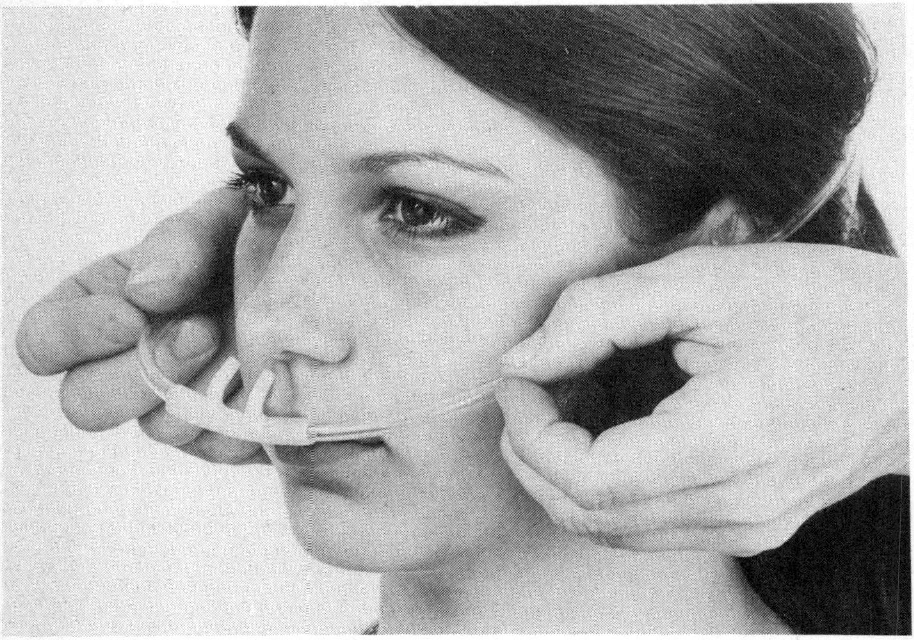

Abb. 22: *Der veraltete O_2-Düsenapplikator.* Nur noch angewendet im O_2M-Prozeß bei Geburten Nachteile: O_2-Applikation nur über die Nase. Hohe O_2-Verluste schwankender Größe. (Wechselnde Beteiligung von Mundatmung. Unsicherheit der Therapie-Ergebnisse).
Vorteil: Geringe Patientenbelastung

kritische und schwankende Einfluß der Mundatmung den effektiven O_2-Fluß stark und undefinierbar schwächen kann. Verschiedene Mißerfolge bei Anwendung und Überprüfung der Sauerstoff-Mehrschritt-Therapie führen wir auf die Nichtberücksichtigung des Mundatmungseinflusses zurück.

Zwischen Reduzierventil der Flasche und O_2-Applikator befindet sich der *O_2-Flußmesser,* dessen Meßbereich

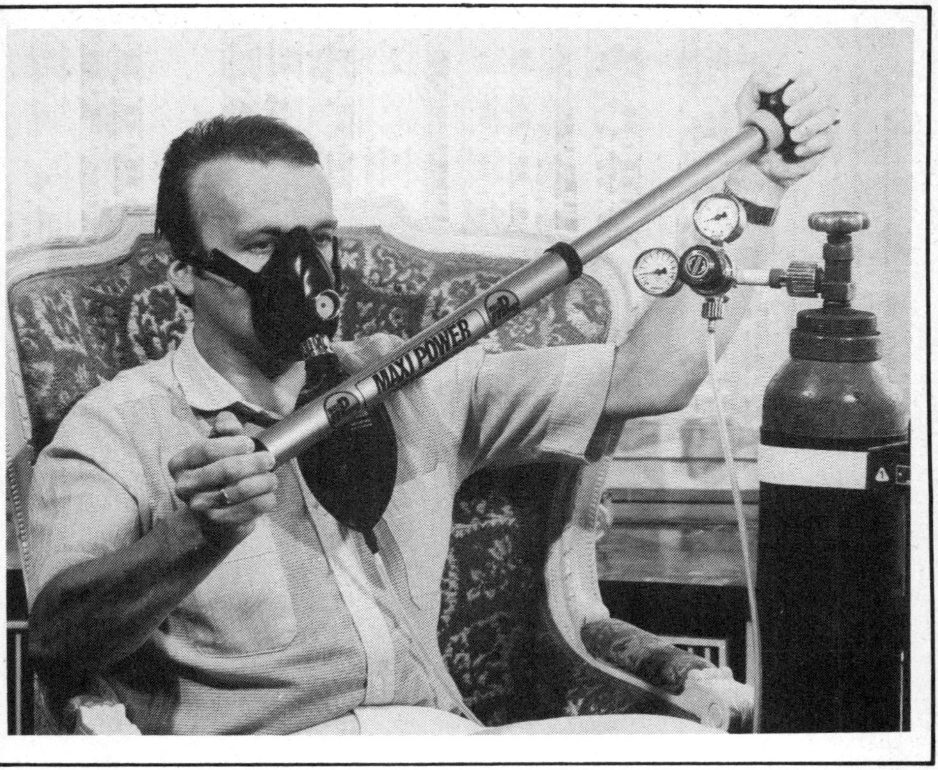

bb. 23: Durchführung einer körperlichen Belastung zur Steigerung der Blutmikrozirkulation etwa im bstand von 20 min für 1 bis 2 min während der 2h-Sitzungen des 36h-18 Tage-O_2-Mehrschritt-Pro-esses.

andgerät Maxi Power. Pulserhöhung möglichst bis über 90 pro Minute während der Belastung.

für alle Varianten des 36 h-Prozesses mit 10 oder 15 Litern pro Minute zu wählen ist.

Während der Sitzung sollte eine geistig anregende Tätigkeit ausgeübt werden, wie z. B. studieren, lernen, lesen, rechnen, Betrachtung einer anregenden Fernsehdarbietung usw. Ebenfalls im Interesse besserer Durchblutung liegt es, *während der Sitzungen etwa alle 20 min für die*

Dauer von 1 bis 2 min eine körperliche Belastung vorzunehmen, die den Puls z. B. auf 90 pro min oder darüber hochtreibt. Die Belastung kann z. B. durch Handkurbelgeräte oder Handgeräte nach Art der Abb. 23 erfolgen.

4.5.3. Gemessene Wirkungen (Änderungen der O_2-Parameter und z. B. der optischen Reaktionszeit)

Informationen über die *Anhebung des arteriellen Ruhe-pO_2 und über die Senkung des venösen Ruhe-pO_2 durch den 36-Stunden-Prozeß in den verschiedenen Altersbereichen* sind in Abb. 24 zusammengefaßt (siehe auch unten Abb. 73). Aus den beiden Ruhe-pO_2-Werten ist die Größe der arterio-venösen Sättigungsdifferenz η als relative Kennzahl für den O_2-Status abzuleiten. Um für den behandelnden Arzt, aber auch für den interessierten Patienten die Ermittlung dieser wichtigen relativen Kenngröße für den O_2-Status zu erleichtern, ist in Abb. 25 ein *Nomogramm* wiedergegeben, welches die dem gemessenen arteriellen pO_2 und venösen pO_2 zugeordnete arterio-venöse Sättigungsdifferenz η direkt abzulesen gestattet.
Aus Abb. 24 folgt, daß bei den untersuchten Probanden *durch den 36-Stunden-Prozeß ungefähr eine Verdoppelung des* η-Wertes gegenüber unbehandelten Patienten eintritt (siehe auch unten). Daß nicht immer so günstige Ergebnisse erzielt werden, geht aus den Messungen Abb. 26 mit der Gegenüberstellung von zwei unterschiedlich ansprechenden Gruppen im wesentlichen gesunder Probanden hervor. Bei der einen Patientengruppe dieser Abbildung handelt es sich hauptsächlich um

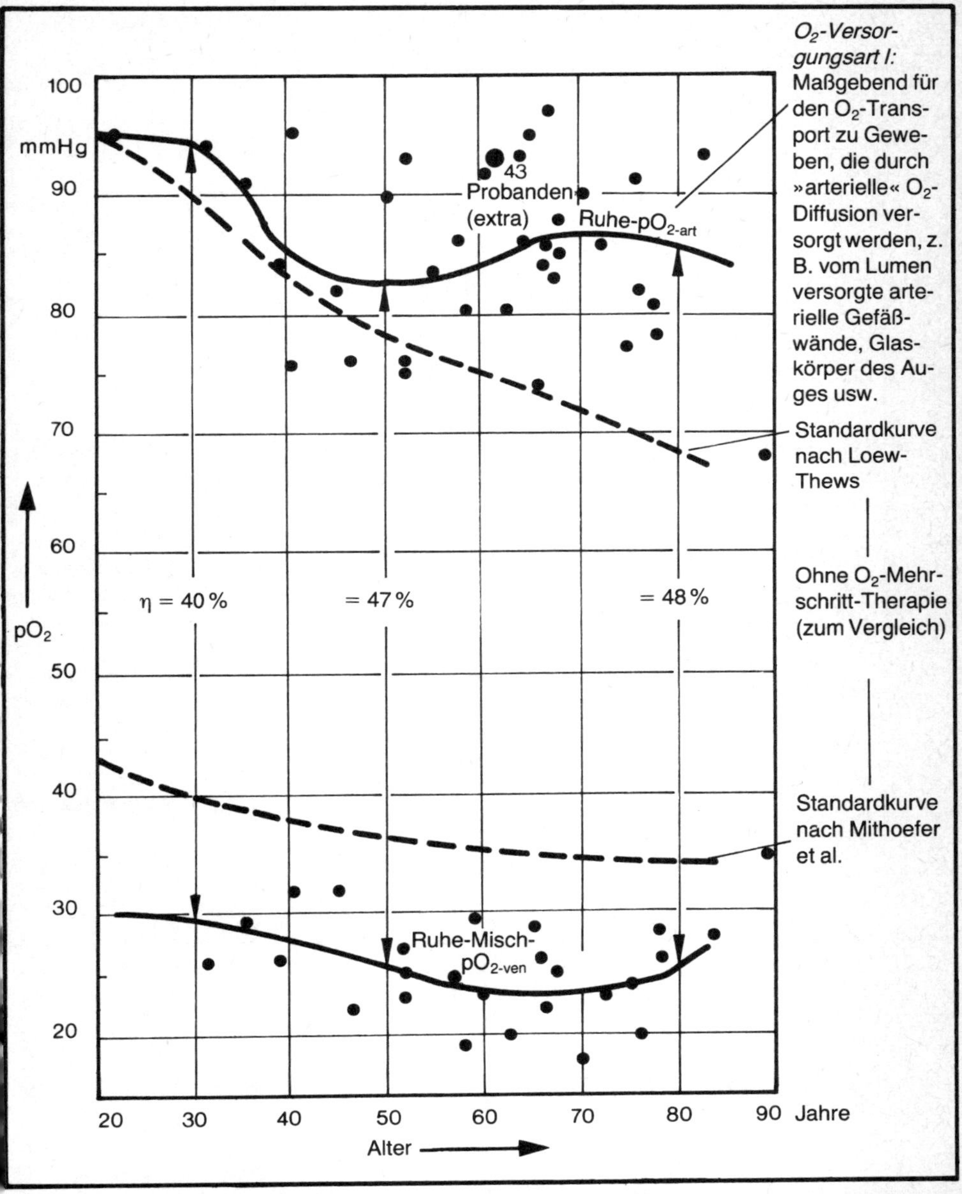

Abb. 24: Nach Behandlung mit O_2-Mehrschritt-Therapie näherungsweise bestimmte Abhängigkeit des mittleren arteriellen Ruhe-pO_2 und des mittleren venösen Ruhe-Misch-pO_2 sowie der arterio-venösen Sättigungsdifferenz η vom Lebensalter. Gesunde Probanden und Kurpatienten. 9^{30}h

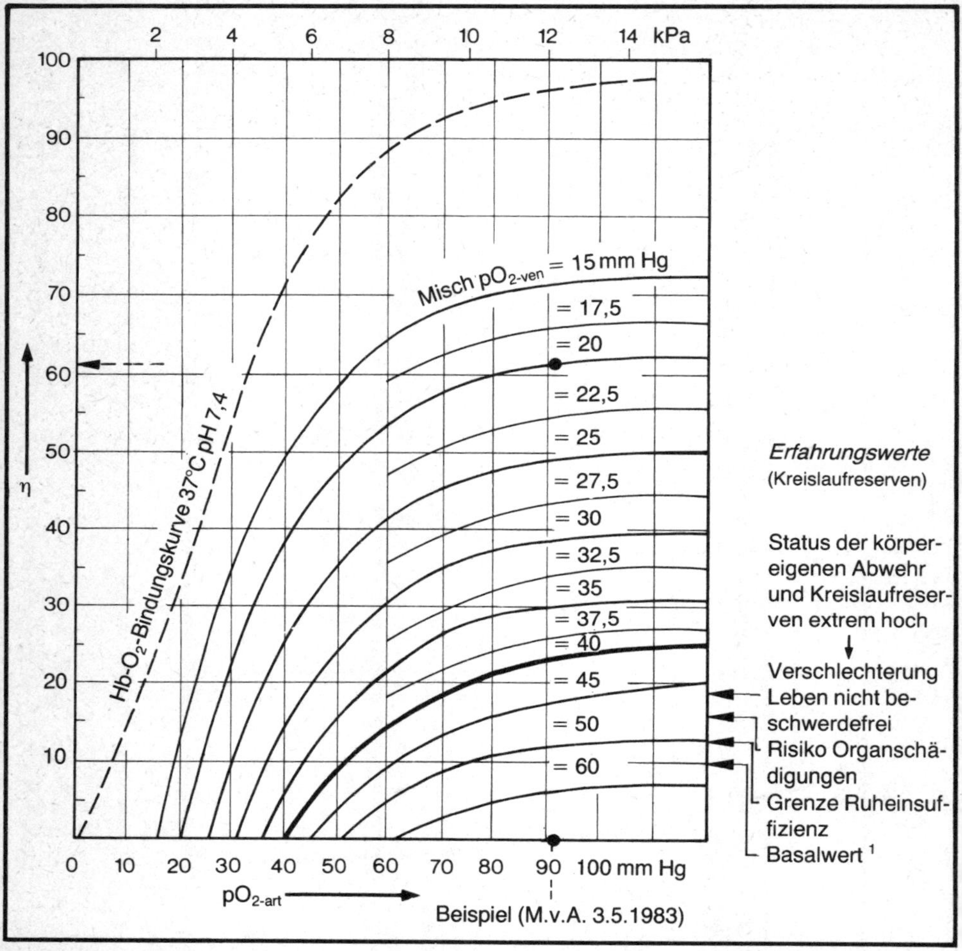

Abb. 25: Nomogramm zur Bestimmung des Nutzungsfaktors η der O_2-Bindungskapazität des Blutes als Funktion des arteriellen O_2-Partialdruckes $pO_{2\text{-art}}$ für verschiedene Werte des zentralen venösen Misch-$pO_{2\text{-ven}}$.
Hb-O_2-Bindungskurve für 37°C und pH 7,4.

[1] Skala bezogen auf unverändert angenommenes HZV (Pulsfrequenz!). Real nimmt bei $\eta < 15$ % das HZV zu, und z. B. der Basalwert verlagert sich zu einem η-Wert um etwa 5 bis 6.

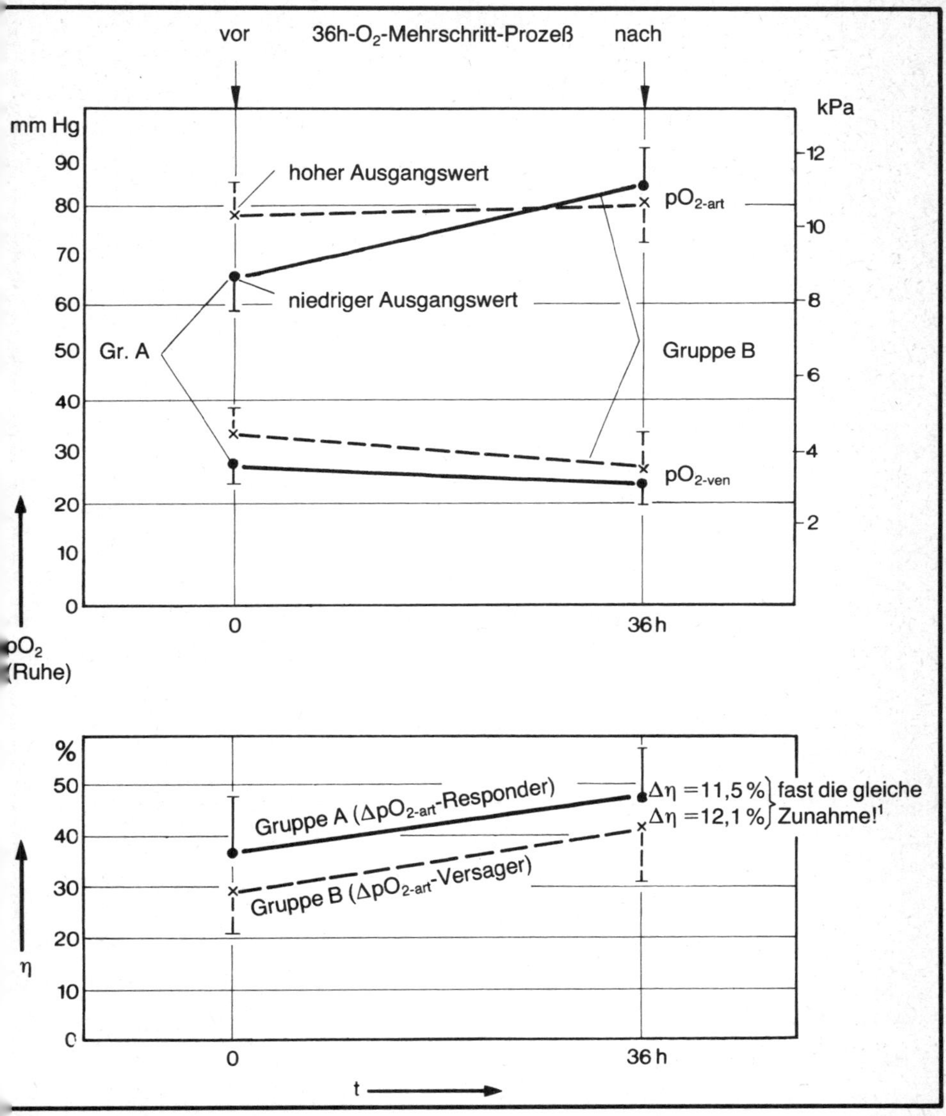

bb. 26: Typische Veränderungen des arteriellen und venösen Ruhe-pO_2 (oben) und des η-Wertes nten) durch den 36h-O_2-Mehrschritt-Regenerationsprozeß bei einer Probandengruppe mit niedriem (A) und hohem (B) $pO_{2\text{-art}}$-Ausgangswert. Bei beiden Gruppen etwa gleiche η-Zunahme.

Relativ geringe Zunahme von η wegen niedriger Ausgangswerte des venösen Ruhe-pO_2 in beiden Probandengruppen.

Kettenraucher mit Symptomen einer Bronchitis, bei denen kaum eine Anhebung des arteriellen pO_2 durch den O_2-Mehrschritt-Prozeß erreicht wird, d. h. um Versager in bezug auf die Anhebung des arteriellen pO_2. In jüngster Zeit gelang es, die Erfolgsquote bei Kettenrauchern dadurch zu verbessern, daß vor dem O_2-Mehrschritt-Therapie-Prozeß das zu einem hohen Prozentsatz (z. B. 15%) *durch Kohlenmonoxyd vergiftete Hämoglobin durch den 15 min-O_2-Mehrschritt-Schnellprozeß entgiftet wird (Abschnitt 14)*.

Bekanntlich ist die Nutzung des Sauerstoffs in den verschiedenen Organen und Geweben des Körpers sehr verschieden. Entsprechend sind auch die venösen O_2-Drucke des Blutes aus den einzelnen Organen und Geweben sehr verschieden. Um den *venösen pO_2 des Mischblutes* aus allen Organen und Geweben exakt zu messen, müßte man Blutproben zentral nahe dem Herzen entnehmen, dort, wo die Mischung der venösen Strömungen erfolgt ist. Die Entnahme von Blutproben aus diesen zentralen Bereichen ist nur mit Katheter, also mit hohem Aufwand und auch mit etwas Risiko für den Patienten möglich. Für die routinemäßige Messung ist ein solches Vorgehen indiskutabel. Im Rahmen der Dresdener Forschung wurden deshalb zwei spezielle Studien mit Patienten durchgeführt, bei denen aus anderen Gründen Herzkatheter zur zentralen Blutabnahme lagen. Bei diesen Patienten wurden die Abweichungen des venösen pO_2 gemessen zwischen zentral entnommenen Proben und an der Cubitalvene (Armvene) in ungestautem Zustand entnommenen Blutproben. Beide Studien (70 Probanden!) ließen erkennen, daß bei Beachtung definierter Bedingungen die *Abweichungen klein waren gegenüber den Schwankungen des venösen pO_2*

durch die in den verschiedenen Abschnitten dieses Buches beschriebenen Einflüsse (O_2-Mehrschritt-Prozesse, stressorische Einflüsse, Schwankungen im 24-Stunden-Zyklus usw.). Für Absolutbestimmungen siehe Anhang, »Regressionsgrade«. Damit war der Weg frei für die routinemäßige und hinreichend repräsentative Messung des venösen Ruhe-pO_2.

Wie jede Therapie, hat auch die Sauerstoff-Mehrschritt-Therapie Versager. Zu unterscheiden ist hier zwischen einer *Versagerquote in bezug auf Verbesserung des arteriellen Ruhe-pO_2*. Es scheint so, als ob die Versagerquote in bezug auf Verbesserung des arteriellen Ruhe-pO_2 mit etwa 15% bei unselektiertem Probandengut etwas höher liegt als die wirklich maßgebende Versagerquote in bezug auf den η-Wert.

Die Feststellung eines ausbleibenden Effektes sollte indessen nicht durch Verabsolutierung der Richtwerte geschehen. Wie bereits unterstrichen, ist das Ziel einer wie auch immer gearteten Therapie nicht die Änderung von Befunden, sondern die Beeinflussung des Befindens. Unter diesem Gesichtspunkt »Versager« zu definieren, erfordert eine weitaus umfassendere Beurteilung des Patientenzustandes, als es die Bewertung der O_2-Blut-Partialdrücke ist.

Abb. 27 vermittelt eine Übersicht über das Verhalten des arteriellen Ruhe-pO_2 als Funktion der Gesamtstundenzahl unseres Prozesses. Aus den eingetragenen Meßreihen ist zu erkennen, daß die *eintretende Verbesserung am größten bei Probanden der Altersgruppe 70 bis 75 Jahre* und am geringsten bei der Altersgruppe 30 bis 35 Jahre ist. Deshalb ist es unzweckmäßig, die Anhebung des arteriellen pO_2 durch Prozesse an jungen Probanden zu überprüfen (wie leider geschehen).

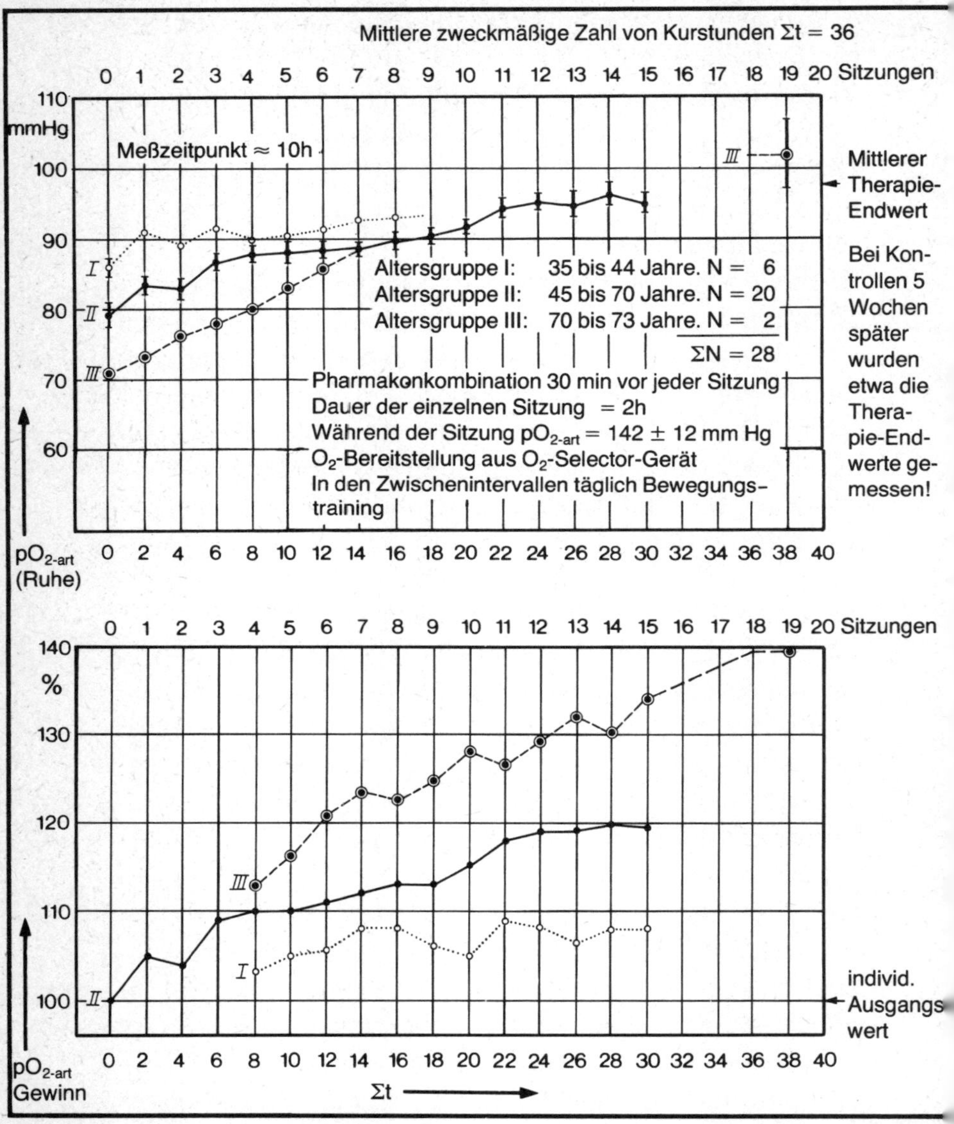

Abb. 27: Verhalten des arteriellen Ruhe-pO_2 als Funktion der Gesamtstundenzahl Σt der O_2-Mehrschritt-Therapie-Behandlung bei Patienten verschiedener Altersgruppen. Patientenzahl N = 28. Mittelwerte ± Standardabweichung. Messungen H.G. Lippmann. Spezielle Versuchsreihe zur Erkundung der zweckmäßigen Zahl von Kurstunden.

Das Ergebnis einer weiteren Untersuchung zur Anhebung des arteriellen pO_2 durch den 36-Stunden-Prozeß bringt Abb. 28. Diese Studie brachte den ersten statistischen Beweis für die Wochen bis Monate anhaltende Verbesserung der Ruhe-pO_2-Werte. Das Ergebnis einer weiteren speziellen Untersuchung zu dieser Frage ist in

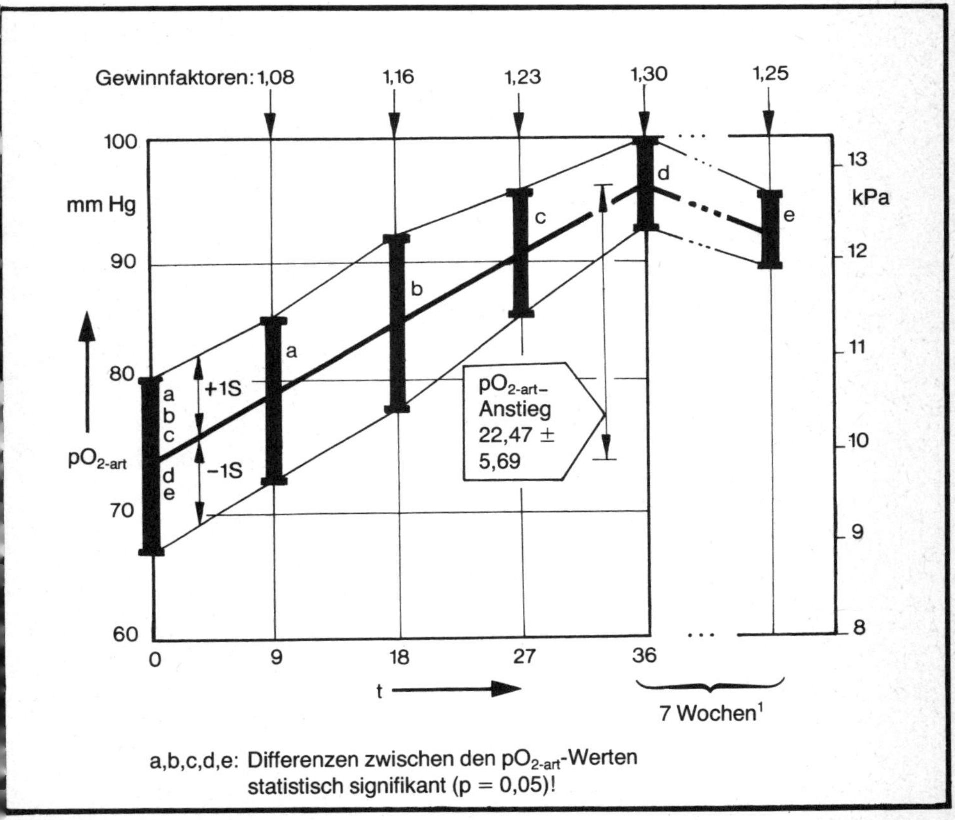

Abb. 28: Wirkung des O_2-Mehrschritt-Regenerationsprozesses auf den arteriellen Ruhe-pO_2 bei 30 Patienten im Alter 65 ± 9,25 Jahren mit etwa normalem Blutdruck.
Patientengut: Nicht spezialisierte Kureinrichtungen

[1] Etwa gleiche Werte auch nach 7 Monaten

Abb. 29 mit ausführlichem Kommentar wiedergegeben. Aus den in dieser Darstellung zusammengefaßten Befunden ist abzuleiten, daß die *Verbesserung des O_2-Status durch Auslösung des Schaltmechanismus der Mikrozirkulation mit Hilfe des besprochenen O_2-Mehrschritt-Prozesses für Wochen, Monate bis Jahre anhält,* sofern der Proband zu einer kraftvollen Lebensweise mit täglichem Bewegungstraining oder mehrmaligen Sportausübungen pro Woche übergeht. Die *Notwendigkeit einer Prozeßwiederholung* ist aus Wiederabsenkung des arteriellen Ruhe-pO_2 auf den vortherapeutischen Wert zu erkennen. Diese Notwendigkeit ergibt sich meist erst dann, wenn starke stressorische Einflüsse, z. B. länger andauernde Bewegungsarmut, Infektionen usw., aufgetreten waren.

Eine sehr einfach zu ermittelnde Meßgröße, die zum Beispiel bei Fähigkeitsprüfungen zur Führung von Fahrzeugen, Flugzeugen usw. auch praktische Bedeutung hat, ist die *optische Reaktionszeit.* Auf Anregung von *Bernd Fischer* (Nordrach-Klausenbach) untersuchten wir die Änderung der optischen Reaktionszeit durch die Sauerstoff-Mehrschritt-Therapie. Vor allem interessierte den Verfasser, ob durch die eintretende starke Verbesserung des O_2-Status (siehe Abschnitt 11) eine Abkürzung der Reaktionszeit eintritt und wie groß diese Abkürzung unter normalen und speziellen Bedingungen ist. Untersucht wurde diese Frage an 20 Probanden, deren Alter im Mittel bei etwa 60 Jahren lag. Es ergab sich *statistisch signifikant eine Abkürzung der optischen Reaktionszeit um −14%.* Die stärkste Abkürzung wurde bei einem 68jährigen Probanden mit cerebro-vasculärer Insuffizienz von 515 (vor der Therapie) auf 309 Millisekunden (nach der Therapie) beobachtet. Hier ergab sich

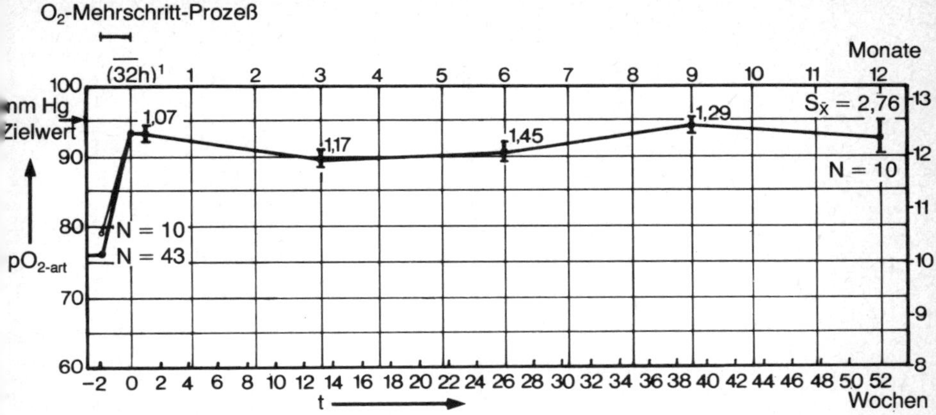

Die Erhöhung des $pO_{2\text{-art}}$ hält um so besser an, je exakter der Proband die Vorschrift einer Fortsetzung des täglichen Bewegungstrainings befolgt. Die Notwendigkeit einer Therapie-Wiederholung ergibt sich meist erst dann, wenn durch einen starken stressorischen Einfluß (z. B. Grippe, Operation) der $pO_{2\text{-art}}$ auf etwa den vortherapeutischen Wert wieder abgesenkt wird.

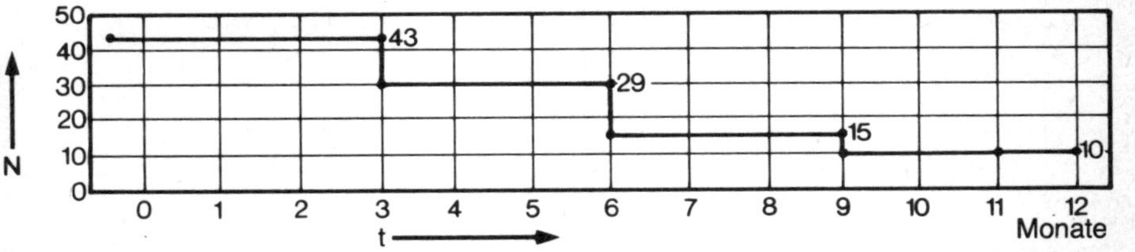

Immer weniger Probanden folgen der Aufforderung, den Meßplatz zur Wiedermessung ihres arteriellen pO_2 aufzusuchen.

bb. 29: Messungen an N = 43 bis 10 Probanden (mittleres Alter 65,3 bis 62,6 Jahre) zur anhalnden starken Erhöhung des arteriellen pO_2 durch den 36h-18 Tage-O_2-Mehrschritt-Prozeß.
rhöhung anhaltend auch noch 3 bzw. 6 bzw. 9 bzw. 12 Monate nach Ende des O_2-Mehrschritt-rozesses!
robanden ohne ausgeprägte chronische unspezifische Lungenerkrankungen.
$_{\bar{x}}$≙ Standardabweichung. Differenzen zwischen den $pO_{2\text{-art}}$-Werten statistisch signifikant = 0,01).
essungen Forschungsinstitut M. v. Ardenne, Bereich Klinische Forschung Prof. Dr. med. ppmann 1979/1980.

Mittlere Dauer des funktionellen Regenerationsprozesses etwas kürzer als die vorgeschriebene Dauer von 36h!

also eine Abkürzung der optischen Reaktionszeit um −40%. – In Fällen, bei denen vor der Therapie eine ausgeprägte Müdigkeit bestand, wurden noch höhere Werte für die Abkürzung beobachtet.

Aufgrund der Ergebnisse dieser Erkundungsstudie ist eine Doppelblindstudie eingeleitet worden. Diese Weiterführung soll erfolgen, weil wir glauben, daß auf dem angegebenen neuen Wege Hilfe gegeben werden kann für:

1. ältere Führerscheininhaber, die sich der Grenze ihrer »Fahrtüchtigkeit« nähern
2. leicht ermüdbare oder mit langen Fahrten beanspruchte Autolenker
3. Rennfahrer
4. kreislauflabile Autolenker.

Diese Auffassung ist naheliegend, weil zum Beispiel der sich ständig wiederholende *Elementarvorgang beim Lenken eines Autos* darin besteht, daß die visuelle Wahrnehmung der jeweiligen Straßen- und Verkehrssituation verzögert durch die *»optische Reaktionszeit«* sinnvolle Steuerreaktionen (Lenkvorgänge, Brems- und Beschleunigungsvorgänge usw.) auslöst. Je kürzer die individuelle momentan bestehende optische Reaktionszeit ist, desto besser ist der Autolenker fähig, kritische Verkehrssituationen und Unfälle zu vermeiden oder bei sich entwickelnden Unfällen die Gefährdung von Menschenleben sowie materielle Schäden zu minimieren.

4.6.1. Programmierung des 36 h-18 Tage-O_2-Mehrschritt-Therapie-Prozesses mit kardiopulmonalem Minimaltraining zur funktionellen Herzregeneration (Variante GK 4-II)

Die *Programmierung des 36 h-18 Tage-O_2-Mehrschritt-Therapie-Prozesses mit kardio-pulmonalem Minimaltraining zur Herzregeneration* (Kurzbezeichnung GK 4-II) ergibt sich aus der schon oben unter 4.5.1. gebrachten Tabelle Abb. 19. Genauere Angaben zur *Programmierung der Einzelsitzung* dieses Prozesses sind in Abb. 30 zusammengefaßt. Gegenüber dem in Abschnitt 4.5.1.

Schritte	Timing
1. *Standard O_2MT:* Gabe 30 mg Vitamin B1, 75 mg Dipyridamol, 100 mg Magnes. orotat (1 Tabl. Oxygenabund®) [1 Kapsel Strodival spez.®] O_2-Inhalation über Maskenapplikator mit O_2-Zufuhr:	5 l O_2 min^{-1}
2. *18 Sitzungen-Training* (meist unter O_2-Inhalation) Gabe 20 mg perlingual 2mal Orziprenalin (Alupent®) Zusätzlicher Trainingsbeitrag durch kardio-pulmonales Minimaltraining mit Pulserhöhung auf 110 bis 130 min^{-1} (Alter 75 bis 55 Jahre) z. B. 10 min Fahrradergometer 70 bis 120 W ohne O_2?	D_1 D_2 Erhöhung HZV oder Q_{O_2} entsprechen einer Belastung mit etwa 30 W (pharmakologischer Trainingsbeitrag. Bis t = 105 min unter O_2) 2 × 5 min Training Puls 110 bis 130 min^{-1} (70 bis 120 W zusätzlich)²

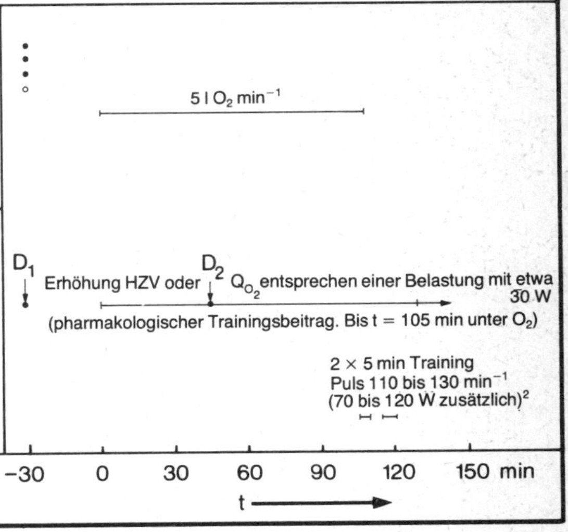

Abb. 30: *Programmierung der Einzelsitzung des 36h-18 Tage-O_2-Mehrschritt-Prozesses mit Steuerung des Herzzeitvolumens* (HZV)[1] durch Gabe eines Sympathikomimetikums zu jeder Sitzung sowie am Ende möglichst Bewegungstraining ohne O_2-Inhalation 10 min mit Pulserhöhung bis zum aerob-anaeroben Grenzbereich

Beitrag zur funktionellen Regeneration des Altersherzens
Infolge der noch bestehenden Alupent®-Wirkung liegen diese Zahlen um ~30 W niedriger als sonst zur angestrebten Pulserhöhung notwendig.

besprochenen einfachen 36 h-Prozeß sind hier Zusatzschritte hinzugefügt worden, die sowohl der *Erhöhung der Herzleistung während des Prozesses* als auch dem *kardio-pulmonalen Minimaltraining nach Sitzungsende* zur funktionellen Herzregeneration dienen.
Die perlinguale Gabe von *g-Strophanthin* durch Verteilung des Inhaltes einer Kapsel Strodival spezial® auf die vorher abgetrocknete Zunge hat den Zweck, die Übernahme der im Programm vorgesehenen Herzbelastung (Alupent® und körperliche Belastung) zu erleichtern.
Dosierung und Zeitfolge der *Alupentgaben* ergeben sich aus den oben gebrachten und kommentierten Messungen Abb. 16 und 17. Durch die Alupentgabe (Kontraindikationen beachten, fakultativ) wird während der Sitzung das Herzzeitvolumen und damit das Blutangebot an die Peripherie so gesteigert wie bei einer körperlichen Belastung von etwa 30 W. Diese pharmakologische Erhöhung der Pumpleistung des Herzens HZV ist von großer methodischer Bedeutung, um die Voraussetzungen zur Verbesserung der peripheren Durchblutung und damit die Therapie-Effizienz bei bewegungsunfähigen oder bewegungsbehinderten Patienten zu steigern.
Die O_2-Inhalation über den Maskenapplikator läuft bei der 120-min-Sitzung nur bis zur 105. Minute. Danach beginnt, abgeleitet aus der Sportmedizin und ohne O_2-Gabe, ein *Bewegungstraining von 10 min Gesamtdauer, welches den Puls bis zum aerob-anaeroben Grenzbereich erhöht.*
Bei Anwendung des Alupent® liegen die Wattleistungen für dieses kario-pulmonale Herztraining um ca. 30 W niedriger, als es sonst zur angestrebten Pulserhöhung nach der Hollmannschen Regel auf $f = 180 - \text{Lebensalter}$ (pro Minute) notwendig wäre.

4.6.2. Durchführung des Prozesses

Zur *Durchführung des Prozesses* ist im wesentlichen die gleiche Einrichtung notwendig, welche schon im Abschnitt 4.5.2. beschrieben wurde. Um für den Patienten zusätzlichen Zeitaufwand zu vermeiden, wurde das schon besprochene Herztraining von 10 min Dauer ohne O_2-Fluß am Sitzungsende eingebaut. Daß das angegebene kardio-pulmonale Minimaltraining gerade ausreicht für eine funktionelle Herzregeneration, ergibt sich aus der neueren sportmedizinischen Literatur (W. HOLLMANN). Die körperliche Belastung, welche zur Pulserhöhung nach der Hollmannschen Regel führt, kann beispielsweise durch einen Heimtrainer oder durch Handgeräte oder auch z. B. durch Auf- und Absteigen an der in Abb. 31 fotografierten *Stufensteigeinheit mit direkt zeigendem elektronischem Pulsmesser* herbeigeführt werden.
Die Einfügung des kardio-pulmonalen Herztrainings in die Einzelsitzungen des 36-Stunden-Prozesses hat Vorteile wegen der besseren Kontrollierbarkeit des Patienten (Erkennung von Überlastung und Einsparung von Zeit). Bei Verzicht auf diese Vorteile kann das Herztraining auch unabhängig von den Sitzungen täglich während der Therapie von 18 Tagen Dauer (evtl. noch unter Hinzufügung einiger weiterer Tage) durchgeführt werden. Für Zentren, die in bergigem Gelände liegen, kann das Herztraining z. B. in folgender Weise zur Durchführung kommen: Dem Patienten wird ein Exemplar des elektronischen Puls-Time-Meter übergeben und ihm dann aufgetragen, für 10 bis 15 min einen möglichst gleichmäßig aufsteigenden Weg so schnell zu gehen, daß die digital angezeigte Pulsfrequenz gerade den Wert $f = 180 - \text{Lebensalter}$ (pro Minute) erreicht.

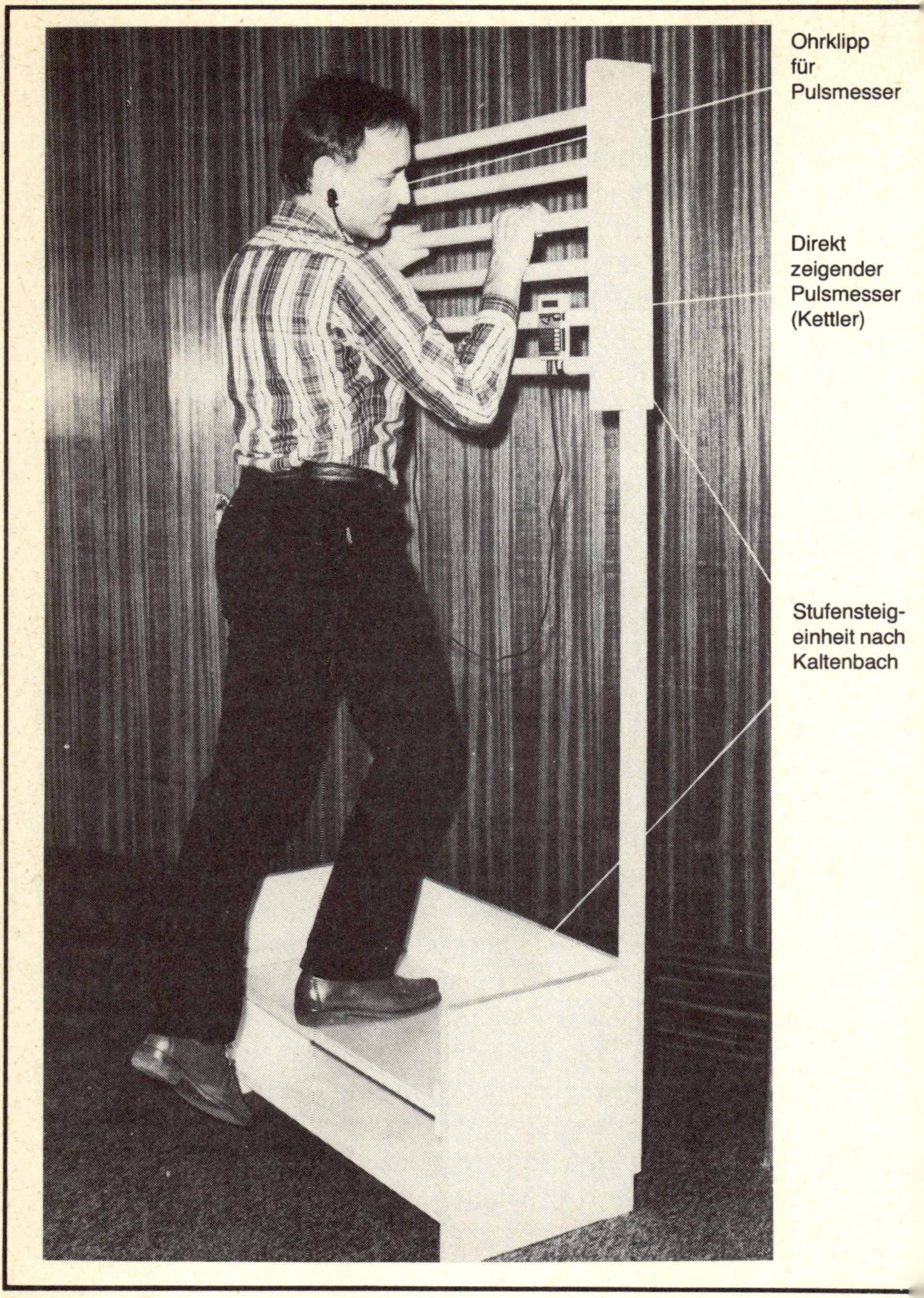

Abb. 31: *Durchführung des Trainings ohne O_2 mit dem Lebensalter angepaßter Pulsfrequenz* (mögl. 10÷15 min täglich) an der Stufensteigeinheit. Steigfrequenz wird so gewählt, daß im Pulsmesser die optimale Pulsfrequenz angezeigt wird.

4.6.3. Gemessene Wirkungen

Das *Ergebnis von Pilotversuchen* zum Nachweis einer Erhöhung von Leistungsvermögen und Leistungsreserven des Alterherzens durch Behandlung nach Abb. 19 und 30 ist in Abb. 32 zusammengestellt. Alle Messungen wurden im Interesse guter Reproduzierbarkeit um 15 Uhr in dem breiten Tagesminimum der Leistungsbereitschaft des menschlichen Organismus vorgenommen. Aus den spirometrischen Messungen der O_2-Aufnahme Abb. 32 A läßt sich die Größe der Beiträge zur Erhöhung der O_2-Aufnahme bei verschiedenen Bedingungen erkennen (Fälle unbehandelter und O_2 MT-vorbehandelter Probanden, O_2 M-Prozesse ohne und mit in die Programmierung eingefügtem kardio-pulmonalem Minimaltraining). Im untersuchten Fall ergab sich für etwa 77jährige Probanden durch O_2MT allein eine anhaltende Erhöhung der O_2-Aufnahme auf 172% und *durch O_2MT mit Programmierung II nach Abb. 19 und 30 eine Erhöhung der O_2-Aufnahme auf 227%!* – Die arterio-venöse O_2-Sättigungsdifferenz η stieg nach Abb. 32 B durch O_2MT allein auf 158% und durch O_2MT mit Programmierung II auf 187%. – Die durch die beiden O_2MT-Varianten erzielten *Verbesserungen zentraler Kreislaufgrößen (Pulsfrequenz, Herzschlagvolumen und Herzzeitvolumen)* sind aus den Darstellungen Abb. 32 C, D und E zu entnehmen. In einem ähnlich gelagerten Fall resultierte nach O_2MT mit Programmierung II und Alupent®-gestütztem 2 x 5 min-Training ein Ruhe-O_2 = 0,68 min^{-1} und damit eine *Erhöhung der Ruhe-O_2-Aufnahme auf etwa 300%!*

Gegen Ende der 36 h-18 Tage-Behandlung zeigen die (O_2MT II + Trainings-)Kurven in Abb. 32 A, B, D, E

A
O_2-Aufnahme Q_{O_2} in Ruhe, 15^{00}h (spirometrisch gemessene Größe)

Mit HZV-Steigerung durch 2 × 20 mg Alupent®
je Sitzung zu den Zeiten t = −30 und 75 min
(äquiv. 30 W) und zusätzlich 90 W ÷ 2 × 5 min Training ohne O_2

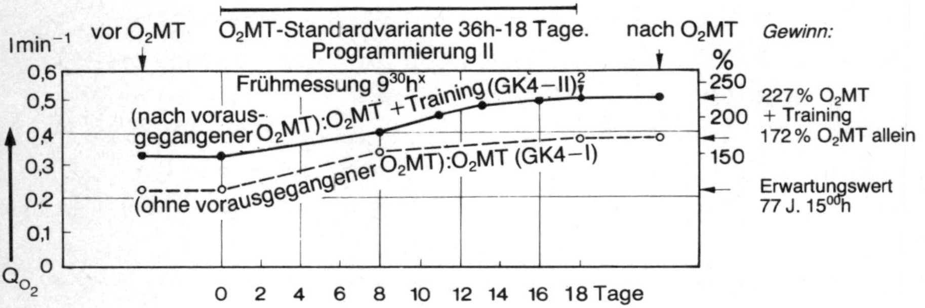

B
O_2-Sättigungsdifferenz η in Ruhe, 15^{00} h (aus a.v. pO_2-Werten gemessene Größe)

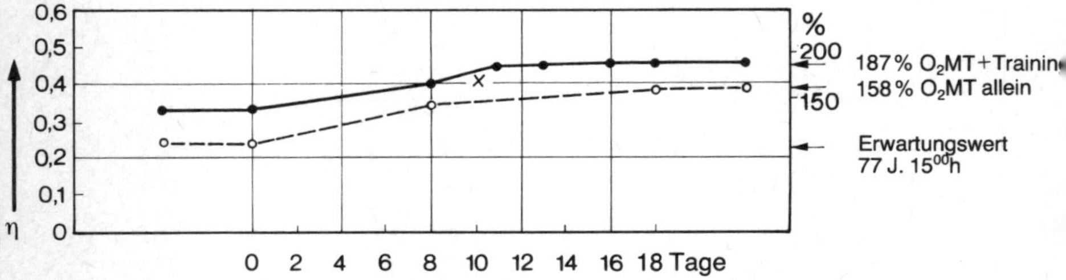

C
Pulsfrequenz f in Ruhe, 15^{00}h (gemessene Größe)

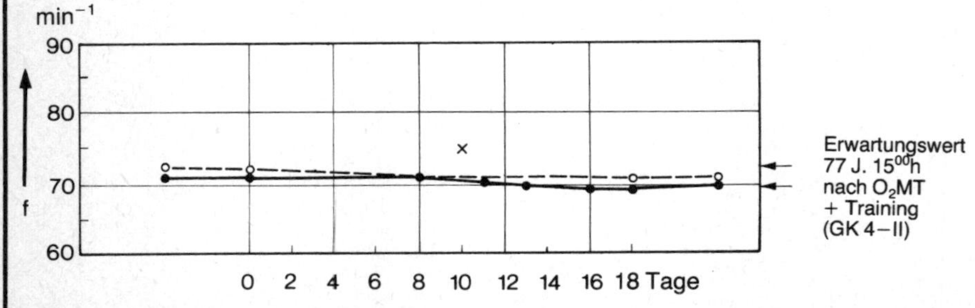

D

Herzschlagvolumen SV in Ruhe, 15^{00}h (abgeleitete Größe)

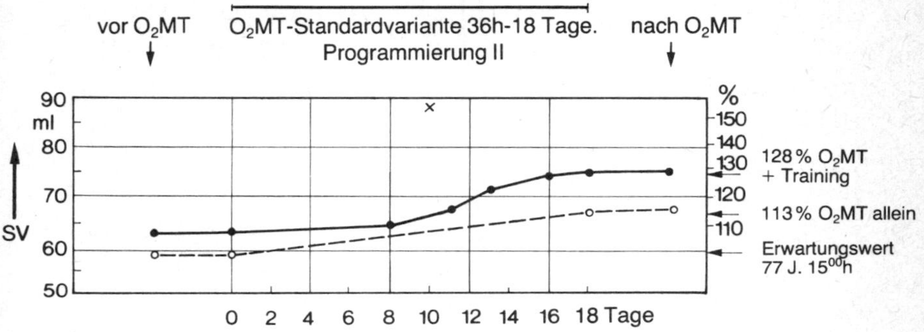

E

Herzzeitvolumen HZV in Ruhe, 15^{00}h (abgeleitete Größe)

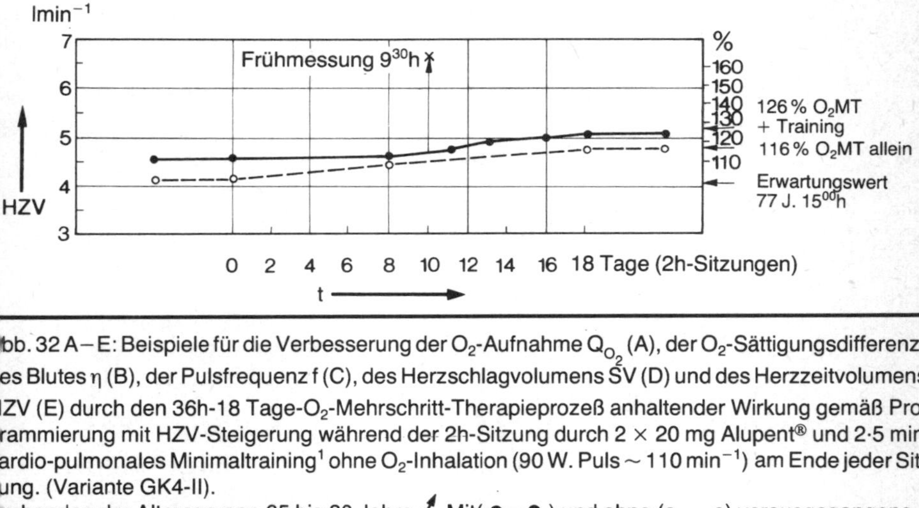

bb. 32 A–E: Beispiele für die Verbesserung der O_2-Aufnahme Q_{O_2} (A), der O_2-Sättigungsdifferenz es Blutes η (B), der Pulsfrequenz f (C), des Herzschlagvolumens SV (D) und des Herzzeitvolumens IZV (E) durch den 36h-18 Tage-O_2-Mehrschritt-Therapieprozeß anhaltender Wirkung gemäß Programmierung mit HZV-Steigerung während der 2h-Sitzung durch 2 × 20 mg Alupent® und 2·5 min ardio-pulmonales Minimaltraining[1] ohne O_2-Inhalation (90 W. Puls ~ 110 min^{-1}) am Ende jeder Sitzung. (Variante GK4-II).
robanden der Altersgruppe 65 bis 80 Jahre ♂. Mit(●—●) und ohne (o– –o) vorausgegangene $_2$MT-Behandlung und Training.

Minimaltraining angepaßt an Alter und Kondition des Probanden (z. B. auf Fahrradergometer)
Maximale O_2-Aufnahme Q_{O_2}-max = 2,2 l min. 77 J. ♂. Nach O_2MTII + Training. Belastung 90 + 30 = 120 W. Puls 115 min^{-1}

den Übergang des Arbeitspunktes in einen Kurvenbereich mit Sättigungscharakter an. Hieraus ist zu schließen, daß es durch die gewählte kombinierte Art und Dosierung des kardio-pulmonalen Minimaltrainings (O_2, Alupent ®, körperliche Belastung ohne O_2) gelungen ist, den angestrebten *Trainingseffekt am Herzen ohne zusätzlichen Zeitaufwand im Rahmen des 36 h-18 Tage-Standard-Prozesses zu erzielen.*

Zusammenfassend ist festzustellen, daß *etwa die Hälfte des Beitrages* für die anhaltende Steigerung der O_2-Aufnahme von der stärkeren Vergrößerung der arterio-venösen Sättigungsdifferenz η durch den entdeckten zellulären *Gefäßwand-Schaltmechanismus der Mikrozirkulation* geliefert wird. Die große Steigerung von O_2-Transport bzw. O_2-Aufnahme (O_2-Überschuß!) dürfte vor allem zu einer starken Erhöhung der Bildungsrate und damit der Konzentration der energiereichen Phosphate im Organismus führen. Das deutet sich in einer signifikanten, *bleibenden Zunahme der körperlichen* (ergometrisch gemessenen) *Leistungsfähigkeit um 17% bei gesunden und bis 46% bei geschwächten Personen* an (noch ohne Training).

Es bedarf keiner Begründung, daß von einer anhaltenden Steigerung der O_2-Aufnahme des Organismus auf 200 bis 250% des vorprozessualen Wertes tiefgreifende präventive, prophylaktische und therapeutische Wirkungen ausgehen. Verschiedene dieser Wirkungen sind in den letzten Jahren nach O_2MT-Behandlungen aus Messungen (z. B. EKG-Verbesserungen, RR-Verbesserungen usw.), aus dem Verschwinden von Krankheitssymptomen (z. B. bei Angina pectoris, bei peripheren Durchblutungsstörungen, bei Kreislaufstörungen usw.) und aus subjektiven Aussagen der Patienten (z. B. Visus-Verbesserungen usw.) deutlich in Erscheinung getreten und werden in den oben erwähnten fast 300 O_2MT-Zentren praktisch genutzt. Das weitere umfassende und gründliche Studium dieser Wirkungen in den verschiedenen Bereichen und Organen des menschlichen Körpers[1] ist eine aktuelle Aufgabe der nächsten Jahre, an deren Bearbeitung sich viele Kliniker und Mediziner aus dem Bereich der Universitäten forschend beteiligen sollten. Wir glauben, daß hier ein Feld erschlossen wurde, wo es sich lohnt zu suchen.

4.7.1. Programmierung der Intensivvariante des 36 h-18 Tage-O_2-Mehrschritt-Therapie-Prozesses (Variante GK 4-III)

Die *Programmierung der Intensivvariante des 36 h-18 Tage-O_2-Mehrschritt-Therapie-Prozesses* ist in der Tabelle Abb. 33 angegeben. Hauptbestandteil des Programms bildet die im Abschnitt 4.6.1. besprochene O_2MT-Variante mit kardio-pulmonalem Minimaltraining zur funktionellen Herzregeneration, Zusatzbestandteil des Programms bilden fünf UVB-HOT*-Behandlungen, welche am 1., 3., 5., 15. und 17. Sitzungstag vorgesehen sind.
Die Ausführung zur Programmierung und Durchführung der Prozeßvarianten GK 4-I und GK 4-II haben daher zum großen Teil auch für die hier besprochene Intensivvariante Gültigkeit.

---

[1] Z. B. ist die Steigerung des Grundumsatzes kleiner als die eintretende Steigerung der Ruhe-O_2-Aufnahme. Das Gleiche gilt für das Verhältnis dieser Größen in Jugend und Alter.

PROGRAMMIERUNG DER INTENSIVVARIANTE DES 36h-18TAGE-O_2-MEHRSCHRITT-THERAPIEPROZESSES ANHALTENDER WIRKUNG MIT HZV-STEIGERUNG UND 5 UVB-HOT*-BEHANDLUNGEN (VARIANTE GK4 - III)

MIT JE NACH KONDITION UND ALTER ZUSÄTZLICHEM BEITRAG ZUR FUNKTIONELLEN HERZREGENERATION DURCH OHNE O_2-INHALATION AM ENDE JEDER SITZUNG ANSCHLIESSENDES KARDIO-PULMONALES 10 min-MINIMALTRAINING MIT PULSERHÖHUNG BIS ZUM AEROB-ANAEROBEN GRENZBEREICH.
WÄHREND DER SITZUNG MIT 20 min ZEITABSTAND FÜR 1 BIS 2 min KÖRPERLICHE BELASTUNG MIT HANDGERÄT ZUR PULSERHÖHUNG AUF ÜBER 90 PRO MINUTE (FAKULTATIV).

SITZUNG (TAGESEINHEIT)

1. SCHRITT	2. SCHRITT	3. SCHRITT UVB-HOT* (5 MAL)[8]	OBLIGATORISCHE ERGÄNZUNG
30 min vor Beginn jeder Sitzung Gabe[1] von 1 Tablette **Oxygenabund**® (30 mg Vitamin B_1, 75 mg Dipyridamol, 100 mg Magnesium-orotat) (20 mg Alupent + 20 mg[2])	Für die Dauer jeder Sitzung (2h) minus 10 min **Inhalation von O_2** mittels Maskenapplikator aus Kunststoff (Zufuhr von 5 l O_2/min)[2]	Sicherung **Guter Durchblutung**[3] durch Sympathikomimetikum. Am Ende der Sitzung möglichst 10 min (2 × 5 min) Fahrradergometer 70 bis 120 Watt[4]	In den Intervallen **zwischen** den Sitzungen und nach Prozeßende **Bewegungstraining und kraftvolle Lebensweise** (Steigerung HZV Regeneration des Altersherzens)

IMMEDIATMESSUNG MESSUNG DES AUSGANGSWERTES[5] VOR DER THERAPIE **ZUR DIAGNOSE** UND MESSUNG NACH 20 min O_2-FLUSS[5] UNTER INHALATION[2] **ZUR PROGNOSE** DES THERAPIEPROZESSES[6]

Tag	1. Schritt	2. Schritt	HOT	3. Schritt		Ergänzung
1. TAG	⏀	O_2	HOT*	♥	AM ENDE 10 min - 70 BIS 120 W OHNE O_2!	•
2. TAG	⏀	O_2		♥	WIE 1. TAG	•
3. TAG	⏀	O_2	HOT*	♥	WIE 1. TAG	•
4. TAG	⏀	O_2		♥	WIE 1. TAG	•
5. TAG	⏀	O_2	HOT*	♥	WIE 1. TAG	
(VERLAUFSMESSUNG)	EINMALIGE MESSUNG IN DER **MITTE** DES THERAPIEPROZESSES **ZWISCHEN** ZWEI SITZUNGEN (OHNE INHALATION) ZUR ERKENNUNG VON APPLIKATIONSFEHLERN UND AKUTEN STRESSORISCHEN EINFLÜSSEN					•
15. TAG	⏀	O_2	HOT*	♥	WIE 1. TAG	•
16. TAG	⏀	O_2		♥	WIE 1. TAG	•
17. TAG	⏀	O_2	HOT*	♥	WIE 1. TAG	•
18. TAG	⏀	O_2		♥	WIE 1. TAG	

Vom 8. bis 28. Tag Gabe von 3 Dragees Trental® 400 zur Verbesserung der Fließeigenschaften des Blutes (fakultativ). Evtl. ferner Blutverdünnung.

PERMANENTE FORTSETZUNG[7] **KRAFTVOLLE LEBENSWEISE!**

KURERFOLGSMESSUNG[5] MESSUNG NACH **BEENDIGUNG** DES THERAPIEPROZESSES UND DES TRAININGS
KONTROLLMESSUNGEN[5] NACH MONATEN BIS JAHREN ZUR BEURTEILUNG, OB EINE **PROZESSWIEDERHOLUNG** NOTWENDIG IST[8] (WIEDERHOLUNG NACH STARKEN STRESSORISCHEN EINFLÜSSEN, INFEKTEN usw.)

Abb. 33

4.7.2. Durchführung des Prozesses

Zur *Durchführung des Prozesses* ist ungefähr die gleiche Einrichtung notwendig, welche schon im Abschnitt 4.5.2. beschrieben wurde. Hinzu kommt an den angegebenen Sitzungstagen je eine Behandlung mit dem HOT* -Prozeß nach F. WEHRLI, bei dem der Armvene entnommenes Blut in einer Quarzglasküvette mit kurzwelligem Ultraviolett-Licht bestrahlt und dann wieder reinfundiert wird. Für die Durchführung der UVB-HOT*-Behandlung sind zahlreiche Gerätetypen mit Blutaufschäumung im Bestrahlungsgerät entwickelt worden. Wir benutzen das in Abb. 34 abgebildete einfache und leicht bedienbare Gerät nach S. WIESNER, welches bei unveränderter Effizienz *ohne Blutaufschäumung* auskommt und daher praktisch ohne Risiko für den Patienten arbeitet. Wie auf der Abbildung erkennbar, erfolgt die Entnahme sowie die Reinfundierung des bestrahlten Blutes an der Vena cubitalis (Armvene).
Die Durchführung des zusätzlichen UVB-HOT*-Schrittes ist dem behandelnden Arzt vorbehalten.
Das abgebildete Bestrahlungsgerät besteht aus der Bestrahlungseinheit und dem auswechselbaren Schlauch-Küvetten-System. Die *Bestrahlungseinheit* enthält einen

ıßnote zu Abb. 33

Evtl. zusätzlich 1 g Vitamin C

Orziprenalin (Alupent) 20 mg perlingual (Nr. 307)
Weitere 20 mg ebenso 75 min später
Bei schlechter Kondition Gabe erst ab 2. oder 3. Sitzung; Kontraindikationen sinnvoll beachten!

Möglichst Bestimmung des Ruhe-HZV vor und nach dem Prozeß) [Nr. 307]

nfolge der Alupent-Wirkung liegen diese Zahlen um 0 W niedriger als sonst zur angegebenen Pulserhöhung notwendig.

Messung des arteriellen Ruhe-pO_2 am Ohrläppchen nach Arterialisierung und 10 min Ruhe etwa zur gleichen Tageszeit (nüchtern, kein Kaffee, kein Tee u.ä.)!
Messung des venösen Sauerstoff-Partialdruckes an der Vena cubitalis
Spezialisiertes Gerät z.B. MO 10 Universal-pO_2-Meter des VE Kombinat Präcitronic Dresden/DDR

[6] $pO_{2\text{-art}} > 125$ mm Hg ergibt einen hohen Responder-Quotienten

[7] Tägliche Einnahme von Oxygenabund 30 min vor Bewegungstraining (bewirkt Senkung des $pO_{2\text{-ven}}$)

[8] Ohne Blutaufschäumung arbeitendes UV-Hot*-Blutbestrahlungsgerät FMR 1 nach G. Wiesner des VEK Präcitronic, 8016 Dresden/DDR

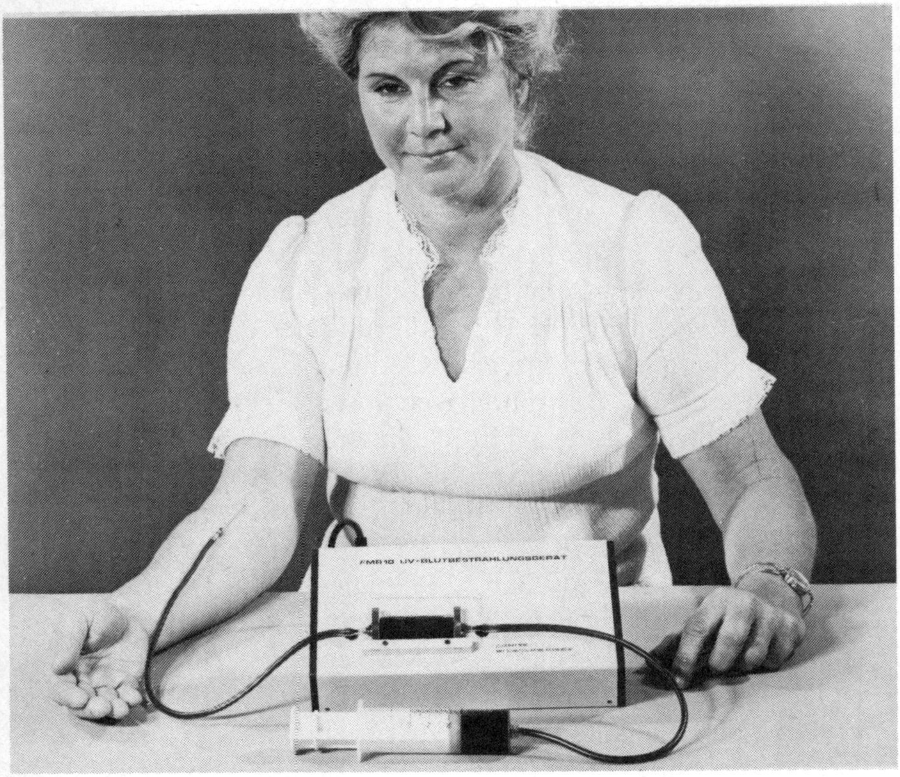

Abb. 34: Durchführung der adjuvanten HOT*-UVB-Behandlung mit dem UV-Blutbestrahlungsger FMR 10 nach S. Wiesner (VEK Präcitronic, DDR-8016 Dresden). Risikoarme Bestrahlung des Blutes ohne Blutaufschäumung. Fünf- Minuten-Reinjektionsprozeßdes Eigenblutes.

speziellen Strahler zur Erzeugung von ultraviolettem Licht mit der Wellenlänge von 254 nm. Der Strahler ist leicht zugängig und austauschbar. Das *Schlauch-Küvetten-System* besteht aus einer handgefertigten Quarzglas-Küvette mit Anschlußstutzen für den Zu- und Abgangsschlauch. Der Zugangsschlauch enthält das Anschlußstück für eine Injektionsspritze.

Der *Behandlungsablauf* ist äußerst einfach und umfaßt folgende Schritte:

1. Aufstellen und Anschluß des Gerätes FMR 10 an das Lichtnetz
2. Einlegen des sterilisierten Schlauch-Küvetten-Systems in das Gerät
3. Anschluß der Kanüle (S1) und Spritze (50 ml)
4. Aufziehen von 5 ml Natrium citricum (z. B. standardisierte Ampulle, pyrogenfrei und steril, Hersteller z. B. VEB Jenapharm) in die 50-ml-Spritze
5. Applizieren der S1-Kanüle an der gestauten Armvene und Nachziehen von 45 ml venösem Blut zur Herstellung des Blut-Citrat-Gemisches
6. Reinjektion des bestrahlten und mit Citratlösung gegen Gerinnung versetzten Blutes (Dauer ca. 2 bis 3 Minuten) über das Schlauch-Küvetten-System und die S1-Kanüle

Bei ungünstigen Verhältnissen kann die Blutentnahme auch direkt mittels S1-Kanüle in die Spritze erfolgen. Die mit Blut-Citrat-Gemisch gefüllte Spritze wird in diesem Falle an den Abgangsschlauch umgesetzt. Die Reinjektion erfolgt nach Auffüllen des Schlauch-Küvetten-Systems mit dem Blut-Citrat-Gemisch unter UV-Bestrahlung über die in der Vene verbliebene S1-Kanüle.

4.7.3. Wirkungen des Prozesses

Gemeinsam mit *S. WIESNER* wurden die *Wirkungen der UVB-HOT*-Behandlungen* isoliert und in Verbindung mit dem 36 Stunden-18 Tage-O_2-Mehrschritt-Therapie-Prozeß in bezug auf die Parameter des O_2-Status untersucht. Das Ergebnis ist in Abb. 35 zusammengefaßt. Es ist zu erkennen, daß durch die HOT*-Behand-

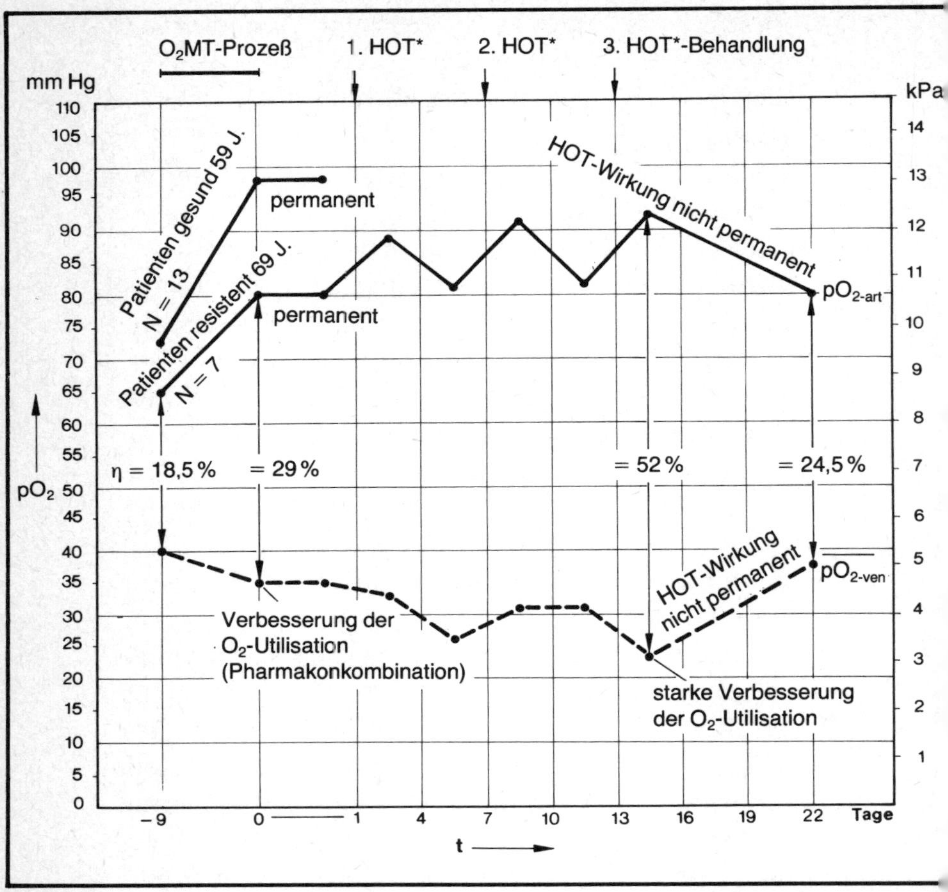

Abb. 35: Messungen zur Anhebung des arteriellen pO_2 und Senkung des venösen pO_2 durch den 36h-18 Tage-O_2-Mehrschritt-Prozeß in Kombination mit dreimaliger UVB-HOT*-Behandlung. η = Nutzung der O_2-Bindungskapazität des Blutes

lungen der arterielle Ruhe-pO_2 nur wenig angehoben wird, daß aber eine mit der Behandlungszahl wachsende *Senkung des venösen Ruhe-pO_2* eintritt. Leider scheint die den O_2-Status stark verbessernde Senkung des venösen Ruhe-pO_2 nach unseren Meßergebnissen nur auf wenige Tage beschränkt zu sein. Trotzdem ist einzuschätzen, daß die HOT*-Behandlungen den Schaltvorgang der Blutmikrozirkulation bevorzugt in Geweben mit großer O_2-Ausschöpfung des Blutes (Herz, untere Extremitäten) stark begünstigen. Wir betrachten daher die UVB-HOT*-Behandlung als Schritt zur Sicherung, Verstärkung und Intensivierung der anhaltenden Verbesserung des O_2-Status durch die O_2-Mehrschritt-Therapie. – Als weiterer adjuvanter pharmakologischer Schritt mit Verbesserung der Fließeigenschaften des Blutes ist hier die Gabe von *Pentoxifillin* (Trental ®400) zu empfehlen. Die durch diese Kombination gebildete Intensivvariante sollte aus Sicht der bisherigen Befunde zum *Einsatz* kommen, z. B. bei der Bekämpfung von schwerer Angina pectoris, von Durchblutungsstörungen an den unteren Extremitäten, bei Bemühungen, dort Amputationen zu vermeiden, zur Beschleunigung von Wundheilungen, bei Bemühungen um die Rehabilitation von Pflegefällen sowie bei therapeutischen Einsätzen der Sauerstoff-Mehrschritt-Immunstimulation. – Über gute Ergebnisse an etwa hundert Fällen mit Kombination der Intensivvariante und der *petechialen Saugmassage* bei der *lokalen Intensivierung der Blutmikrozirkulation in Hautbereichen mit O_2-Mangel* (Abb. 49!) und bei der Bekämpfung von kapillären Permeabilitätsstörungen wurde kürzlich von *H. ZÖBELEIN* berichtet.

4.8.1. Programmierung des Prozesses der 36 h-18 Tage-O_2-Mehrschritt-Immunstimulation (Variante GK 4-IV)

Das Gelingen einer langzeitigen, kräftigen und methodisch einfachen Stimulierung der körpereigenen Abwehr ist von großer Bedeutung für die Lösung mehrerer zentraler Probleme des Gesundheitswesens unserer Zeit. Diese Einschätzung gilt besonders für die Präventivmedizin mit dem Ziel, das *Krankwerden zu verhindern,* für die Gerontologie mit dem Ziel, die *Anfälligkeit gegen die im hohen Alter sich immer gefährlicher auswirkenden Krankheiten herabzusetzen,* und für die Onkologie mit dem Ziel der Einführung einer *allgemeinen Krebs-Prophylaxe* sowie einer *Metastasierungs-Prophylaxe.* In der Erkenntnis, daß alle immunologischen Prozesse grundsätzlich energiefordernde Prozesse darstellen, haben wir uns in Dresden seit mehr als einem Jahrzehnt darum bemüht, Maßnahmen zur Anhebung des Immun-Status mit Maßnahmen zur Anhebung des energetischen Status, d. h. zur Verbesserung des O_2-Status zu kombinieren. Dieser Leitgedanke führte schließlich zur Konzeption moderner Varianten der *O_2-Mehrschritt-Immunstimulation.*

Die Einsatzmöglichkeiten von Prozessen dieser Art im Gesundheitswesen hängen entscheidend davon ab, wie weit es gelingt, sie zu vereinfachen. Das gilt besonders für die Applikationsart der immunmodulierenden Substanz. Die Anwendung in größerer Breite wird nur dann möglich sein, wenn die immunmodulierende Substanz *bei oraler Gabe voll wirksam* ist.

Der Einsatz von effizienten Immunmodulatoren ist deswegen von großer Bedeutung, weil die Konzentration der Thymusfaktoren im Blut, welche im menschlichen Organismus als natürliche Immunmodulatoren wirken, etwa vom 40. Lebensjahr ab, wie die Meßreihe Abb. 36 zeigt, kritisch abnimmt (Abnahme der Thymusdrüsen-Größe und -Leistung). Es ist daher naheliegend, diese Abnahme durch *Gabe von Thymuspräparaten* auszugleichen oder sogar zu überkompensieren. Im Handel sind

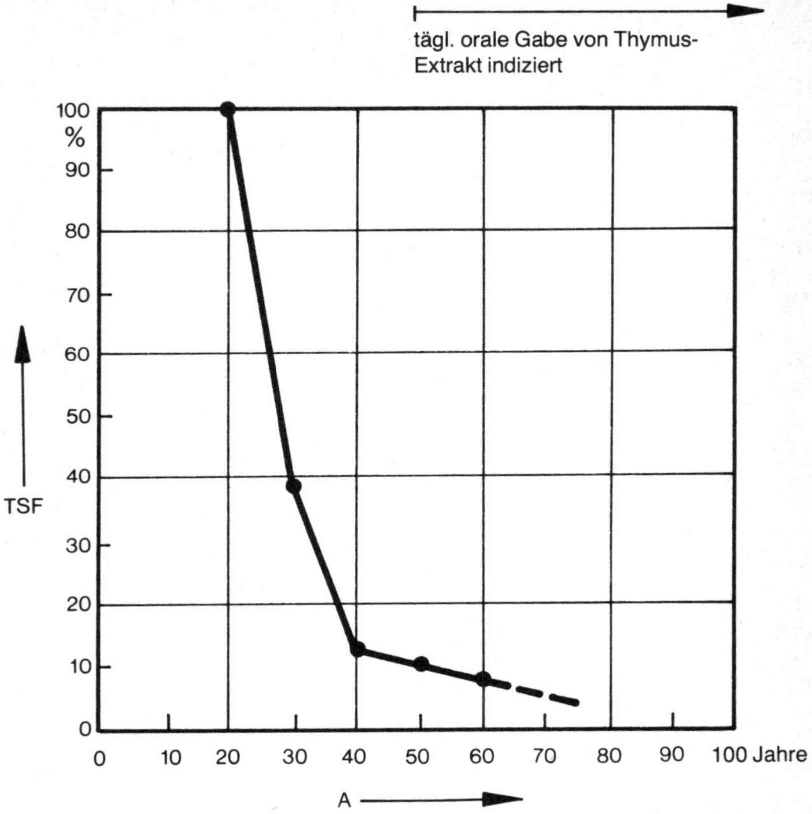

Abb. 36: Thymus-Serum-Faktor TSF in Abhängigkeit vom Lebensalter A nach Astaldi 1975

eine große Zahl von Thymuspräparaten für i. m- oder i. v.-Applikation, aber auch für orale Gabe. Als Kontrolle für die gute Wirkung oral applizierter Thymus-Dragees wurden Versuche an Ratten durchgeführt über den Anstieg der Zahl Leukozyten (Zellen der unspezifischen körpereigenen Abwehr) im zirkulierenden Blut nach einmaliger oraler Gabe bzw. i. m.-Injektion des

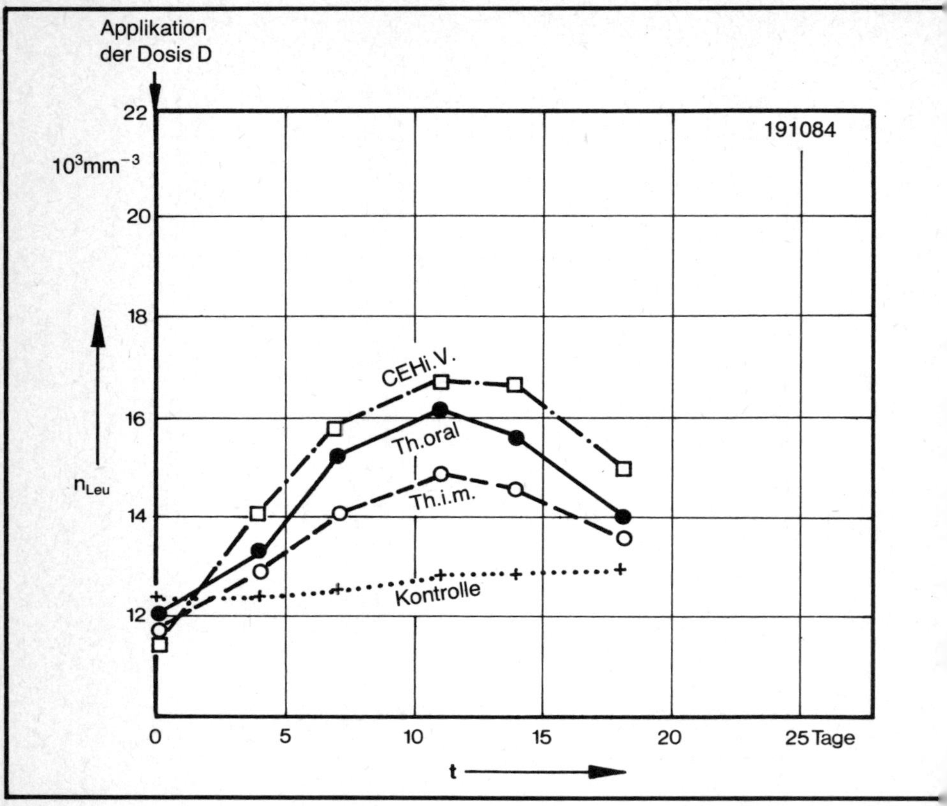

Abb. 37: Anstieg der Zahl Leukozyten n_{Leu} im zirkulierenden Blut nach Reizung des Abwehrsystems durch einmalige Applikation folgender Thymus-Extrakt-Dosen:
oral: 1/50 Dragee 200 g^{-1} ≙ 24 $mgkg^{-1}$; i.m.: 1/10 Ampulle 200 g^{-1} ≙ 3,25 $mgkg^{-1}$
Ergebnis: Orale Gabe und i.m.-Injektion etwa gleichwertig.
45 Wistar-Ratten, ♂, Körpermasse ≈ 180 g
Thymus-Extrakt Fa. Dr. K. Mulli KG, D-7844 Neuenburg
orale Gabe: aus Thymus-Mulli-Dragee; i.m.-Injektion: ISTP-Ampullen

Thymus-Extraktes. Das Ergebnis ist in Abb. 37 zusammengefaßt; es bestätigt, daß auch durch orale Gabe eine bedeutende Steigerung der Leukozytenzahl in der Zeit bis zwei Wochen nach dem Applikationszeitpunkt eintritt. Als chemisch definierte Vergleichssubstanz ist in

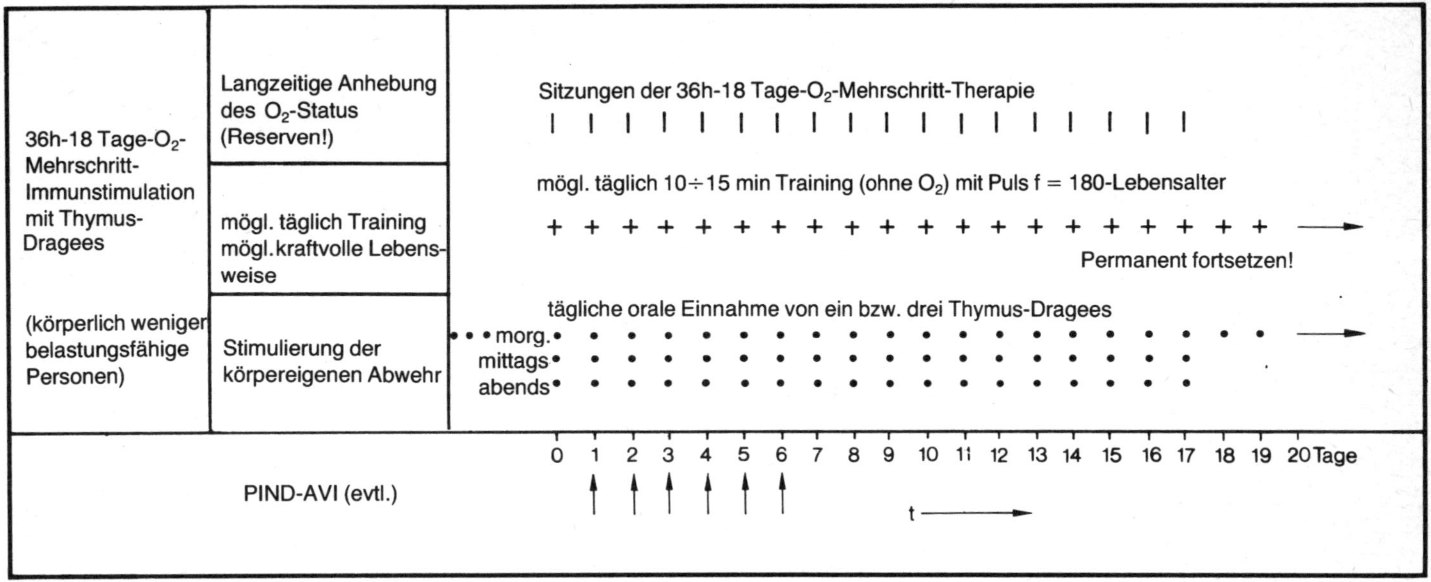

Abb. 38: Programmierung des Prozesses der 36h-18 Tage-O_2-Mehrschritt-Immunstimulation (Variante GK 4–IV)
Nach bisherigen Ergebnissen scheint dieser Mehrschritt-Prozeß folgende Wirkungen zu haben: Senkung der Anfälligkeit gegen Krankheiten. Bedeutende Senkung der Gefährlichkeit von Krankheiten und Krisen in hohem Lebensalter. Steigerung der Lebensqualität und Kräfte. Prophylaxe gegen Krebs und Krebsmetastasierung (geschätzte Wirkungsweite: Vernichtung von $\geq 2 \cdot 10^8$ Krebszellen).

In Sonderfällen kann zusätzlich der Immunmodulator "PIND-AVI" (Inst. f. Med. Mikrobiol., Infektions- und Seuchenmedizin, München/BRD) z. B. wie folgt appliziert werden: 2 mg (1 Fläschchen) i.m. pro Tag an den Tagen 1–6 (synergistische Wirkung durch anderen Wirkungsmechanismus). Weiter kann bei der Behandlung am 17. und 18. Tag (*) zur Verstärkung der chemotaktischen Anlockung von Leukozyten an die Herde für 6 bis 8 Stunden die Blutglukose auf $5 \cdot 10^{-3}$ gml^{-1} erhöht werden (siehe Text).

unserer Abbildung auch der in Dresden entwickelte *2-Cyanäthylharnstoff* (CEH) mitgemessen worden. Zur Zeit laufen Forschungen, um auch für diese Substanz nach geringfügiger Veränderung des Moleküls die orale Applikation zu erschließen.
Die *Programmierung des Prozesses der 36 h-18 Tage-O_2-Mehrschritt-Immunstimulation* ergibt sich aus der Programmierung des schon besprochenen 36 h-18 Tage-O_2-Mehrschritt-Therapie-Prozesses mit Timing zur funktionellen Herzregeneration (GK 4-II) mit dem Zusatzschritt einer täglichen oralen Gabe von Thymus-Dragees. Abb. 38 zeigt diese Programmierung in vereinfachter Darstellung.
Einige Sauerstoff-Mehrschritt-Therapie-Zentren kombinieren die O_2-Mehrschritt-Therapie mit der *Zytoplasmatischen Therapie* (Ney Thymun®, Revitorgan®) nach Theurer oder mit der *Frischzell-Therapie* nach Niehans. Auch diese Kombinationen sind als Varianten der Sauerstoff-Mehrschritt-Immunstimulation integriert.

4.8.2. Durchführung des Prozesses

Wieder ist zur *Durchführung des Prozesses* ungefähr die gleiche Einrichtung notwendig, welche schon in Abschnitt 4.5.2. beschrieben wurde. Bei therapeutischen Einsätzen gegen den Krebs empfiehlt es sich, zur Vergrößerung der therapeutischen Reichweite als Grund-Prozeß in Abb. 38 nicht den 36 h-18 Tage-O_2-Mehrschritt-Prozeß (z. B. GK 4-II), sondern seine Intensivvariante (GK 4-III) zu nutzen. In diesem Fall kommt in bezug auf die benötigte Einrichtung dann noch das *UVB-HOT*-Blutbestrahlungsgerät* hinzu.
In Sonderfällen wird der behandelnde Arzt sich auch da-

zu entschließen, an Stelle der oralen Gabe von Thymus-Dragees angereicherte spezielle Fraktionen aus Thymus-Extrakten i. m. oder i. v. zu injizieren und vor allem die Thymus-Gabe mit dem synergistisch und sehr stark wirkenden *PIND-AVI-Präparat* (Prof. Mayr, Inst. f. Mediz. Mikrobiologie, Infektions- und Seuchenmedizin, D-8000 München 22, Veterinärstr. 13) gemäß Abb. 38 zu kombinieren.
Ein wichtiger weiterer Schritt zur Wirkungserhöhung ist die *Verstärkung der chemotaktischen Anlockung der Abwehrzellen zu den Herden* durch mehrmalige 6 bis 8 Stunden dauernde *selektive Übersäuerung der Krebsgewebe* gemäß Abb. 38 (langzeitige Glukose-Infusion mit 40% Glukoselösung, sodaß die Blutglukose 5mal über den Normalwert sich einstellt. Technik wird auf Anfrage mitgeteilt).

4.8.3. Wirkungen des Prozesses

Aus der schon oben ausgesprochenen Erkenntnis, daß alle immunologischen Mechanismen Energie verbrauchen, folgt der grundlegende Tatbestand, daß ein *guter O_2-Status des Organismus zugleich auch hohe Leistungsfähigkeit der körpereigenen Abwehr* bedeutet und umgekehrt. Diese Wechselbeziehung ist bisher in der Medizin kaum gesehen und noch weniger berücksichtigt worden. Aus dieser Wechselbeziehung werden Teilaspekte unterschiedlicher Anfälligkeit gegen Krankheiten in verschiedenen Lebensaltern erhellt und die große Anfälligkeit gegen Krankheiten im höheren, von O_2-Mangel begleiteten Lebensalter verständlich. Auch ist jetzt unmittelbar einzusehen, daß die Gefahr der Krebserkrankung bei Entwicklung von O_2-Mangel, vor allem also auch in höherem Lebensalter, zunimmt. Diese Überlegungen sind keineswegs nur theoretischer Natur. So gibt Abb. 39 eine Beobachtung wieder, welche die Abhängigkeit der körpereigenen Abwehrkraft gegen Krebszellen allein von der Güte des O_2-Status klar zeigt. Hier wurde bei zunächst gutem O_2-Status des Organismus ein *Basaliom* (gutartiger Hautkrebs) von der Größe etwa 25mm^3 beobachtet. Dann trat eine Grippe auf, die den O_2-Sta-

Gesundheitsstatus	Normal (nach O_2MT)	Grippe	Normal (nach weiteren O_2MT)		
arterieller Ruhe-pO_2	85	69	84	91	mmHg
venöser Ruhe-pO_2	~23	~44	~23	20	mmHg
Hb-O_2-Sättig.-Diff. η	~52	~14	~51	62	%

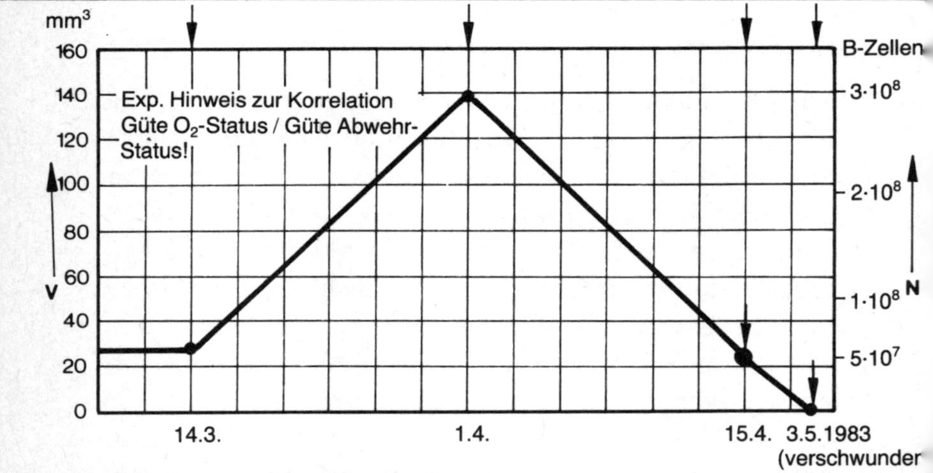

Abb. 39: Beispiel zur Abhängigkeit des Fließgleichgewichtes zwischen Zellneubildung und Zellvernichtung durch zelluläre körpereigene Abwehr vom O_2-Status des Organismus (im wesentlichen η-Wert hierfür maßgebend) bei einem Basaliom. Keine UVB-HOT*. *Vernichtung von mindestens $5 \cdot 10^7$ Krebs-Zellen allein durch O_2-Mehrschritt-Therapie!* ♂ 76 Jahr

tus sehr stark verschlechterte, $\eta = 14\%$. Infolge der eintretenden Verschlechterung der Abwehr vergrößerte sich das Basaliom auf 140 mm^3. Nach Beendigung der Grippe stellte sich wieder ein guter Sauerstoff-Status ein, und die Größe des Basalioms ging auf etwa den Ausgangswert zurück. Dann wurde durch einen Sauerstoff-Mehrschritt-Therapie-Prozeß ein sehr guter O_2-Status erzeugt und das Basaliom verschwand. In diesem Fall wurde allein durch die Hebung des O_2-Status die Reichweite der körpereigenen Abwehr so gesteigert, daß 5×10^7, d. h. 50 Millionen Krebszellen von ihr vernichtet wurden (Heilung).

Durch die Kombination von sehr gutem Sauerstoff-Status mit Immunmodulatoren, welche die Neubildung der Abwehrzellen für 2 bis 3 Wochen anreizen, ergibt sich eine weitere beträchtliche Steigerung der Zahl vernichtbarer Krebszellen, die sich lokal in Aggregaten im Organismus gesammelt haben bzw. sammeln können. Eine rohe Vorstellung über die *Reichweite der Vernichtung von Krebszellaggregaten* unter verschiedenen Bedingungen soll die Darstellung Abb. 40, rechte Skalen, vermitteln. Diese Abbildung sollte gründlich studiert werden. Sie enthält für das Krebsgeschehen und die immunologische Bekämpfung des Krebses wichtige Informationen.

Daß die Reichweite der Wirkung des Prozesses GK 4-VI sich bis in den therapeutischen Bereich erstrecken kann, geht u. a. aus Beobachtungen über erfolgreiche Bekämpfung von Metastasen nach chirurgischer Entfernung von *Melanomen* hervor.

Die Wirkungsweite der Vernichtung wurde abgeschätzt aus einer größeren Zahl von klinischen Ergebnissen beim Einsatz des besprochenen Prozesses der O_2-Mehrschritt-Immunstimulation und bei anderen angegebenen

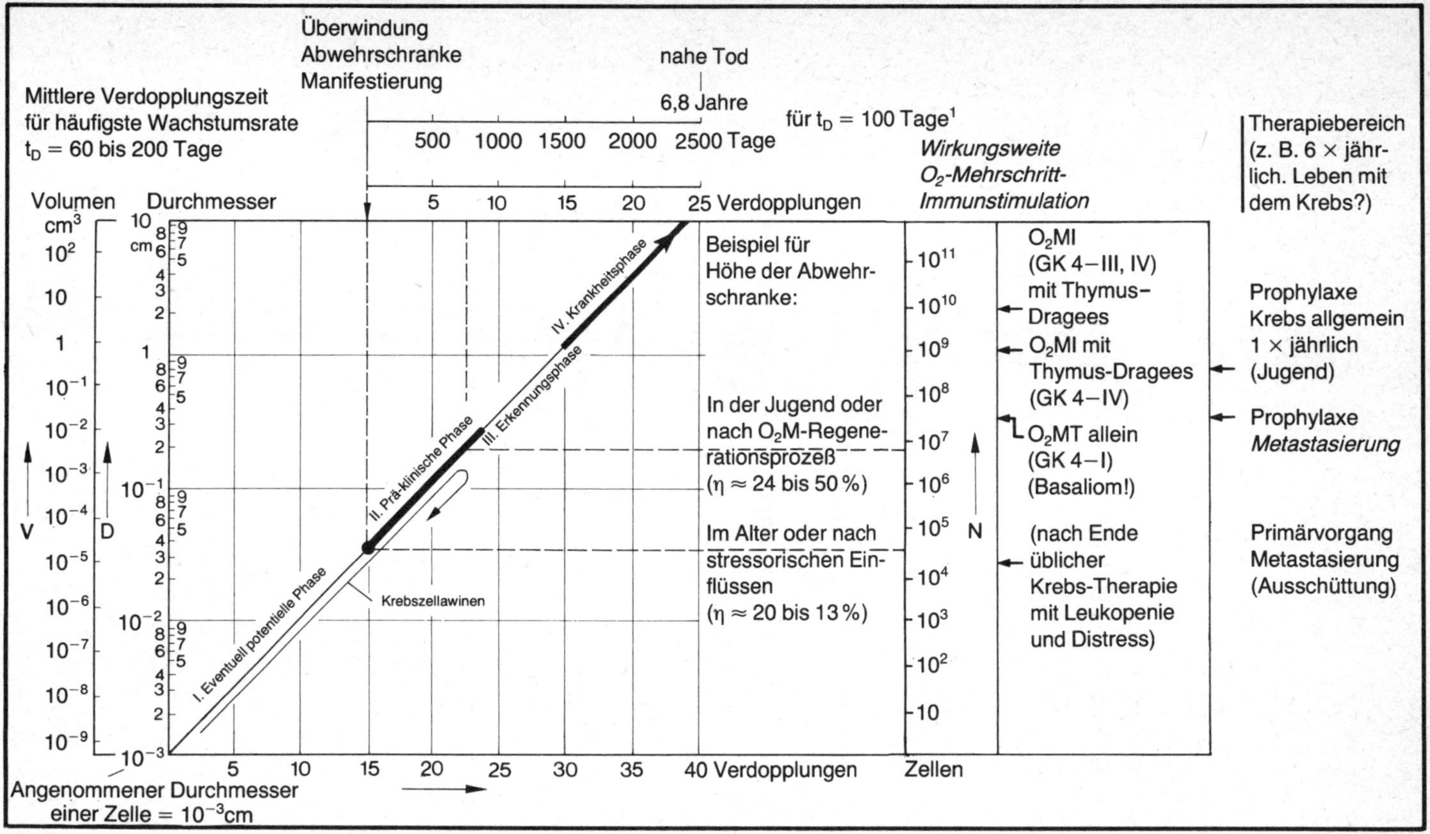

Abb. 40: Wirkungsweite von Varianten der O_2-Mehrschritt-Immunstimulation in Beziehung zur differenten Wachstumsdynamik der Krebsgeschwülste. Siehe auch Zuordnung „allgemeine Krebs-Prophylaxe“ mit einmaliger Prozeßwiederholung pro Jahr.

Bedingungen. Aus dieser Darstellung leiten wir die Hoffnung ab, daß der in diesem Buchabschnitt beschriebene Prozeß, eingesetzt bei Krebskranken unmittelbar nach der Vernichtung des Primärtumors, die Wahrscheinlichkeit der lebensbedrohenden Metastasierung herabsetzt. Unsere Empfehlung, die *Metastasierungsprophylaxe* dieser Art in klinischen Studien mit großen Patientenzahlen bald zu prüfen, wird durch günstige Nebenbedingungen unterstützt, denn der Prozeß der Sauerstoff-Mehrschritt-Immunstimulation kann niemals schaden und würde selbst bei Nichterreichung des Studienzieles nützlich sein und wesentlich dazu beitragen, die *durch die Primärtumorbehandlung* des Krebspatienten verminderte Lebensqualität wieder anzuheben.

Mit großem Nachdruck sei darauf hingewiesen, daß durch den Prozeß GK 4-IV die durch Chemotherapie oder Strahlentherapie gefährlich *herabgedrückte Leukozytenzahl wieder renormalisiert* werden kann (siehe unten Lehrbeispiele, Renormalisierung der zellulären Immunabwehr). – Auch sind hier recht positive Befunde bei der Bekämpfung der Polyarthritis zu erwähnen.

4.9.1. Programmierung des 15 min-O_2-Mehrschritt-Schnellprozesses (Variante GK 2-I)

Die *Programmierung des 15 min-O_2-Mehrschritt-Schnellprozesses* ist in der Tabelle Abb. 41 angegeben. Dieser Prozeß mit seinem niedrigen Zeitaufwand und seinem auf 5 bis 10% reduzierten Sauerstoffbedarf hat für ambulante Behandlungen große Verbreitung gefunden. Allerdings ist sein Einsatz auf hinreichend bewegungsfähige Probanden beschränkt.

Dieser Prozeß berücksichtigt in fast idealer Weise die

SCHNELLPROZESS FÜR HINREICHEND BEWEGUNGSFÄHIGE PROBANDEN:

PROGRAMMIERUNG DES 15 min-O_2-MEHRSCHRITT-SCHNELLPROZESSES ANHALTENDER WIRKUNG NACH MANFRED VON ARDENNE (VARIANTE GK2-I)

VARIANTE MIT DEM PROBANDEN ANGEPASSTER KÖRPERLICHER BELASTUNG UND HOHEM DEM ATEM-ZEIT-VOLUMEN ENTSPRECHENDEN O_2-FLUSS ZUM MASKENAPPLIKATOR. 2 WIEDERHOLUNGEN NACH JE 2 BIS 7 TAGEN[2]

SCHNELLPROZESS

1. SCHRITT

30 min vor Beginn des Prozesses Gabe[1] von 1 Tablette **Oxygenabund**[8] (30 mg Vitamin B_1, 75 mg Dipyridamol, 100 mg Magnesiumorotat)

2. SCHRITT

Für die Dauer des Prozesses (15 min) **Inhalation von reinem O_2** über einen Maskenapplikator mit Speicherblase (Zufuhr von 15 bis 30 l O_2/min je nach Belastung)

3. SCHRITT

Sicherung **guter Durchblutung** durch dem Probanden zumutbare Belastung[4] (zwischen 20 und 150 W) z. B. mit Fahrradergometer[5]

OBLIGATORISCHE ERGÄNZUNG

Nach Prozess **täglich** Fortsetzung Oxygenabund-Gabe[6] und angepaßtes **Bewegungstraining** (oft progressiv, z. B. bei Rehabilitation)

PERMANENTE FORTSETZUNG — PERMANENTE FORTSETZUNG

BIOENERGETISCHE SCHNELLAUSLÖSUNG DES GENERALISIERT ABLAUFENDEN „ZELLULÄREN GEFÄSSWAND-SCHALTMECHANISMUS" DER MIKROZIRKULATION.
UNTERSCHIEDLICHE WIRKUNG IN LUNGE (ANHALTENDE ERHÖHUNG DES ARTERIELLEN pO_2) UND ÜBRIGEM KÖRPERGEWEBE (ANHALTENDE SENKUNG DES VENÖSEN MISCH-pO_2).

IMMEDIATMESSUNG MESSUNG DER AUSGANGSWERTE VOR DEM PROZESS SOWOHL DES ARTERIELLEN RUHE-pO_2[3] ALS AUCH DES VENÖSEN PERIPHEREN RUHE-pO_2 (MESSUNGEN AM ARM, CUBITALVENE, UNGESTAUT, IN RUHE. SO GEWONNENE MESSWERTE ZEIGEN NUR MÄSSIGE UNTERSCHIEDE GEGENÜBER DEM ZENTRAL MIT KATHETER GEMESSENEN WAHREN VENÖSEN MISCH-pO_2.)

KURERFOLGSMESSUNG MESSUNG ETWA 2 TAGE NACH **BEENDIGUNG** DES THERAPIEPROZESSES

KONTROLLMESSUNGEN NACH MONATEN BIS JAHREN ZUR BEURTEILUNG, OB EINE **PROZESSWIEDERHOLUNG** NOTWENDIG IST   BESTIMMUNG DES O_2-STATUS MIT η-NOMOGRAMM.

Falls die körperliche Belastung mit dem Heimtrainer (z. B. Fa. Kettler, D-4763 Ense Parsit, Typ Golf, mit Wattanzeig nicht oder noch nicht (Rehabilitationsbeschleunigung nach Krankheiten, Operationen usw.) möglich ist, bildet die Durchführung der Belastung mit einem Handgerät nach dem Fahrradpumpenprinzip (z.B. Fa. Maxi Power HB.S-500 (Boras, Schweden, Fitnessgerät Typ Maxi Power, Belastungsstärke von 1 bis 70 regelbar) einen guten Ausweg.

Abb. 41

theoretischen Vorstellungen über die schnelle Auslösung des Schaltvorganges der Blutmikrozirkulation. Der Grundgedanke seines Konzeptes ist es, während der O_2-Inhalation den Körper so stark zu belasten, daß die Atemleistung der Lunge sich gegenüber dem Ruhe-Zustand etwa vervierfacht. D. h. also, daß das sogenannte *Atemzeitvolumen auf etwa 30 Liter pro Minute anwächst.* Dank der so erhöhten Lungenleistung kann der über einen O_2-Applikator zugeführte 30 Liter-pro-Minute-Fluß von reinem Sauerstoff voll aufgenommen werden. Da hierbei im Atemgas etwa 5mal mehr Sauerstoff als in der normalen Atmosphäre enthalten ist, wird zusammengerechnet 5 · 4 = *20 mal mehr Sauerstoff zur Lunge* geführt als normal im Zustand der Ruhe. Die körperliche Belastung bewirkt außerdem, daß die Pumpleistung des Herzens während der O_2-Inhalation und damit der Blutfluß in den Kapillaren wichtiger Organe stark erhöht wird. Unter den vorstehenden Bedingungen wurde gemessen, daß der *zentral-venöse* pO_2 *von normal 40 bis 35 mm Hg auf 60 mm Hg* (8 kPa) angehoben wird. Da gleichzeitig auch der *Blutfluß in den Kapillaren* durch die Steigerung der Herzleistung (Herzzeitvolumen) *vergrößert* wird, resultiert eine hervorragende O_2-Versorgung der Wandzellen am venösen Ende der Kapillaren und damit eine sehr kurze Abschwellzeit dieser Zellen bzw. eine kurze Hochschaltzeit der Mikrozirkulation. Infolgedessen konnte die Dauer dieses Schnellprozesses auf 15 Minuten beschränkt werden.

ßnote zu Abb. 41

vtl. zusätzlich 1 g Vitamin C

tets nach starkem Distress (bewegungsarmen Phasen, rankheiten usw.) Oft genügt bereits eine Wiederholung der sogar ein einziger Prozeß. Neuerdings kommen aber uch 5 bis 8 Wiederholungen zur Anwendung.

essung des arteriellen Sauerstoff-Partialdruckes ($pO_{2\text{-art}}$) n Ohrläppchen nach Arterialisierung und 10 min Ruhe wa zur gleichen Tageszeit (nüchtern, kein Kaffee, kein ee u.ä.)!

Spezialisiertes Gerät z.B. MO 10 Universal-pO_2-Meter des VEB Präcitronic Dresden/DDR

[4] Belastung so, daß Pulswert f ~ 180 – Lebensalter

[5] Ab 5 min vor Prozeßbeginn wird die Belastung langsam erhöht (Anlaufphase)

[6] Tägliche Einnahme von Oxygenabund 30 min vor Bewegungstraining (bewirkt Senkung des $pO_{2\text{-ven}}$)

Da pro Prozeß nur 15 Minuten reiner Sauerstoff appliziert wird, können *toxische Wirkungen des reinen Sauerstoffs auf keinen Fall eintreten.* Toxische Wirkungen (Enzymvergiftungen usw.) sind bei Inhalation von reinem Sauerstoff erst nach mehr als vier Stunden Dauer zu erwarten.

Um einen guten Behandlungserfolg zu erzielen, genügt es in der Regel, den Schnellprozeß ein- oder zweimal zu wiederholen. Neuerdings kommen auch Programme mit 5 bis 8 Wiederholungen zur Anwendung.

Die Kombination von einigen Sitzungen der Variante GK 4-II mit ein bis zwei Schnellprozessen verspricht ebenfalls günstige Therapieresultate (K.H. Caspers).

Wie auch bei den anderen Varianten sollte die durch O_2-Mehrschritt-Therapie eintretende Kräftesteigerung unbedingt zu einer *kraftvollen Lebensweise* nach Ende der Behandlung genutzt werden.

4.9.2. Durchführung des Prozesses

Ein zur *Durchführung des 15 min-O_2-Mehrschritt-Schnellprozesses verwendetes Instrumentarium* ist in Abb. 42 fotografiert. Bei Beschaffung der Einrichtung ist speziell darauf zu achten, daß der Meßbereich des O_2-*Flußmessers* bis 30 Liter pro Minute beträgt. Den Blick auf eine komplette Station zur Durchführung des 15-min-Prozesses mit körperlicher Belastung durch ein Fahrradergometer vermittelt Abb. 43 während der Prozeßdurchführung. Für die Anwendung von Fahrradergometern gibt es WHO-Vorschriften. In der Regel sollte die Durchführung des Schnellprozesses durch einen Arzt überwacht werden. Eine wichtige Aufgabe hat bei dieser Überwachung der in unserer Abbildung sichtbare

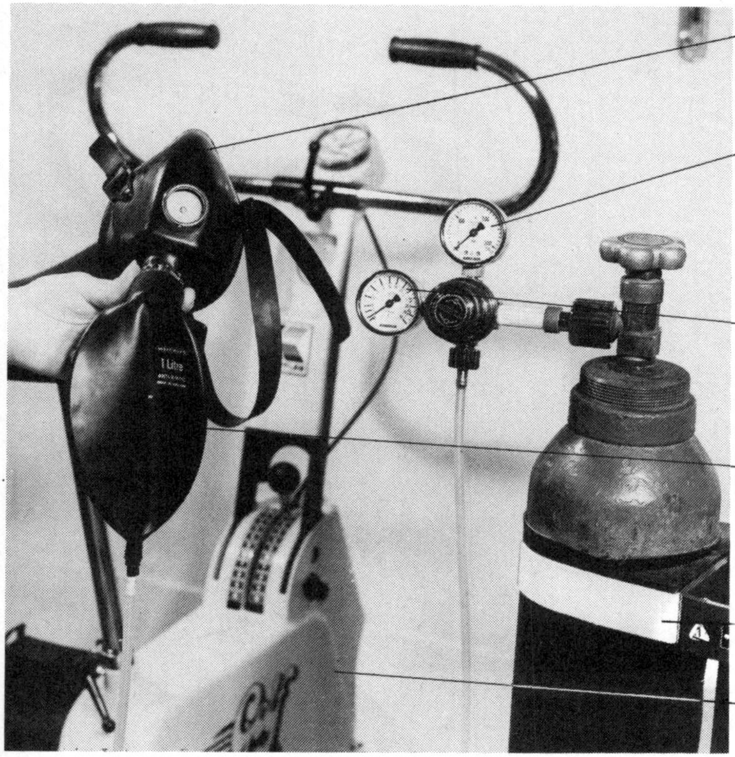

bb. 42: Instrumentarium zur Durchführung des 15 min-O_2-Mehrschritt-Schnellprozesses, GK 2–I.

direktzeigende Pulsmesser. Um Herzüberlastungen zu vermeiden, ist vor allem darauf zu achten, daß bei zunehmender Belastung die Pulsfrequenz sich erhöht, aber auf keinen Fall abfällt. Wenn ein Abfall beobachtet wird, sollte die Belastung unterbrochen oder so weit heruntergedreht werden, daß wieder eine Pulszunahme eintritt. – Die Absolvierung des 15 min-Prozesses ist nicht nur eine etwas anstrengende, sondern auch langweilige

Angelegenheit. Um abzulenken und damit die Zeit schneller vergeht, lassen wir während der 15 Minuten im Kopfhörer Musik aus einem Walkman-Kassettengerät mit vom Patienten gewünschter Musik erklingen (Abb. 43).
Selbstverständlich braucht die AZV- und HZV-steigernde körperliche Belastung nicht unbedingt durch ein Fahrradergometer oder einen Heimtrainer erzeugt werden. Auch *Rudergeräte, Laufbandgeräte, Handkurbelgeräte* sowie einfache *Handgeräte* z. B. nach Art des in Abb. 23 abgebildeten Gerätes oder besonders leicht selbst herzustellende *Stufensteigeinheiten,* wie in Abb. 44 fotografiert, können dazu herangezogen werden. Ein wohl *mit geringstem Aufwand arbeitendes Instrumentarium* für den 15-min-Prozeß ist in Abb. 45 aufgenommen. Hier wird das Druckflaschenventil bei Prozeßbeginn auf den O_2-Fluß von 30 Litern pro Minute eingeregelt und der Sauerstoff über den erkennbaren Maskenapplikator mit Speicherblase zugeführt. Dann wird die Stufe mit so hoher Frequenz auf- und abgestiegen, daß die Speicherblase stets gerade leergeatmet wird. Bei dieser Arbeitsweise wird auch der Aufwand des elektronischen Pulsmessers eingespart. Die Anordnung Abb. 45 bietet sich besonders für Prozeßwiederholungen in der eigenen Wohnung an, zumal für das Steigen von Treppen noch keine Vorschriften erlassen sind, und es außerdem mit Sicherheit für den Patienten mit weniger Risiko verbunden ist als das Treppensteigen ohne O_2-Inhalation.

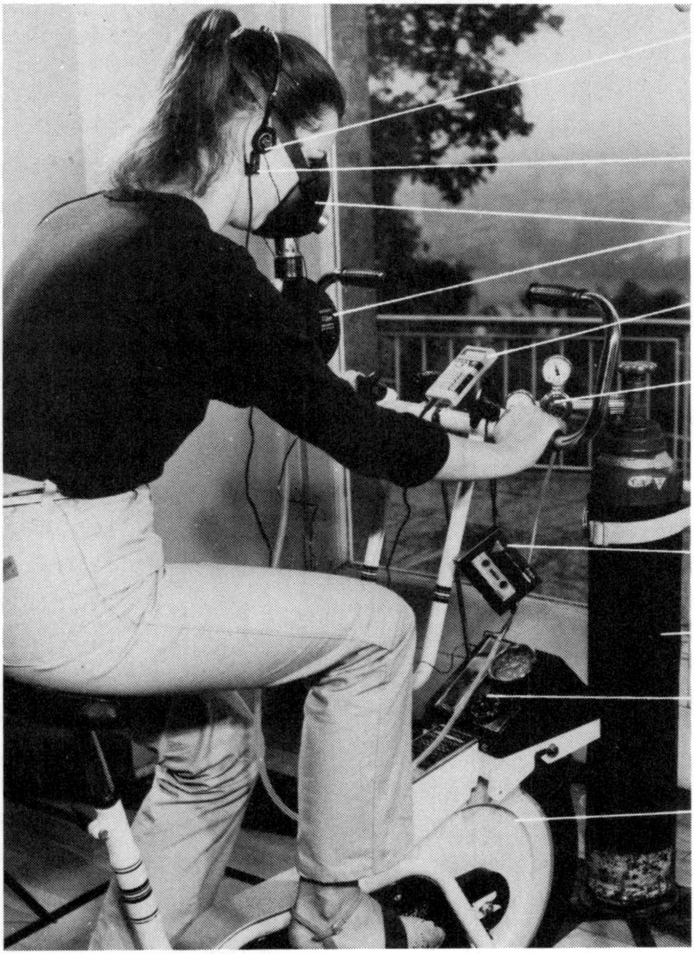

bb. 43: Station zur Durchführung des 15 min-O_2-Mehrschritt-Schnellprozesses für hinreichend ewegungsfähige Patienten. O_2-Bedarf = 450 l pro Prozeß.
ertrieb Technik O_2-Mehrschritt-Therapie: VYGON G.m.b.H., Goebbelgasse 100, D-5100 Aachen. auerstoff-Mehrschritt-Therapie-Geräte, Flemingstr. 5a, D-1000 Berlin 21. S.M. Ges. für Sauerstoff-lehrschritt-Therapie, Bahnhofstr. 14, D-8942 Ottobeuren. Biotechnica, Nordring 3a, D-8751 Klein-allstadt. Eumatron G.m.b.H., Reichenhaller Str. 49, D-8000 München 90.

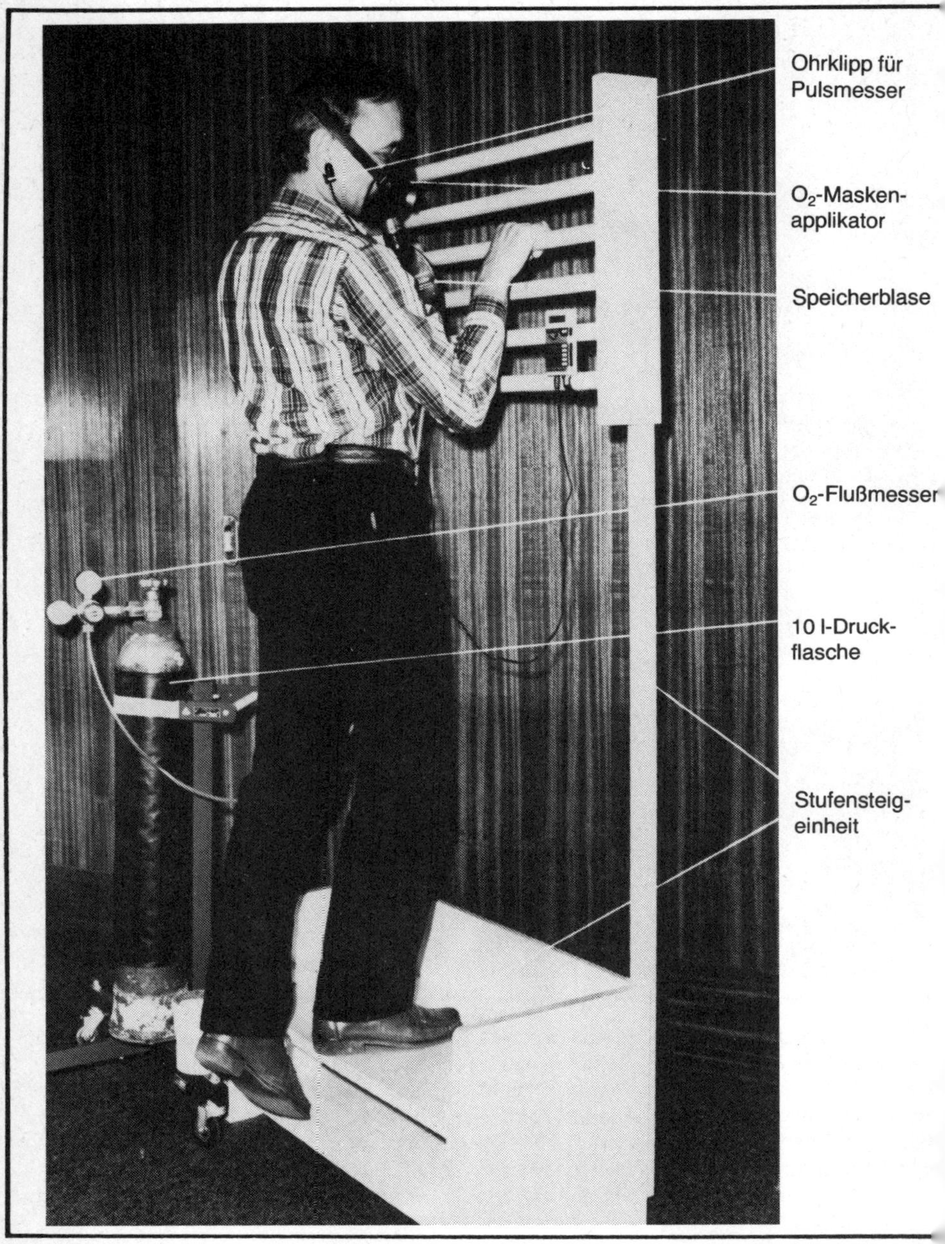

Abb. 44: Durchführung des 15 min-O_2-Mehrschritt-Schnellprozesses mit der Stufensteigeinheit nach Kaltenbach.

Einstellung der Steigfrequenz nach Anzeige im Pulsmesser.

$N = h_{[m]} \cdot f_{[min^{-1}]} \cdot KM_{[kg]} \cdot 0{,}163$ [Watt]

h = Stufenhöhe f = Stufensteigfrequenz KM = Körpermasse

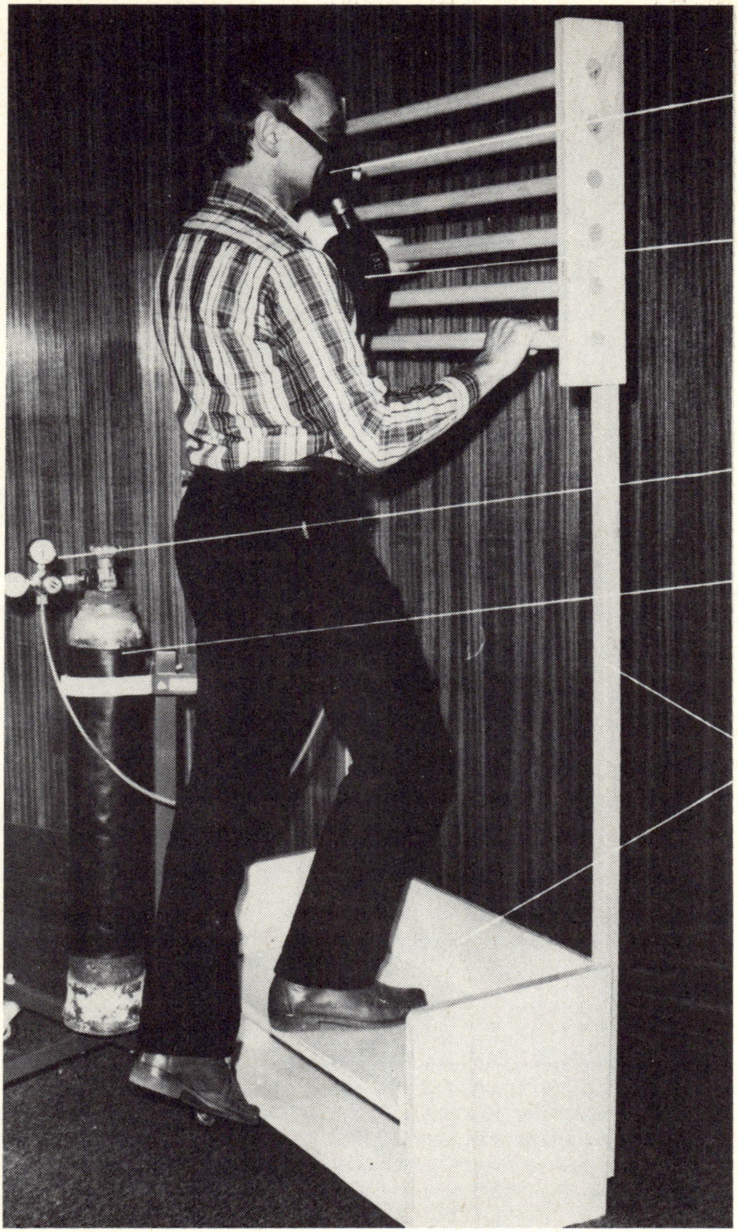

ɔb. 45: Durchführung des 15 min-O_2-Mehrschritt-Schnellprozesses mit geringstem Aufwand im ıenen Heim. 10 l-Druckflasche mit O_2-Flußmesser bis 30 l min^{-1}. Körperliche Belastung mit der ufensteigeinheit und einer solchen Steigfrequenz, daß die Speicherblase des O_2-Applikators ge- de leergeatmet wird.

4.9.3. Wirkungen des Prozesses

Drei typische Beispiele zu den Ruhe-pO_2-Wirkungen des 15 min-O_2-Mehrschritt-Schnellprozesses bei seinem erstmaligen Einsatz sind in Abb. 46 zusammengestellt. Die

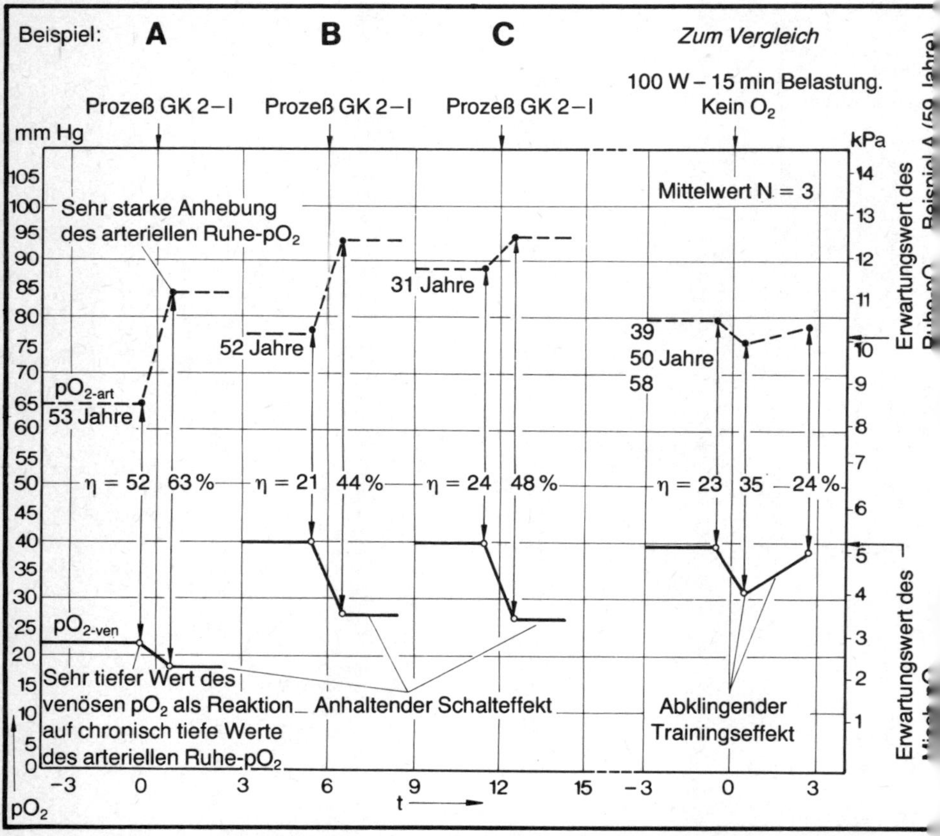

Abb. 46: Drei typische Beispiele zur Anhebung des arteriellen Ruhe-pO_2 und zur Senkung des venösen peripheren Ruhe-pO_2 durch den 15-min-O_2-Mehrschritt-Schnellprozeß mit gleichzeitige körperlicher Belastung durch ein Fahrradergometer (100 W). Von A bis C zunehmende Höhe des p$O_{2\text{-art}}$-Ausgangswertes. Vorher niemals durch O_2-Mehrschritt-Prozesse behandelte Probanden. Kontrollreihe: Geringe, schnell abklingende Erhöhung von η *ohne O_2-Schritt!*

drei Fälle unterscheiden sich dadurch, daß der Ausgangswert des arteriellen Ruhe-pO_2 besonders niedrig liegt (Beispiel A) oder mittlere Größe aufweist (Beispiel B) oder schon sehr hoch liegt (Beispiel C). In den Beispielen deutet sich an, daß die erzielbaren Anstiege des arteriellen Ruhe-pO_2 um so größer sind, je niedriger der vortherapeutische Wert dieser Größe liegt und andererseits, daß die Absenkung (Verbesserung) des venösen Ruhe-pO_2 um so stärker ausgeprägt ist, je höher der vortherapeutische Wert dieser Größe liegt. Diese Gesetzmäßigkeit gilt verständlicherweise auch für die Wirkungen des 36 Stunden-18 Tage-O_2-Mehrschritt-Prozesses.
Bei drei weiteren Probanden[1] wurde zur *Kontrolle* im Programm des »Schnellprozesses« der O_2-Schritt und das Kombinationspräparat fortgelassen. Dann wurde im Mittel nur eine geringe, schnell abklingende (Trainingseffekt) Erhöhung von η gefunden! *Allein durch die einmalige körperliche 100 W-Belastung wurde der Schaltvorgang der Mikrozirkulation mit seiner anhaltenden Wirkung nicht ausgelöst.*
Wegen der sehr großen Herabsetzung des Zeit- und O_2-Aufwandes beim Schnellprozeß ist die Frage naheliegend, ob durch ihn nicht der 36-Stunden-Prozeß voll ersetzt werden kann. Diese Frage ist nicht nur wegen der Einschränkung, daß der Schnellprozeß bei bewegungsunfähigen oder stark bewegungsbehinderten oder körperlich wenig belastungsfähigen Patienten nicht angewendet werden kann, zu verneinen, sondern auch wegen

---

[1] In diesem Falle genügte eine kleine Probandenzahl, weil aus der Sportmedizin das Abklingen des »Trainingseffektes« innerhalb von etwa zwei Tagen allgemein bekannt ist.

gewisser Unterschiede in der Ruhe-pO_2-Wirkung. Aus der bisherigen Gesamtübersicht unserer Befunde ergibt sich, daß die Wirkung des 36 Stunden-Prozesses etwas mehr bei der Anhebung von $pO_{2\text{-art}}$ (Beeinflussung Lungenfunktion) und die Wirkung des einmaligen 15 min-Prozesses etwas stärker in der Herabsetzung des $pO_{2\text{-ven}}$ (Beeinflussung der O_2-Utilisation) liegt.

Wie das typische in Abb. 47 dargestellte Beispiel zeigt, kann die Wirkung des Schnellprozesses durch einmalige Wiederholung nicht unbedeutend verstärkt werden, so daß bei der Behandlung mit diesem Prozeß grundsätzlich *eine ein- bis zweimalige Wiederholung im Zeitabstand von 2 bis 3 Tagen* stattfinden sollte. Besonders indiziert ist der Schnellprozeß bei (jüngeren, starkem Distreß ausgesetzten) Personen, mit venösen Ruhe-pO_2-Werten der Größe 40 mm Hg (5,3 kPa) und darüber.

Eine subjektiv oft stark empfundene Wirkung des Schnellprozesses ist die eintretende Steigerung der körperlichen Leistungsfähigkeit. Nicht selten kann die Zunahme der Leistungsfähigkeit schon während des 15 min-Prozesses aber auch während des 36 h-Prozesses beobachtet und genutzt werden.

Die Steigerung ist mit Hilfe eines Fahrradergometers dadurch bestimmbar, daß vor und z. B. ein bis zwei Wochen nach Durchführung des Schnellprozesses die Leistung für gleiche Erhöhung der Pulsfrequenz gemessen wird. Mit dieser einfachen Methode wurde eine sogenannte *»Doppelblindstudie«* mit 20 gesunden menschlichen Probanden aus der arbeitenden Bevölkerung durchgeführt. Als Kriterium diente bei dieser Studie die ergometrisch bestimmte Zunahme der körperlichen Leistungsfähigkeit im Zeitabstand von 14 Tagen nach Durchführung von zwei 15 min-O_2-Mehrschritt-Schnell-

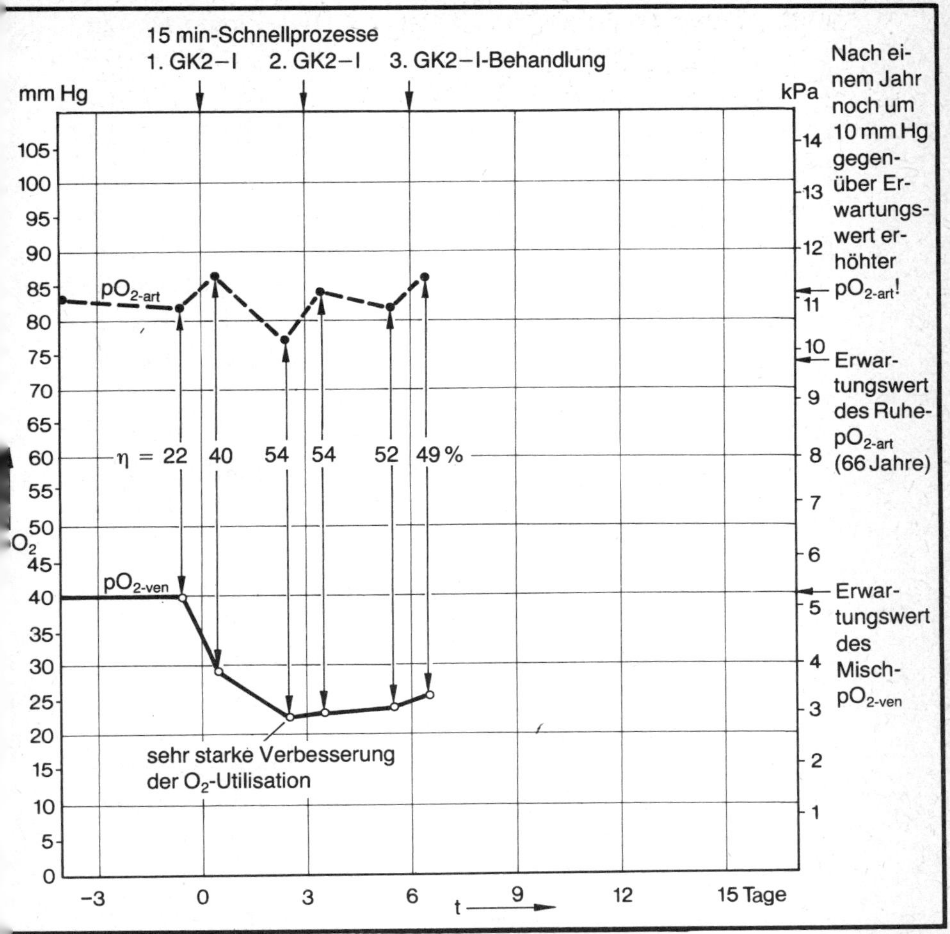

bb. 47: Messungen zur (schwachen) Anhebung des arteriellen Ruhe-pO_2 und zur (starken) Senung des venösen peripheren Ruhe-pO_2 durch den 15 min-O_2-Mehrschritt-Schnellprozeß mit gleicheitiger körperlicher Belastung mit Fahrradergometer (100 W) und zweimaliger Prozeßwiederholung ei einer 62jährigen, vor etwa einem Jahr mit dem 36h-pO_2-Mehrschritt-Prozeß behandelten robandin.
Beispiel. η = Nutzung der O_2-Bindungskapazität des Blutes

prozessen. *Der Mittelwert der gemessenen anhaltenden Zunahme der körperlichen Leistungsfähigkeit betrug 17%.* Mitgeteilte Einzelwerte bei Probanden mit zunächst geringer körperlicher Leistungsfähigkeit zeigten für diese besonders therapiebedürftigen Personen *Zunahmen von 25, 33 und sogar 45%.* Diese Ergebnisse legen es nahe, z. B. Managern, Politikern, Sängern, Schauspielern, Sportlern die *Durchführung des Schnellprozesses am Tage vor voraussehbaren großen körperlichen oder geistigen Belastungen* zu empfehlen. Einige Persönlichkeiten aus den vorgenannten Bereichen sind dieser Empfehlung nach so guten Ergebnissen gefolgt, daß sie von sich aus diesen Ratschlag regelmäßig mit eigenen O_2-Stationen berücksichtigen.

4.10.1. Programmierung des Prozesses der 15 min-O_2-Mehrschritt-Immunstimulaton (Variante GK 2-II)

Die *Programmierung des Prozesses der 15 min-O_2-Mehrschritt-Immunstimulation* ergibt sich aus der Programmierung des im vorausgehenden Abschnitt besprochenen 15 min-O_2-Mehrschritt-Schnellprozesses (GK 2-I) mit dem Zusatzschritt der täglichen oralen Gabe von Thymusextrakt-Dragees. Abb. 48 bringt diese Programmierung in vereinfachter Darstellung. Bei dieser Kombination werden drei Thymusdragees 14 Tage vor Beginn des Schnellprozesses appliziert, damit während des Prozesses bereits eine starke Anhebung der Zahl von Abwehrzellen wirksam ist. Will man nicht nur eine zeitweilig wirkende Immunstimulation haben, sondern eine permanente Wirkung z. B. über Jahre, wie in Abb. 48

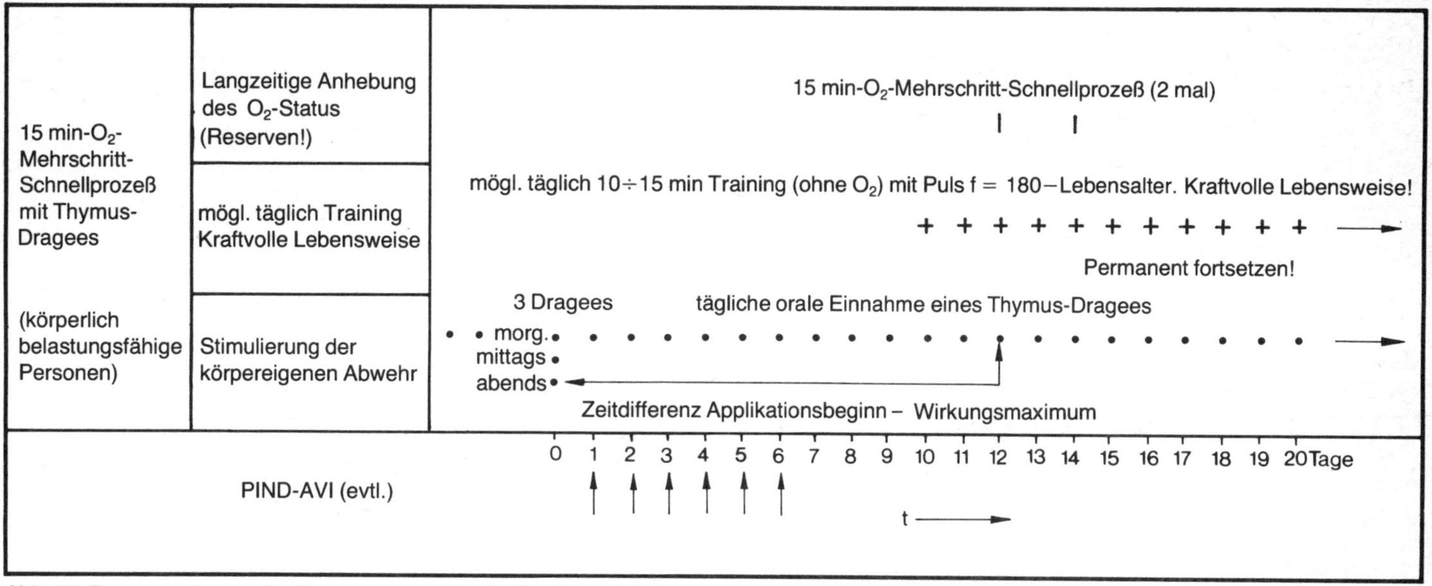

Abb. 48: Programmierung des Prozesses der 15 min-O_2-Mehrschritt-Immunstimulation (Variante GK 2–II)
Nach bisherigen Ergebnissen scheint dieser Mehrschritt-Prozeß folgende Wirkungen zu haben: Senkung der Anfälligkeit gegen Krankheiten. Bedeutende Senkung der Gefährlichkeit von Krankheiten und Krisen in hohem Lebensalter. Steigerung der Lebensqualität und Kräfte. Prophylaxe gegen Krebs und Krebsmetastasierung (geschätzte Wirkungsweite: Vernichtung von $\geq 2 \cdot 10^8$ Krebszellen).

In Sonderfällen kann zusätzlich der Immunmodulator „PIND-AVI" (Inst. f. Med. Mikrobiol., Infektions- und Seuchenmedizin, München/BRD) z. B. wie folgt appliziert werden: 2 mg (1 Fläschchen) i. m. pro Tag an den Tagen 1 ÷ 6 (synergistische Wirkung durch anderen Wirkungsmechanismus). – Weiter kann nach beiden Behandlungen zur Verstärkung der chemotaktischen Anlockung von Leukozyten an die Herde für 6 bis 8 Stunden die Blutglukose auf $5 \cdot 10^{-3}$ gml^{-1} erhöht werden.

angedeutet, ist die tägliche Gabe eines Thymus-Dragees permanent fortzusetzen. Außerdem muß kontrolliert werden, daß der durch die O_2-Mehrschritt-Therapie herbeigeführte gute O_2-Status über die gewünschten langen Zeitspannen bestehen bleibt, d. h. es muß unverzüglich eine Prozeßwiederholung stattfinden, sobald nach stressorischen Einflüssen die Messungen ein Absinken des O_2-Status anzeigen. In Sonderfällen ist wieder (siehe Abschnitt 4.8.2.) die Thymus-Gabe mit dem synergistisch und sehr stark wirkenden *PIND-AVI Präparat* gemäß Abb. 48 zu kombinieren. sowie durch *selektive Übersäuerung der Krebsgewebe,* die chemotaktische Anlockung der Abwehrzellen zum Herd zu verstärken.

4.10.2. Durchführung des Prozesses

Zur *Durchführung des Prozesses der 15 min-O_2-Mehrschritt-Immunstimulation* dient die gleiche Station, die in Abschnitt 4.9.2. beschrieben worden ist. Hinzu kommt nur die besprochene orale tägliche Gabe von Thymus-Dragees.

4.10.3. Wirkungen des Prozesses

Die *Immunstimulation mit Nutzung des 15 min-O_2-Mehrschritt-Schnellprozesses* führt etwa zu den gleichen, im Abschnitt 4.8.3. besprochenen Wirkungen wie bei der Variante mit Nutzung des 36 h-18 Tage-O_2-Mehrschritt-Prozesses.
Der hier *beschriebene Schnellprozeß der Sauerstoff-Mehrschritt-Immunstimulation zeichnet sich durch große*

Einfachheit und geringen Zeitaufwand aus. Es läßt sich voraussehen, daß Prozesse dieser Art für die Verminderung der Anfälligkeit gegenüber Krankheiten, also für die Präventivmedizin in der Zukunft größere Bedeutung erlangen dürften. Vor allem für die *allgemeine Krebsprophylaxe* könnte dieser so bequem ambulant realisierbare Schnellprozeß ausreichen, wenn er etwa ein- bis zweimal pro Jahr wiederholt würde. In dieser heute zu großen Hoffnungen berechtigenden Richtung der Krebsbekämpfung sollte bald mit einer Überprüfung des Effektes unter Einschaltung großer Probandenzahlen begonnen werden.

Um die Wirkung einer permanent aufrechterhaltenen Sauerstoff-Mehrschritt-Immunstimulation auf gefährliche präcanceröse Hautzustände kennenzulernen, wurden über die Dauer fast eines Jahres Studien mit Patienten und oraler Gabe der Thymus-Dragees durchgeführt. Das erste erhaltene Ergebnis mit Abflachung und Entfärbung der einzelnen Herde folgt aus einem Vergleich der in Abb. 49 gegenübergestellten beiden Fotos. Eindrucksvoll erkennbar ist, daß *innerhalb von 10 Monaten eine weitgehende Entschärfung der ursprünglich gefährlich erscheinenden präcancerösen Hautzustände durch tägliche orale Einnahme eines Thymus-Dragees und gleichzeitige* (durch Messungen kontrollierte) *Sicherung eines permanent guten O_2-Status mit Hilfe wiederholter Anwendung des 15 min-O_2-Mehrschritt-Schnellprozesses gelungen ist.* Dieses Ergebnis deutet darauf hin, daß auf dem beschriebenen Wege auch eine *permanent wirkende Krebsprophylaxe* gelingen sollte. Wegen der Einfachheit des Prozesses ist hier ein sehr dankbares Objekt auch für weitere Studien durch Dermatologen gegeben.

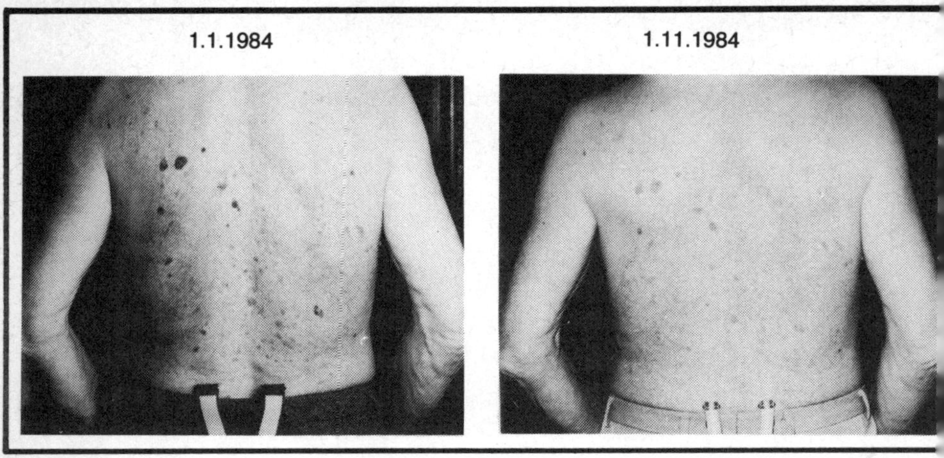

Abb. 49 A–B: Milderung potentiell gefährlicher degenerativer Hautzustände[1] im Rückenbereich innerhalb *von 10 Monaten* durch tägliche orale Einnahme eines Thymus-Dragees[2] und Sicherung eines permanent guten O_2-Status ($\eta \approx 40\,\%$. Ruhe-$Q_{O_2} \approx 0{,}4\,l\,min^{-1}$) durch 15 min-$O_2$-Mehrschritt-Schnellprozesse. Täglich 20 sec bürsten. Patient: 73 Jahre ♂

[1] In diesem Befund (Herde stark abgeflacht und entfärbt) deutet sich an, daß mit der beschriebenen, sehr vereinfachten Variante der O_2-Mehrschritt-Immunstimulation eine allgemeine Krebsprophylaxe möglich zu sein scheint. Diagnose Dr. med. S. H. Wolf.

[2] Thymus-Mulli-Dragee (240 mg Trockenextrakt aus Kälberthymus) Fa. Dr. Kurt Mulli Nachf., D-7844 Neuenburg, Otto-Hahn-Str. 2, BRD.

4.11.1. Programmierung des 25 min-O_2-Mehrschritt-Fieberprozesses und des 30 bis 60 min-O_2-Mehrschritt-Geburtshilfe-Prozesses (Variante GK 2-III)

Die Anwendung von O_2-Inhalation in Phasen stark erhöhter Körpertemperatur ist bekannt. Sie wurde z. B. 1969 von M. von Ardenne und Mitarbeitern zur *Vermeidung von Kollapszuständen am Ende vielstündiger Körpererwärmung auf über 40°* C in Wasserbädern (Ganzkörper-Hyperthermie) beschrieben und zur *Herzentlastung während eines Fiebers älterer Personen* (z. B. auch bei Malariaanfällen) empfohlen. Bei diesen Anwendungen ergab sich die helfende Wirkung *während* der O_2-Inhalation.

In Phasen mit hohem Fieber findet ein starker Vorgriff auf die energetischen Reserven des Organismus statt, dem anschließend die bekannte Phase der Schwäche folgt. Durch Applikation von O_2 mit einem Fluß der Stärke z. B. 5 Liter pro Minute läßt sich während des Energievorgriffs die Rate der Energiebildung so erhöhen, daß die sonst anschließende Schwächephase weitgehend entfällt. Ein analoges Geschehen wurde bereits oben in Abb. 16 beschrieben und kommentiert. Durch dieses Vorgehen, auf welches wir unten in Abb. 71 zurückkommen, gelingt es, die Gefährlichkeit von vielen Krankheiten im sehr hohen Lebensalter stark herunterzusetzen. Deshalb glauben wir, daß in der künftigen geriatrischen Medizin diese ad-hoc-Verfahrensweise große Verbreitung erlangen dürfte. Die praktische Anwendung dieses Prinzips wird dadurch sehr erleichtert, daß immer mehr O_2-MT-Zentren dazu übergehen, auch fahrbare O_2-MT-Stationen bereitzustellen und daß verschiedene Projekte im Aufbau sind (z. B. SM-Gesellschaft für Kur- und Sauerstoff-Mehrschritt-Therapie m.b.H., Bahnhofstr. 14, D-8942 Ottobeuren; Sauerstoff-Mehrschritt-Therapie Geräte-Vertrieb, Abt. der Firma IT industrie-textil GmbH, Flemingstr. 5a, D-1000 Berlin 21), um in der eigenen Wohnung die Sauerstoff-Mehrschritt-Therapie in einfachster Form (Variante GK 4-I) durchführen zu können.

Neben diesem wichtigen Einsatz der O_2-Mehrschritt-Therapie zur Senkung der Gefährlichkeit vieler Krankheiten bei sehr alten Menschen, wurde folgende *Prozeßvariante für Fieberkranke* entwickelt, die in einem engen

Zusammenhang mit der zuvor besprochenen Verfahrensweise steht. Bei ihr wird dem Patienten während der Fieberphase ein viel höherer Fluß von reinem O_2, aber nur für die Dauer von etwa 25 Minuten gegeben. Diese Programmierung ergab sich aus Erkenntnissen über den bioenergetisch gesteuerten Schaltmechanismus der Blutmikrozirkulation sowie aus Konzept und Wirkungen des in Abschnitt 4.9. besprochenen 15 min-O_2-Mehrschritt-Schnellprozesses (Variante GK 2-I). Die im folgenden beschriebene einfache Variante geht von der Erkenntnis aus, daß *bei hohem Fieber etwa die gleichen Steigerungen der Herzleistung* (Herzzeitvolumen) *und der Lungenatmung* (Atemzeitvolumen) *resultieren, wie bei einer körperlichen Belastung von etwa 60 bis 70 Watt.* Z. B. tritt bei 40°C Fieber eine Zunahme der Pumpleistung des Herzens (HZV) von etwa 6 auf 12,5 Liter pro Minute ein. Gleichzeitig wird bei untrainierten Personen eine Erhöhung der Lungenatmung (AZV) von etwa 7 auf 25 Liter pro Minute beobachtet. Mit diesen genannten Erhöhungen nähert man sich den physiologischen Voraussetzungen des in Abschnitt 4.9. besprochenen 15 min-O_2-Mehrschritt-Schnellprozesses. Dieser Tatbestand führt zu dem Gedanken (M. von Ardenne), *die Phase von hohem Fieber für einen O_2-Mehrschritt-Schnellprozeß mit etwa 25 Minuten Zufuhr von 25 Litern reinem Sauerstoff pro Minute zu nutzen.*

Die *Programmierung des 25 min-O_2-Mehrschritt-Schnellprozesses mit Nutzung von hohem Fieber* ist denkbar einfach. Sie besteht darin, daß, wie auch bei allen anderen O_2-Mehrschritt-Therapie-Varianten, zur Verbesserung der O_2-Utilisation im Körpergewebe etwa 30 Minuten vor Beginn der O_2-Inhalation das Kombinationspräparat »Oxygenabund®« oder seine Komponen-

ten oral gegeben werden. Die O_2-Inhalation wird über einen Maskenapplikator mit Speicherblase für die Zeit von 25 Minuten mit dem schon erwähnten O_2-Fluß von etwa 25 Litern pro Minute vorgenommen.
Bei dem methodisch verwandten *30 bis 60 min-O_2-Mehrschritt-Geburtshilfe*-Prozeß wird der Mutter in der etwa 30 bis 60 Minuten dauernden und höchste Kraftentfaltung verlangenden »Austreibungsphase« reiner Sauerstoff mit einem Fluß von etwa 30 bis 50 Litern pro Minute über einen Düsenapplikator appliziert. Dieser hohe Sauerstoff-Fluß wird in dieser Phase voll von der Lunge der Mutter aufgenommen, weil durch die körperliche Anstrengung die Atmung (Atemzeitvolumen) von normal 7 auf ebenfalls 30 bis 60 Liter pro Minute ansteigt. Infolge der Vervielfachung der Sauerstoff-Aufnahme des mütterlichen Organismus ergeben sich folgende Vorteile: Bei der *Mutter* tritt noch während der Geburtsphase höchster Anstrengung eine bedeutende Steigerung der körperlichen Leistungsfähigkeit durch vermehrte Bildung chemischer Energie (energiereiche Phosphate) ein. Außerdem ist nach Ende des Geburtsvorganges durch gleichzeitige Auslösung des Schaltmechanismus der Blutmikrozirkulation eine anhaltende Verbesserung des Sauerstoff-Status ihres Organismus gegeben. Beim *Kind* wird indirekt (reguliert durch die Plazenta) die sonst gegebene Sauerstoff-Mangelphase, die oft zur Zerstörung von Gehirnzellen führt, vermieden. Pilotbehandlungen mit diesem Prozeß, die sehr positiv verliefen, haben bereits stattgefunden. Sie werden gegenwärtig laufend fortgesetzt, um schnell zu statistischen Aussagen mit hohen Patientenzahlen zu kommen.

4.11.2. Durchführung des Prozesses

Die *Durchführung des Schnellprozesses mit Nutzung von hohem Fieber* erfolgt am Krankenbett. Zur Sauerstoffbereitstellung in Höhe von nur 150 Liter genügt der Inhalt einer 2-Liter-O_2-Druckflasche. Eine Flasche dieses Typs kann in einer dafür entwickelten Tragetasche (Fa. Allihn & Co, D-8000 München 70) sehr bequem transportiert werden. Einige Sauerstoff-Mehrschritt-Therapie-Zentren sind dazu übergegangen, einen *motorisierten O_2-Mehrschritt-Therapie-Bereitschaftsdienst für Fieberkranke* einzurichten. Diese Dienste sind meist so ausgerüstet, daß die O_2-Bereitstellung auch für das am Beginn dieses Kapitels besprochene Vorgehen (vgl. auch Abb. 71) ausreicht.
Bei dem Geburtshilfe-Prozeß wird vom Beginn der Wehen bis zum Ende der Geburt ein O_2-Fluß von 3 bis 4 Litern pro Minute appliziert. Dieser Fluß wird nur während der Austreibungsphase auf 30 bis 60 Liter pro Minute zeitweilig erhöht (maximal für 90 Minuten).

4.11.3. Wirkungen des Prozesses

Die Zusammenfassung von *Fakten und Meßergebnissen beim Einsatz des 25 min-O_2-Mehrschritt-Fieberprozesses* bringt Abb. 50 für ein typisches Beispiel. Ähnliche Ergebnisse wurden in zahlreichen weiteren Fällen mit hohem Fieber in verschiedenen von uns beratenen Kliniken erzielt. Der in seiner Einfachheit kaum zu übertreffende Prozeß mit Nutzung von hohem Fieber ist für Fieberkranke von erheblicher praktischer Bedeutung:

1. Es erfolgt in einer Zeitspanne mit kritischem Energie-

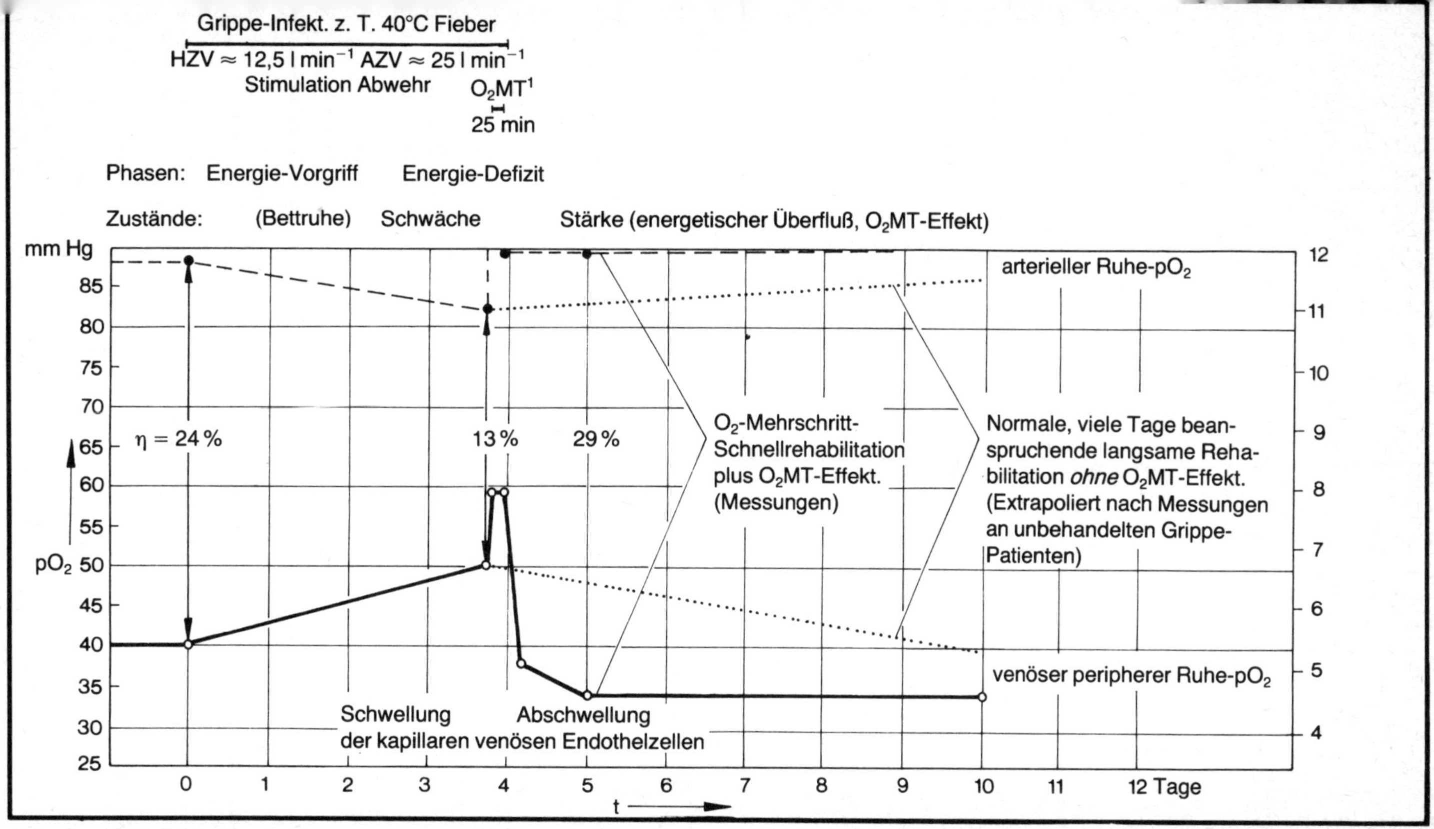

Abb. 50: Beispiel für den Verlauf des arteriellen und venösen Ruhe-pO_2 (Ruhe-η-Wert) bei einem Grippe-Infekt mit hohem Fieber und Nutzung der eintretenden Anstiege des Herz- und Atemzeitvolumens für einen O_2-Mehrschritt-Schnellprozeß zur Abkürzung der Rehabilitation auf wenige Stunden und zur Auslösung des anhaltenden Therapie-Effektes. Variante GK 2-III. pO_2-Messungen etwa zur gleichen Tageszeit (10 bis 12 Uhr)

[1] Maskenapplikator. O_2-Fluß. 25 l min^{-1} O_2. Oxygenabund® 30 min vor Beginn O_2-Inhalation.

VARIANTE KA 1: NIKOTINSÄURE-PROZESS (AMBULANT)

PROZESS FÜR DEN KOPF-HALS-BEREICH GEGEN REGULATORISCH BEDINGTE HYPOTONIE

PROGRAMMIERUNG DES 80 min-O_2-MEHRSCHRITT-NIKOTINSÄURE-PROZESSES ANHALTENDER WIRKUNG NACH MANFRED VON ARDENNE

VARIANTE: KOMBINATION KA 1 + GK 2 ZUR INTENSIVIERUNG DES SCHNELLPROZESSES IM BEREICH KOPF, HALS, LUNGE, HERZ

EINZELPROZESS

1. SCHRITT

20 min vor Beginn des Prozesses Gabe[1] von 1 Tablette **Oxygenabund** (30 mg Vitamin B_1, 75 mg Dipyridamol, 100 mg Magnesiumorotat)
Nikotinsäure (0,5 g)
Vitamin C (0,5 g)

2. SCHRITT

O_2

Für die Dauer des Prozesses (Flush, 60 min) **Inhalation von O_2** über einen Maskenapplikator mit Speicherblase (Zufuhr von 6 l O_2/min)

3. SCHRITT

Sicherung **guter Durchblutung** im Kopf–Hals–Lunge-Bereich durch Nikotinsäure

OBLIGATORISCHE ERGÄNZUNG

Nach Prozeß 30 min ruhen

EINMALIGE WIEDERHOLUNG NACH 8 TAGEN

BIOENERGETISCHE SCHNELLAUSLÖSUNG DES GENERALISIERT ABLAUFENDEN „ZELLULÄREN GEFÄSSWAND-SCHALTMECHANISMUS" DER MIKROZIRKULATION. BEI SPEZIFISCHER LENKUNG IN DEN KOPF-HALS-BEREICH, IN WELCHEM AUCH DAS BLUTDRUCK-REGELZENTRUM LOKALISIERT IST.

IMMEDIATMESSUNG MESSUNG DER RR-WERTE VOR DEM PROZESS (ZUR GLEICHEN TAGESZEIT WIE DIE SPÄTEREN MESSUNGEN)

KURERFOLGSMESSUNG MESSUNG ETWA 2 TAGE NACH **BEENDIGUNG** DES THERAPIEPROZESSES

KONTROLLMESSUNGEN NACH MONATEN BIS JAHREN ZUR BEURTEILUNG, OB EINE **PROZESSWIEDERHOLUNG** NOTWENDIG IST.

Abb. 51

[1] Auf nüchternen Magen!

vorgriff (Fieberphase) eine vermehrte Energiebildung und damit eine Kreislaufstützung, die vor allem bei Patienten im höheren Alter die Gefährlichkeit der Erkrankung stark senkt (Risikosenkung).
2. Der geschwächte energetische Status des Systems der körpereigenen Abwehr wird weiter angehoben.
3. Die Rehabilitationszeit wird meist auf wenige Stunden Dauer abgekürzt.
4. Bei berufstätigen Patienten tritt in der Regel eine starke Verringerung des Arbeitszeitausfalles ein, die ebenso im Interesse des Patienten wie des Arbeitgebers und der Krankenkassen liegt.

Obwohl über die beschriebene Nutzung des Fiebers zur Risikosenkung und Abkürzung der Rehabilitation erst wenige Mitteilungen an die Öffentlichkeit gelangten, sind bereits überraschend viele Anfragen von Fieberkranken an O_2-Mehrschritt-Therapie-Zentren mit Bitten um Hilfe durch die besprochenen O_2-Mehrschritt-Fieber-Maßnahmen gerichtet worden. Aus dieser Tatsache läßt sich die Vermutung ableiten, daß die in diesem Abschnitt beschriebenen einfachen Prozesse im künftigen Gesundheitswesen eine häufige Anwendung finden dürften.

Beim Geburtshilfe-Prozeß waren die Eindrücke so positiv, daß von den Gynäkologen die Beibehaltung dieser Methodik beschlossen wurde.

4.12.1. Programmierung des 80 min-O_2-Mehrschritt-Nikotinsäure-Prozesses (Variante KA 1)

Unter den gegenwärtigen Umweltbedingungen in den Industriestaaten hat die Zahl der Personen, die unter zu niedrigem Blutdruck (Hypotonie) leiden, erheblich zugenommen. Als Auswirkung von zu niedrigem Blutdruck sind Leistungsschwäche, Interesselosigkeit, Schwindelerscheinungen, häufige Müdigkeit, Gedächtnisschwäche, Instabilität des Kreislaufs und Auslösung der Ménière-Krankheit mit Drehschwindel, die nicht selten zum Verlust des Hörvermögens auf dem rechten Ohr führt, zu nennen. Die Pharmaka, die gegen zu niedrigen Blutdruck angeboten werden, sind wenig und nur kurzzeitig wirksam. Bei dieser Situation sollte ein Prozeß, der in etwa 60% der Fälle für Jahre bis Jahrzehnte eine Renormalisierung des Blutdruckes herbeiführen kann, großem Interesse begegnen. Ein solcher Prozeß, der offenbar an dem im Halsbereich liegenden Blutdruckregelzentrum angreift und dort bleibende positive Veränderungen herbeiführt, wurde 1973 von M. von Ardenne entdeckt und beschrieben.

Die *Konzeption des Prozesses gegen regulatorisch bedingte Hypotonie* ergab sich aus einer Arbeitshypothese mit fast primitiven Überlegungen zur energetischen Lage im Blutdruckregelzentrum. Die Hypothese ging von der Vermutung aus, daß durch länger anhaltenden streßbedingten Sauerstoffmangel (Energiemangel) eine »Verschlackung« im Gefäßsystem des Blutdruckregelzentrums eingetreten ist. Weiter wurde davon ausgegangen, daß die Entschlackungen Vorgänge sind, welche viel Energie zur Auslösung und zum Ablauf brauchen. Die wegweisende Schlußfolgerung war, daß ein Prozeß zu gestalten sei, der im Halsbereich zeitweilig einen außergewöhnlich energiereichen Zustand verursacht. Die Wegweisung durch diese Arbeitshypothese erwies sich als erfolgreich.

Die *Programmierung des so gefundenen 80 min-O_2-*

Mehrschritt-Nikotinsäure-Prozesses ist in Abb. 51 angegeben. Das Besondere des Prozesses ist die orale Vorausgabe eines Präparates von 0,5 g Nikotinsäure und 0,5 g Vitamin C möglichst auf nüchternen Magen. Die Wirkung beginnt dann nach etwa 20 Minuten. Die Nikotinsäure führt über die Dauer von etwa 60 Minuten zu einer sehr bedeutenden Erhöhung der Mikrozirkulation auch im Hals-Kopf-Bereich und daher im dort liegenden Regelzentrum. Wenn während der Zeitspanne der Mikrozirkulationssteigerung eine O_2-Applikation mit einem Fluß von 5 bis 6 Litern pro Minute vorgenommen wird, dann erfolgt in einem hohen Prozentsatz der Fälle ein wesentlicher Beitrag zur Renormalisierung des Blutdruckes (RR-Werte) bei Patienten mit regulatorisch bedingter (also nicht kardial bedingter) Hypotonie. Aus zahlreichen RR-Messungen an Patienten, die zur Optimierung der Anwendung dieses Prozesses durchgeführt wurden, ergab sich, daß der beschriebene *Prozeß zweckmäßig einmal im Zeitabstand von etwa ein bis vier Wochen zu wiederholen* ist, um den vollen Effekt zu erzielen. Als entscheidend für das Besserungsgefühl hat sich die Stabilisierung der Blutdruckregulation bei abruptem Lagewechsel (Orthostase-Syndrom) erwiesen.

4.12.2. Durchführung des Prozesses

Die *Durchführung des 80 min-O_2-Mehrschritt-Nikotinsäure-Prozesses* erfolgt so, daß etwa 20 Minuten nach oraler Gabe der angegebenen Pharmaka über einen Maskenapplikator die Applikation des Sauerstoffs mit einer Flußeinstellung auf 5 bis 6 Liter pro Minute eingeleitet wird. Die Gabe des Sauerstoffs wird während der einsetzenden starken Rötung der Kopfhaut (Flush-Effekt) vorgenommen. Die Gesamtprozeßdauer der Pharmakagabe bis zum Ende des Flush-Effektes und der O_2-Applikation beträgt nur etwa 80 Minuten. Dieser den Organismus etwas belastende Prozeß wird zweckmäßig im Liegen und unbedingt unter Kontrolle durch einen Arzt absolviert. Nach Prozeßende ist eine Ruhezeit von etwa 30 Minuten zu empfehlen. Bei sehr seltener Auslösung von allergischen Erscheinungen ist die sofortige Applikation von Antihistaminika vorzunehmen. – Zusätzliche physikalisch-therapeutische Maßnahmen bei Beschwerden durch zu niedrigen Blutdruck wie Wechselduschen, Bürstenmassage, Wassertreten vervollständigen den auf Stabilisierung der Blutdruckregulation abzielenden Prozeß.

4.12.3. Wirkungen des Prozesses

Eine Übersicht über die *Wirkungen des Prozesses* bei einer größeren Zahl von Patienten mit regulatorisch bedingter Hypotonie wurde bereits in der wissenschaftlichen Originalliteratur veröffentlicht. Ein sehr typisches *Beispiel für die Wirkung* dieses Prozesses ist in Abb. 52 beschrieben und kommentiert. Es gelang hier, die anhaltende und endgültige Erhöhung der Blutdruckamplitude eines Hypotonikers von 25 mm Hg (3,3 kPa) auf schließlich 60 mm Hg (8 kPa).

In zahlreichen Fällen wurden auch im zerebralen Bereich (O_2- und Glukosestoffwechsel des Gehirns) sehr eindrucksvolle therapeutische Effekte erzielt. Bei den indizierten Patienten gehört die hier beschriebene wenig zeitaufwendige Behandlungsmethode zu den dankbar-

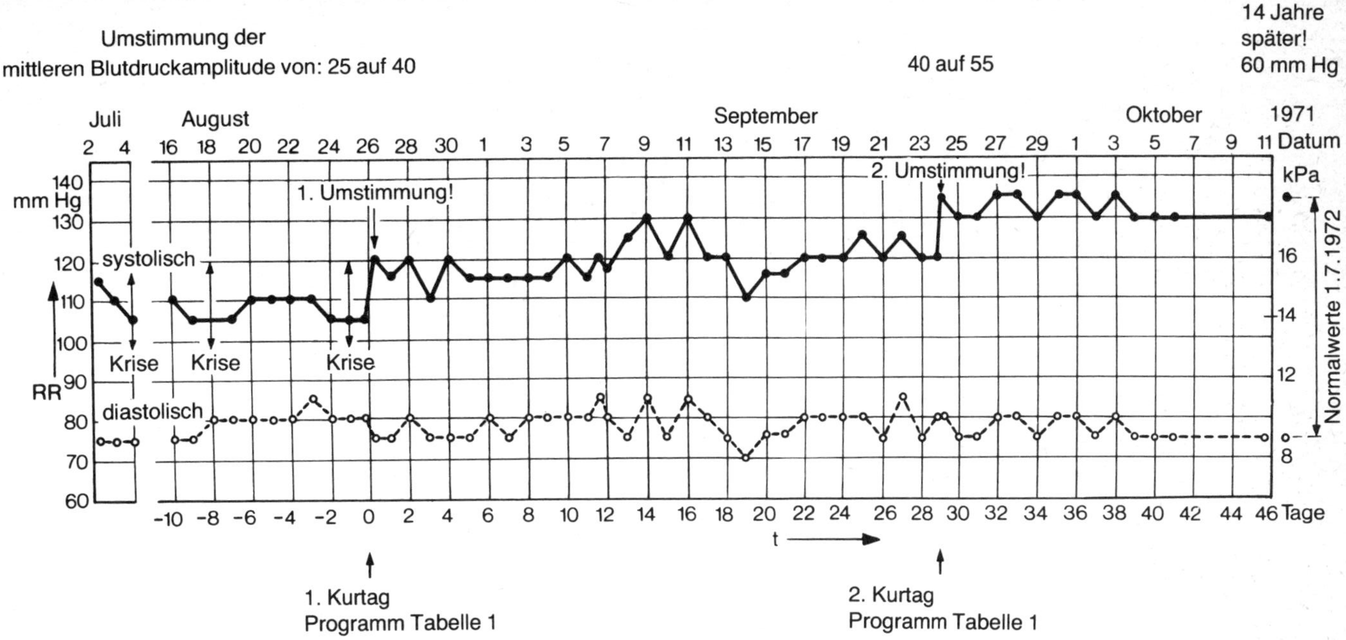

Systolischer und diastolischer Blutdruck (gemessen um 7^{00}h, nüchtern, ohne Belastung, im Sitzen) anfänglich z. T. während einer mehrere Wochen bestehenden schweren Kreislauflabilität und nach anhaltender Umstimmung durch den angegebenen 80 min-O_2-Mehrschritt-Nikotinsäure-Prozeß.[1]

Abb. 52: Messungen über die anhaltende Erhöhung des systolischen Blutdruckes von 105 auf 130 mm Hg und der Blutdruckamplitude von 25 auf 55 mm Hg durch zwei O_2-Mehrschritt-Prozesse nach Abschnitt 4.12. bei einem Hypotoniker (Alter 64 Jahre). In der Phase vor der 1. Umstimmung lösten sklerogene Noxen wiederholt spontane Kreislaufkrisen des Typs Ménière aus.

[1] Pulswerte unter diesen Meßbedingungen zwischen 66 und 72 vor und nach 1. und 2. Umstimmung (Prozeß bewirkt kaum Änderungen der Pulsfrequenz, aber Übergang von weichem zu hartem Puls).

sten Varianten der Sauerstoff-Mehrschritt-Therapie, weil die Wirkung vom Patienten fast unmittelbar nach Prozeßende, spätestens aber einen Tag danach, verspürt wird, weil diese Wirkung den Patienten oft wieder zur normalen Lebensführung zurückbringt und weil die Wirkung sich in der Verbesserung der RR-Zahlen schnell dokumentiert. Es gibt wenige Therapieprozesse in der Medizin von so kurzer Dauer und Einfachheit, welche einen so starken, für Patient und Arzt überraschenden Wandel im Befinden herbeiführen.

5. Unterschiede bei der Auslösung der anhaltenden Verbesserung des O_2-Status in den verschiedenen Organen und Geweben des menschlichen Organismus

Unterschiede der Auswirkungen von O_2-Mangelzuständen in verschiedenen Organen und Geweben des menschlichen Körpers einerseits und beobachtete Unterschiede des Ansprechens auf die Beseitigung von O_2-Mangelzuständen andererseits regten dazu an, der (gemeinsamen) Ursache für diese Unterschiede nachzugehen. Aus Sicht der Sauerstoff-Mehrschritt-Therapie-Forschung dürfte die Ursache in einer *unterschiedlichen Höhe der Schaltschwelle* des entdeckten *bioenergetisch gesteuerten Schaltmechanismus der Blutmikrozirkulation* liegen.

Wenn durch die besprochenen O_2MT-Prozeßvarianten oder durch ihre Umkehrung in Richtung »O_2-Mangelzustände über eine bestimmte Zeit« gleichzeitig der O_2-Partialdruck am venösen Ende fast aller Kapillaren des Organismus über eine bestimmte Zeitspanne sich ändert, so ergibt sich eine *Summenwirkung*. In den vorausgehenden Abschnitten des Buches ist für die Beurteilung der O_2-Situation und ihrer Dynamik stets nur die Summenwirkung betrachtet worden.

Bekanntlich ist die *O_2-Utilisation in Abhängigkeit von der O_2-Verbrauchsrate in den einzelnen Organen und Geweben sehr verschieden.* Dies hat zur Folge, daß der venöse pO_2 der verschiedenen Organe und Gewebe große Unterschiede aufweist. Die *Skala der $pO_{2\text{-}ven}$-Werte für Normalpersonen in Ruhe* ist in Abb. 53 B, untere Reihe

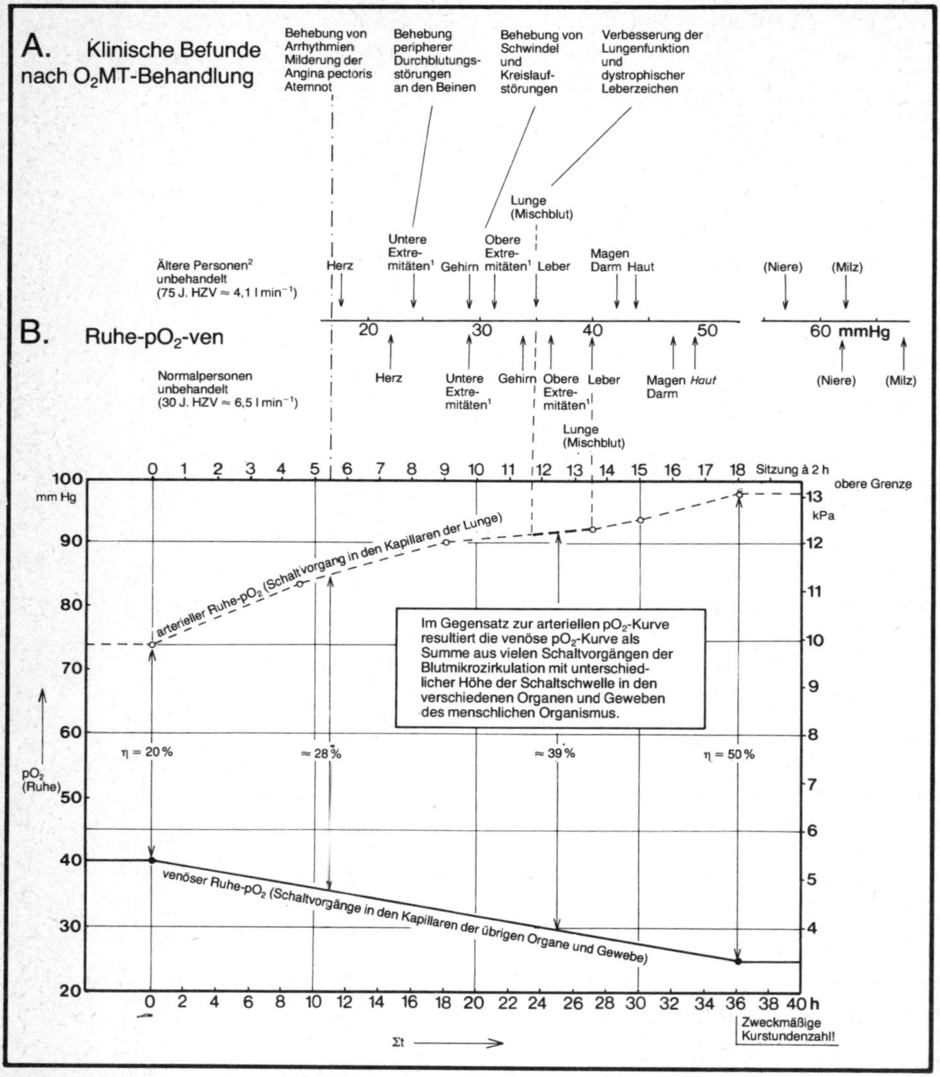

Abb. 53: Korrelation zwischen der Auslösung klinischer Befunde (A) in verschiedenen Körpergeweben mit wachsender Sitzungszahl des 36h-O_2-Mehrschritt-Prozesses und dem Wert des venösen Ruhe-pO_2 (B) dieser Körpergewebe.
Unten: Typische Verläufe des arteriellen und venösen Ruhe-pO_2 mit wachsender Zahl Σt von Prozeßstunden
Probanden: N = 8. Alter 65 bis 85 Jahre
Uhrzeit der Messungen ≈ 10h. Während der 1. Sitzung O_2-Fluß 4 l min^{-1} betrug $pO_{2\text{-art}} = 142 \pm 12$ mm Hg

[1] Messung in Ruhe und im Stehen

[2] Bei erniedrigtem $pO_{2\text{-art}}$ (hohes Alter, Distreß) verkleinern sich infolge einer Gegenregulation die Werte des Ruhe-$pO_{2\text{-ven}}$, ebenso nach Hochschaltung der Mikrozirkulation durch O_2-Mehrschritt-Therapie.
Das Absinken des Herzzeitvolumens HZV in höherem Alter (Blutflußabnahme) setzt die Schwelle für Tief- und Hochschaltung der Mikrozirkulation herab.

angegeben. Sie reicht von 22 mm Hg bzw. 2,9 kPa (Herz) bis 68 mm Hg bzw. 9 kPa (Milz). Das der Lunge zugeführte *Mischblut* hat bei Körperruhe und kompensierter Herzleistung einen Ruhe-$pO_{2\text{-ven}} \approx 40$ mm Hg bzw. 5,3 kPa (Alter 30 Jahre).

Aus der schon oben gebrachten Abb. 10 geht hervor, daß der Ruhe-Misch-$pO_{2\text{-ven}}$ im höheren Lebensalter bis auf etwa 35 mm Hg bzw. 4,7 kPa abnimmt. Die Abnahme ist offenbar eine Gegenregulation der Natur, um dem starken Absinken des arteriellen Ruhe-pO_2 mit dem Lebensalter entgegenzuwirken. Entsprechend der Abnahme des Misch-$pO_{2\text{-ven}}$ um durchschnittlich 5 mm Hg bzw. 0,67 kPa im Alter von 75 Jahren tritt für dieses Alter um etwa den gleichen Betrag eine Abnahme der den Organen und Geweben zugeordneten Ruhe-$pO_{2\text{-ven}}$-Werte ein. Die Skala der Ruhe-$pO_{2\text{-ven}}$-Erwartungswerte für ältere unbehandelte Personen ist in Abb. 53 B, obere Reihe angegeben.

Schon in Abschnitt 2. wurde darauf hingewiesen, daß die O_2-Versorgung der Endothelzellen am venösen Kapillarende im wesentlichen von zwei Faktoren abhängt, der Größe des venösen Sauerstoffpartialdruckes und der Größe des Blutflusses in der Kapillare. Die Höhe der Schaltschwelle für die Mikrozirkulation, d. h. die Auslösung der anhaltenden Verbesserung des O_2-Status durch die Prozesse der Sauerstoff-Mehrschritt-Therapie wird deshalb einerseits durch die Größe des venösen Sauerstoffpartialdruckes am Ausgang der Kapillaren der Gewebe und Organe des Organismus und andererseits von der Stärke des Blutflusses in der Kapillare bestimmt.

Der Grund dafür, daß bei älteren Personen häufiger eine Tiefschaltung der Mikrozirkulation (Herzinfarkt, Claudicato intermittens) eintritt, dürfte besonders im Rückgang des nutritiven Kapillarblutflusses liegen. Diesem peripheren »Abnutzungsphänomen« überlagert sich die Reduktion zentraler Kreislaufparameter (Abnahme des Herzzeitvolumens).

Unter Bedingungen mit (zunächst) gleichbleibender Stärke der Mikrozirkulation, wie sie bei unbehandelten Personen anzunehmen sind bzw. unter Vernachlässigung der Unterschiede des kapillären Blutflusses Q der einzelnen Organe (Herz!) und Gewebe, bietet die Skala des Ruhe-$pO_{2\text{-ven}}$ der verschiedenen Organe und Gewebe (Abb. 53 B) einen rohen Hinweis auf den *mittleren Gefährdungsgrad der verschiedenen Organe und Gewebe bei eintretendem O_2-Mangel* (hohes Alter, stressorische Einflüsse). Hiernach wäre bei O_2-Mangel eine Gefährdung durch Tiefschaltung der Mikrozirkulation zuerst am Herzen (Myokardinfarkt) zu erwarten und dann bei den unteren Extremitäten sowie ferner im Gehirn (Kreislaufstörungen, Schwindel). Entsprechend ist eine *Hilfe durch Hochschaltung der Mikrozirkulation mit Prozeßvarianten der Sauerstoff-Mehrschritt-Therapie oder Ausdauertraining* ebenfalls zuerst (schon nach einem Teil der gesamten Prozeßdauer) beim Herzen, dann bei den unteren Extremitäten sowie beim Gehirn (cerebroviscerale Regulationsstörungen z. B. des Kreislaufs, hirnorganische Psychosyndrome) zu erwarten.
Die vorstehend formulierten Gesetzmäßigkeiten erschließen neue Einblicke in das multifaktorielle Geschehen bei verschiedenen wichtigen auf O_2-Mangel beruhenden Krankheiten, Leiden und Beschwerden.

Wegen der gefundenen Korrelation zwischen Güte des O_2-Status und Stärke der körpereigenen zellulären Abwehr sind *im menschlichen Organismus in Abhängigkeit vom Ort aus Sicht dieser Arbeit bedeutende Verschieden-*

heiten der Stärke des Abwehrvermögens zu erwarten. Diese Einschätzung gewinnt noch an Gewicht, wenn dazu übergegangen wird, auch die lokalen Schwankungen der Abwehrzelldichte (Verschiedenheiten in den Parametern des Kapillarnetzes und der Mikrozirkulation usw.) zu berücksichtigen. *Krebsgeschwülste dürften sich mit größerer Häufigkeit an den Stellen des Organismus manifestieren, wo über eine gewisse Zeit örtliche Minima des O_2-Status und Minima der Abwehrzelldichte bestanden haben.*

Besonders einfach ist es, O_2-Status-Minima im Bereich der Haut z. B. durch transcutane Großarealmessung des pO_2 zu erkennen. Oft bilden sich am Ort solcher Minima Hautanomalien aus, die durch Stimulierung der körpereigenen Abwehr zum Verschwinden gebracht oder mindestens abgeschwächt werden können (oben Abb. 49). Untersuchungen dieser Art leiten zu einem interessanten dermatologischen Forschungsbereich.

Die durch Verschlechterung des O_2-Status ausgelösten *peripheren Durchblutungsstörungen an den unteren Extremitäten,* die oft mit einer Beinamputation enden, gehören bekanntlich zu den häufigsten Krankheiten, vor allem des höheren Lebensalters und bei Diabetikern. Dieser Tatbestand dürfte sich aus dem schon (siehe auch Abb. 53 B) besprochenen niedrigen Wert des venösen, im Stehen gemessenen Ruhe-pO_2 dieses Bereiches der Skelettmuskulatur im Zusammenwirken mit dem Absinken der Ruhe-O_2-Aufnahme des Organismus bzw. des Herzzeitvolumens HZV auf z. B. relativ zum Maximum (30 Jahre) etwa 65 bzw. 62% im Alter von 75 Jahren erklären.

Zur Abrundung unserer Vorstellungen erschien es notwendig, eine Antwort auf die Frage zu gewinnen, warum

gerade die unteren und nicht die oberen Extremitäten bevorzugt von dieser Krankheit befallen werden und warum die O_2-Mehrschritt-Therapie (sowie auch UVB-HOT*-Therapie und Ozontherapie) bevorzugt gerade gegen Durchblutungsstörungen der unteren Extremitäten meist einzigartige Hilfe gibt (Abb. 53 A). Zur Beantwortung dieser Fragen wurden *Messungen des Ruhe-$pO_{2\text{-}ven}$ an den unteren und oberen Extremitäten im Stehen* vorgenommen, deren mittlere Werte in Abb. 53 B eingetragen sind. In Übereinstimmung mit unseren Vorstellungen wurde gefunden, daß der *venöse Ruhe pO_2 in der unteren Extremität bedeutend tiefer liegt als bei der oberen Extremität* (Messung im Stehen), und zwar um 7 mm Hg bzw. 0,9 kPa. In diesem Ergebnis dürfte die Erklärung für die Bevorzugung der unteren Extremität bei der pathogenen Tiefschaltung der Mikrozirkulation in der Skelettmuskulatur und bei der therapeutischen Hochschaltung liegen.
Im Rahmen dieser Untersuchungen ergaben sich Informationen über den *Verlauf des venösen Ruhe-pO_2 und der Blutmikrozirkulation in der unteren Extremität während des pathogenen und therapeutischen Geschehens,* die in Abb. 54 zusammengefaßt sind. Zunächst mag es befremdlich erscheinen, daß bei hohem Wert des lokalen Misch-$pO_{2\text{-}ven}$ eine schlechte O_2-Versorgung der Kapillarwandzellen sich ergeben kann (Abb. 54 C) und daß umgekehrt bei besonders tiefem Wert des lokalen Misch-$pO_{2\text{-}ven}$ die beste O_2-Versorgung (Abb. 54 E) eintreten kann. Dieser paradoxe Befund findet seine Erklärung in dem Überwiegen der im ersten Fall sehr niedrigen und im zweiten Fall sehr hohen nutritiven Kapillarperfusion. – Die Dynamik der Mikrozirkulation trägt auch dazu bei, daß bei der $pO_{2\text{-}ven}$-Steuerung des ent-

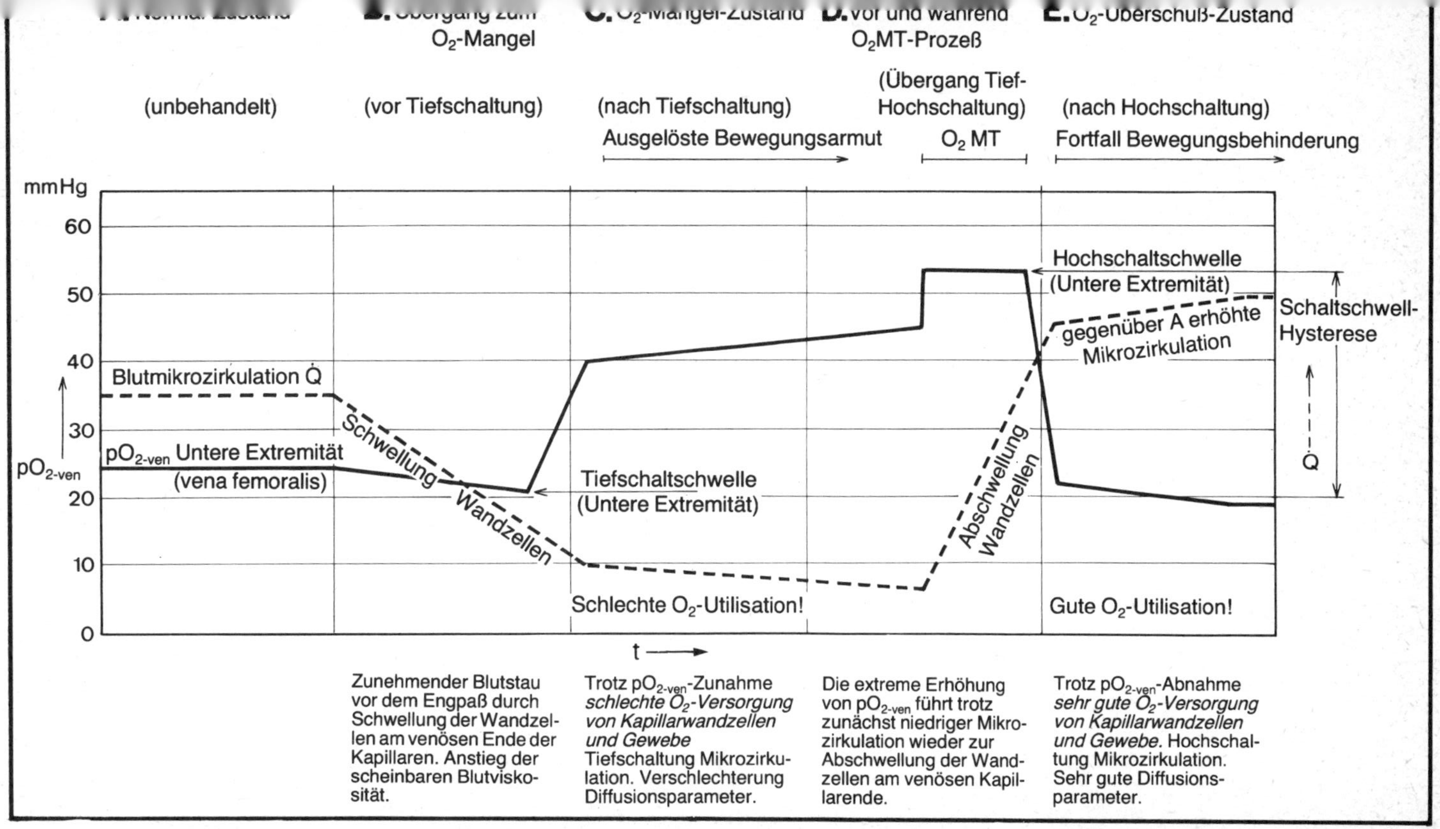

Abb. 54: Der Verlauf des venösen O_2-Partialdruckes $pO_{2\text{-ven}}$ und der Blutmikrozirkulation Q in einem speziellen Körpergewebe beim Übergang aus dem Normal-Zustand (A) zum O_2-Mangel (B) und in den O_2-Mangel-Zustand (C) sowie während (D) und nach (E) Durchführung eines O_2-Mehrschritt-Prozesses.

Dargestellt am Beispiel der peripheren Durchblutungsstörung einer unteren Extremität und der Behebung dieser Störung durch Sauerstoff-Mehrschritt-Therapie. Richtwerte und arbeitstheoretische Vorstellungen.

deckten Schaltmechanismus *die* $pO_{2\text{-ven}}$*-Werte der Schaltschwelle für Tief- und Hochschaltung der Mikrozirkulation weit auseinander liegen* (Abb. 54 rechts).
Die durch periphere Durchblutungsstörungen der unteren Extremitäten eintretende *Bewegungsbehinderung* führt in der Regel zu einer bewegungsarmen Lebensweise. Nach Abschnitt 3.2. gehört *länger anhaltende Bewegungsarmut zu jenen stressorischen Einflüssen, welche eine besonders starke Verschlechterung des* O_2*-Status* entstehen lassen. Die eintretende Bewegungsarmut hat daher eine Verstärkung des die Tiefschaltung der Mikrozirkulation auslösenden O_2-Mangels zur Folge. Dieser Circulus vitiosus bewirkt ein *besonders stabiles Einrasten der Tiefschaltung;* die nutritive Kapillarperfusion erliegt fast völlig. Deshalb kommt zur Bekämpfung peripherer Durchblutungsstörungen in den unteren Extremitäten meist die *Intensivvariante der Sauerstoff-Mehrschritt-Therapie* (Abschnitt 4.7.) zur Anwendung. Die Intensivvariante ist in den Zentren für Sauerstoff-Mehrschritt-Therapie-Behandlungen bereits in vielen Fällen gegen Durchblutungsstörungen der unteren Extremitäten mit Erfolg eingesetzt worden. Zahlreiche erfolgreiche Behandlungsergebnisse wurden erzielt: Patienten, die jahrelang als schwere Pflegefälle ihre Umgebung belasteten, verließen das Bett und kehrten zu einem Leben mit körperlicher Bewegung zurück; sehr häufig war nach der O_2MT die abgesunkene Temperatur des Beines wieder zur Norm angehoben, und eine bereits vorgesehene Amputation konnte unterbleiben; bei fast allen Behandlungen in Frühstadien dieses Leidens ergaben sich äußerst eindrucksvolle Vergrößerungen der schmerzfreien Gehstrecke.
Wenn gerade dieses Leiden und seine Bekämpfung

durch O_2MT-Prozesse als Lehrbeispiel ausgewählt wurde, so bestand dabei die Absicht, ein solches pathogenes Geschehen darzustellen, welches die *spezifische Eigenheit hat, den O_2-Status des Organismus noch zusätzlich zu verschlechtern, und zwar durch vom Leiden erzwungene Bewegungsarmut.* Die Notwendigkeit einer frühen Behebung von Leiden dieser und ähnlicher Art sollte im künftigen Gesundheitswesen viel stärker anerkannt werden, denn Bewegungsbehinderung und Bewegungsarmut bedingen infolge Verschlechterung des O_2-Status (Abnahme der Kreislaufreserven) eine sehr kritische Verringerung der Lebenserwartung.

6. Regelmässiges Bewegungstraining als Schlüssel für ein langes lebenswertes Leben mit der Sauerstoff-Mehrschritt-Therapie

Nach den in Abschnitt 3.1. zusammengefaßten Forschungen muß die *Abnahme der Pumpleistung des Herzens* (Herzzeitvolumen HZV) *mit fortschreitendem Alter als derjenige Vorgang angesehen werden, der aus energetischer Sicht als Schicksal über dem Leben des Menschen steht.* Die Abnahme der Pumpleistung des Herzens bewirkt sowohl eine kritische Verschlechterung des O_2-Status unseres Körpers als auch einen kritischen Rückgang des Blutflusses in den Kapillaren, also jener beiden Faktoren, die zusammen die Güte der Substratversorgung der Organe und Gewebe des Organismus bestimmen (Abschnitte 2.2. und 3.1.). Nach der oberen gestrichelten Kurve in Abb. 12 ist es möglich, trotz der Abnahme der Herzleistung auch in sehr hohem Alter einen besseren Ruhe-O_2-Status als in der Jugend durch Prozesse der O_2-Mehrschritt-Therapie herbeizuführen. Das ist ein wunderbares Ergebnis, welches aber keinen direkten Einfluß auf den Verlauf des altersbedingten Rückgangs von Herzleistung und Mikrozirkulation hat. Bei diesen Zusammenhängen muß die *anhaltende Erhöhung der Pumpleistung des Herzens im Alter als Hauptschlüssel für ein langes und lebenswertes Leben angesehen werden.* Das Mittel für anhaltende HZV-Erhöhung ist, wie die Sportmedizin gelehrt hat (H. W. Knipping, W. Hollmann), *regelmäßiges Bewegungstraining.* Die Möglichkeit, durch O_2-Mehrschritt-Prozesse den Sauerstoffbzw. Energiestatus des menschlichen Organismus auch im hohen Alter auf sehr gute Werte zu bringen, hat aber indirekte Bedeutung, weil ein *wesentlich erhöhter Energiestatus den Organismus meist in die Lage versetzt, auch im hohen Alter ein kräftiges regelmäßiges Bewegungstraining durchzuführen.*

Das in Abb. 55 wiedergegebene Foto zeigt ein Beispiel

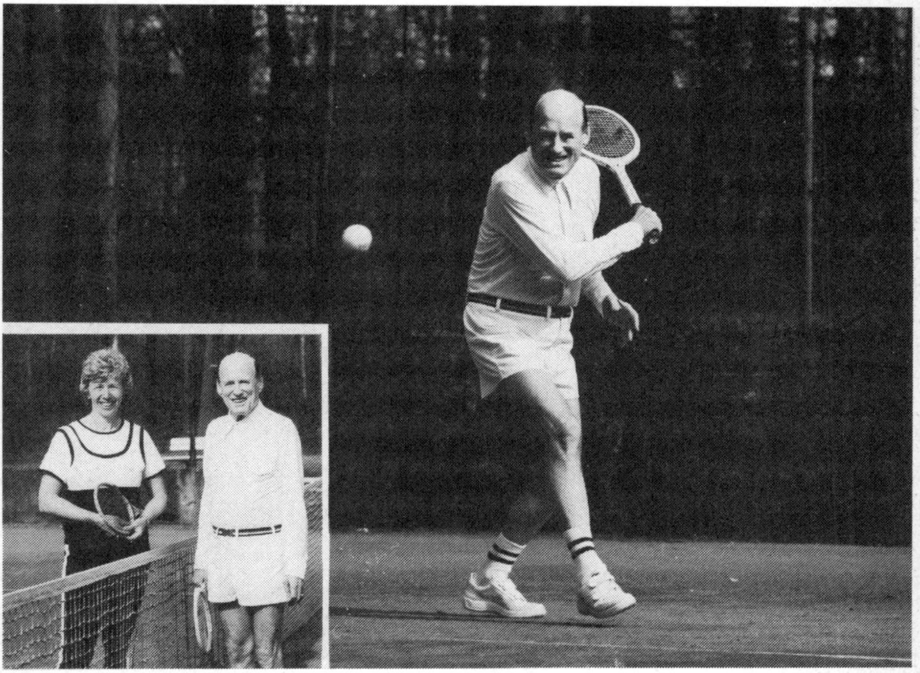

.bb. 55: Beim Tennis 1984 mit der früheren DDR-Meisterin Eva Johannes nach zwei in der vorangeangenen Woche durchgeführten 15 min-O_2-Mehrschritt-Schnellprozessen. Aus den Büchern von V. Hollmann (Leiter Institut für Kreislaufforschung und Sportmedizin Köln) hatte ich gelernt, daß der *lie Herzleistung wieder erhöhende Trainingseffekt im Myokard nur eintritt, wenn mit gewisser Regelmäßigkeit die Pulsfrequenz auf den Wert 180 minus Lebensalter* (bei mir 105 bis 115 pro Minute) *für 30 bis 60 min gesteigert wird.* Das war beim Tennisspiel der Fall, aber nicht bei einfacher Gartenarbeit. Dies soll auch ein Hinweis für meine (gesunden) älteren Leser sein. 77 Jahre

für diese *Sekundärwirkung der Sauerstoff-Mehrschritt-Therapie.*
Als Ergänzung aller Prozeßvarianten der Sauerstoff-Mehrschritt-Therapie ist regelmäßiges Bewegungstraining vorgesehen. Die Art der Durchführung des Trainings hängt einerseits von dem Alter, der Bewegungsfähigkeit, der Art einer eventuell gegebenen Bewegungsbehinderung, dem körperlichen Leistungsvermögen und den Wünschen des Patienten in bezug auf die von ihm bevorzugte Bewegungsart (z. B. Sportart) ab, sowie andererseits von der vorgesehenen Prozeßvariante. Wegen der entscheidenden Bedeutung einer erfolgreichen Realisierung des regelmäßigen Bewegungstrainings (mit wesentlicher Anhebung von Herzzeitvolumen und Herzschlagvolumen über den altersgemäßen Erwartungswert, Abb. 9 und 32) für das weitere gesundheitliche Schicksal des Patienten sollte zwischen ihm und seinem behandelnden Arzt eine *sehr gründliche Beratung über die zweckmäßige individuelle Gestaltung und Programmierung des regelmäßigen Bewegungstrainings stattfinden.* Auch sollte das Ergebnis für Patient und Arzt schriftlich fixiert werden.
Gemeinsam ist für alle Arten des Bewegungstrainings, daß sie *ohne* Applikation von Sauerstoff und mit einer so starken körperlichen Belastung, die an die sogenannte »aerob-anaerobe Grenze« des Stoffwechsels heranführt, durchgeführt werden. Diese aus der Sportmedizin stammende Formulierung klingt sehr wissenschaftlich. Einfacher zu verstehen ist es, wenn gesagt wird, die körperliche Belastung soll so stark sein, daß »man ins Schwitzen kommt«. Genauer läßt sich diejenige körperliche Belastung, welche einen guten Trainingseffekt liefert, finden und kontrollieren, wenn die eintretende Pulserhöhung

als Kennzahl genommen und die Pulsfrequenz nach der *Hollmanschen Regel* auf

$$f = 180 - \text{Lebensalter (pro Minute)}$$

durch Belastung herbeigeführt wird. Digital den *Momentanwert anzeigende elektronische Pulsmesser* mit Signalgeber am Ohrläppchen, wie in Abb. 56 fotografiert, bilden eine wesentliche Hilfe bei dieser Regie.

Naheliegend ist die Frage, welche Trainingszeit pro Tag bei Wahl der körperlichen Belastung nach vorstehender Regel mindestens aufzuwenden ist, um den gewünschten Trainingseffekt zu erzielen. Das Ausdauertraining

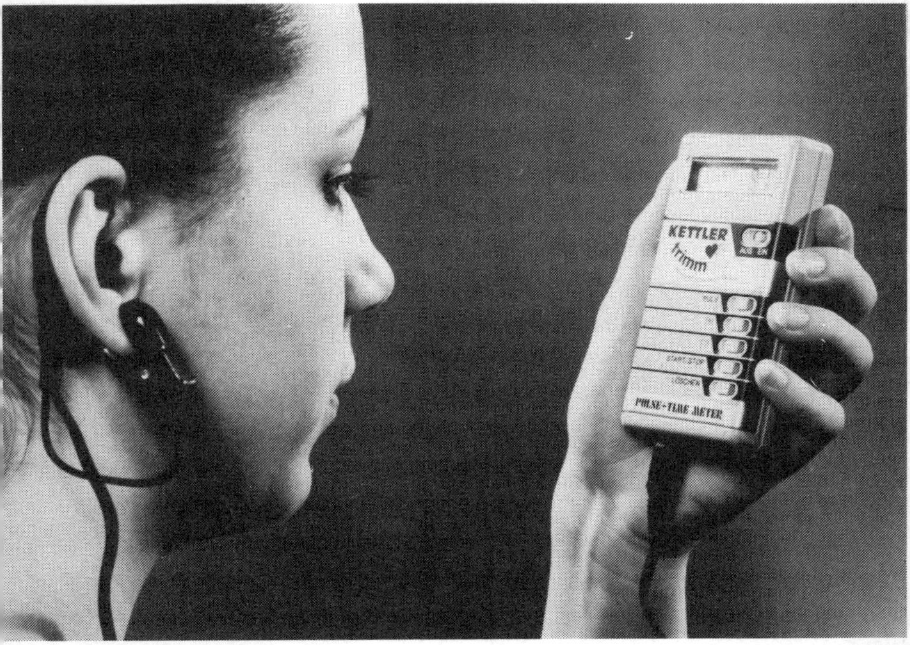

b. 56: Momentanpulsmesser als Hilfe bei Einstellung der optimalen Pulsfrequenz für das Bewe-
ngstraining. (Fa. Kettler, D-4763 Ense Parsit)

der Sportmedizin ist für sich allein betrachtet mit einer Gesamtdauer von ungefähr 10 Wochen recht zeitaufwendig und kann älteren (besonders bewegungsbehinderten) Probanden sehr oft nicht mehr zugemutet werden. Die Frage des *Mindestzeitaufwandes zur Erzielung des Trainingseffektes* ist von der Kölner Sportmedizin unter Leitung von Wildor Hollmann speziell untersucht und beantwortet worden. Die Antwort lautete: *mindestens 10 Minuten anstrengendes Bewegungstraining täglich über 20 Tage.*

Ein solches *kardio-pulmonales Minimaltraining* ließ sich gut in das Programm des 36 Stunden-18 Tage O_2-Mehrschritt-Therapie-Prozesses einbauen. Wie oben aus dem Programmierungsschema der Einzelsitzung in Abb. 30 hervorgeht, wurde das ohne Sauerstoffapplikation durchzuführende Training an das Sitzungsende gelegt, mit Aufteilung auf zwei Zeitspannen zu je 5 Minuten. Diese Aufteilung wurde vorgenommen, um das Training für ältere Personen, welche es mit Vorrang brauchen, in der Durchführung etwas zu erleichtern. Für die angepaßte körperliche Belastung des Patienten sind gute Erfahrungen mit Fahrradergometern, Heimtrainern, Stufensteigeinheiten und Handgeräten in Verbindung mit dem elektronischen Momentanpuls-Anzeigegerät gesammelt worden. Aus dem oben in Abb. 32 gebrachten *Beispiel für die Wirkung dieses kardio-pulmonalen Minimaltrainings* sei angeführt, daß eine Erhöhung des Herzschlagvolumens von 63 auf 75 ml und eine Erhöhung des Herzzeitvolumens von 4,5 auf 5,0 l pro Minute gemessen wurde. Die Einbeziehung des kardio-pulmonalen Minimaltrainings in den 36-Stunden-Prozeß erfolgte, weil auf diese Weise für den Patienten kein zusätzlicher Zeitaufwand für das Training sich ergab. Selbstverständlich ist dieses Vorgehen nur eine der vielen Möglichkeiten, die praktiziert werden.

Schon oben wurde darauf hingewiesen, daß die bedeutende Verbesserung des O_2-Status durch die Prozesse der Sauerstoff-Mehrschritt-Therapie auch ältere Personen in die Lage versetzt, zu einer kraftvolleren Lebensweise überzugehen. Wir sprachen hier von einer »Sekundärwirkung« der Sauerstoff-Mehrschritt-Therapie. Es erscheint daher durchaus sinnvoll, das ohne O_2-Applikation durchzuführende *Training von dem Behandlungsprozeß völlig abzutrennen* und zu irgendeinem bequemen Zeitpunkt des Tages durchzuführen. Auf diese Weise kann der Patient, am Anfang ärztlich beaufsichtigt und kontrolliert, sich an die ausgewählte Trainingsform gewöhnen und dann nach Ende der Behandlung dieses Training regelmäßig weiter fortsetzen, um auch der *Forderung nach Übergang zu kraftvoller Lebensweise* zu entsprechen.

Schon oben wurde als eine der Möglichkeiten für die Trainingsdurchführung erwähnt: Im bergigen Gelände 10 Minuten lang einen aufsteigenden Weg mit solcher Geschwindigkeit zu gehen, daß die Pulsfrequenz im Momentan-Pulsmeter gerade der geforderten Frequenz f = 180 − Lebensalter (pro Minute) entspricht. In idealer Weise und gewissermaßen von selbst ist die Trainingsfrage bei *Bergbewohnern* gelöst, zu deren Lebensweise es gehört, regelmäßig große Höhendifferenzen zu überwinden und dabei sogar noch Lasten zu tragen.

Für den Erfolg ist entscheidend, daß das Bewegungstraining wirklich täglich zur Durchführung kommt. Viele Varianten des Bewegungstrainings sind wenig reizvoll und langweilig. Selbst bei von der Notwendigkeit überzeugten Personen kommt es daher immer wieder zu kür-

zerem oder längerem Verzichten, und wieviel mehr noch bei Menschen ohne Einsicht in das von der Vernunft Gebotene. Deshalb ist die Forderung aufzustellen: *Bewegungstraining muß Spaß machen!*
Welche Möglichkeiten bieten sich an, diese allgemeine Forderung so zu gestalten, daß der moderne Mensch mit seinem chronischen Zeitmangel sie gerne regelmäßig erfüllt?
Im Prinzip sind *alle Arten von körperlichen Belastungen geeignet, welche zur Pulserhöhung nach der Hollmannschen Regel führen und mindestens 10 Minuten vom Patienten durchgehalten werden können.*
Eine in diesem Sinne günstige Gestaltung des Bewegungstrainings dürfte in allen Varianten das gemeinsame Kennzeichen haben, daß die für das *Training benötigte Zeit multivalent genutzt wird,* z. B. 1. durch Ableistung nützlicher befriedigender Tätigkeit oder 2. zu Spaß, Freude, Unterhaltung.
Zur ersten Tätigkeitsgruppe gehört anstrengende Gartenarbeit, z. B. Mähen (mit Sense), Umgraben usw., das Sägen und Spalten von Holz, das Tragen schwerer Lasten als Hilfe für Haushalt, Eigenbauten usw. Zur zweiten Tätigkeitsgruppe seien genannt: anstrengende Massensportarten mit stärkerer Mitwirkung des Geistes, z. B. Tennis, Hockey, ferner Sportarten, die den Menschen zu Erlebnissen in Landschaft und Natur führen, wie Wandern in bergigem Gelände, Skilaufen, Radfahren, Schwimmen, Rudern und Reiten. Unser Freund Professor Dr. med. Theodor Brugsch, der frühere langjährige Chef der I. Medizinischen Klinik der Berliner Charité, wagte schon vor fast zwei Jahrzehnten in einem Vortrag die Ansicht zu äußern, daß auch eine junge Ehefrau bzw. Freundin und »prolonged love« einen wesent-

lichen Beitrag zur Erfüllung unserer Forderung liefern könnten.

Als Beitrag für die Einschätzung des individuellen Gesundheitsstatus, vor allem aber zur zahlenmäßigen Kontrolle des Trainingserfolges ist es für den Patienten ebenso wie für den behandelnden Arzt von hohem Wert, den *momentanen Trainingszustand* zu bestimmen. Als Hilfe zu dieser Bestimmung für weibliche und männliche Personen dient die aus der Sportmedizin entnommene Darstellung Abb. 57. Ein hochgezüchtetes *Hilfsgerät zur Ermittlung des Trainingszustandes* (Dynavit-Wertes) ist das in Abb. 58 fotografierte *Dynavit-Fahrradergometer.* Es erlaubt mit Hilfe eingebauter Elektronik die Pulsmessung unter Belastung, die Bestimmung der im Trainingsintervall (z. B. 10 min) aufgebrachten Leistung und mit Hilfe eines Mikrocomputers die Mitbestimmung eines Kennwertes über den jeweiligen Trainingszustand (Dynavit-Wert). Zur Berechnung des Dynavit-Wertes werden die persönlichen Daten des Trainierenden (Alter, Gewicht, Geschlecht) über eine Tastatur in den eingebauten Computer eingespeist, welcher dann nach 10 min Training automatisch aus der erbrachten Leistung und der Pulsfrequenz das Ergebnis digital anzeigt. Für größere Sauerstoff-Mehrschritt-Therapie-Zentren ist die Aufstellung und regelmäßige Nutzung eines solchen Hilfsgerätes zu empfehlen.

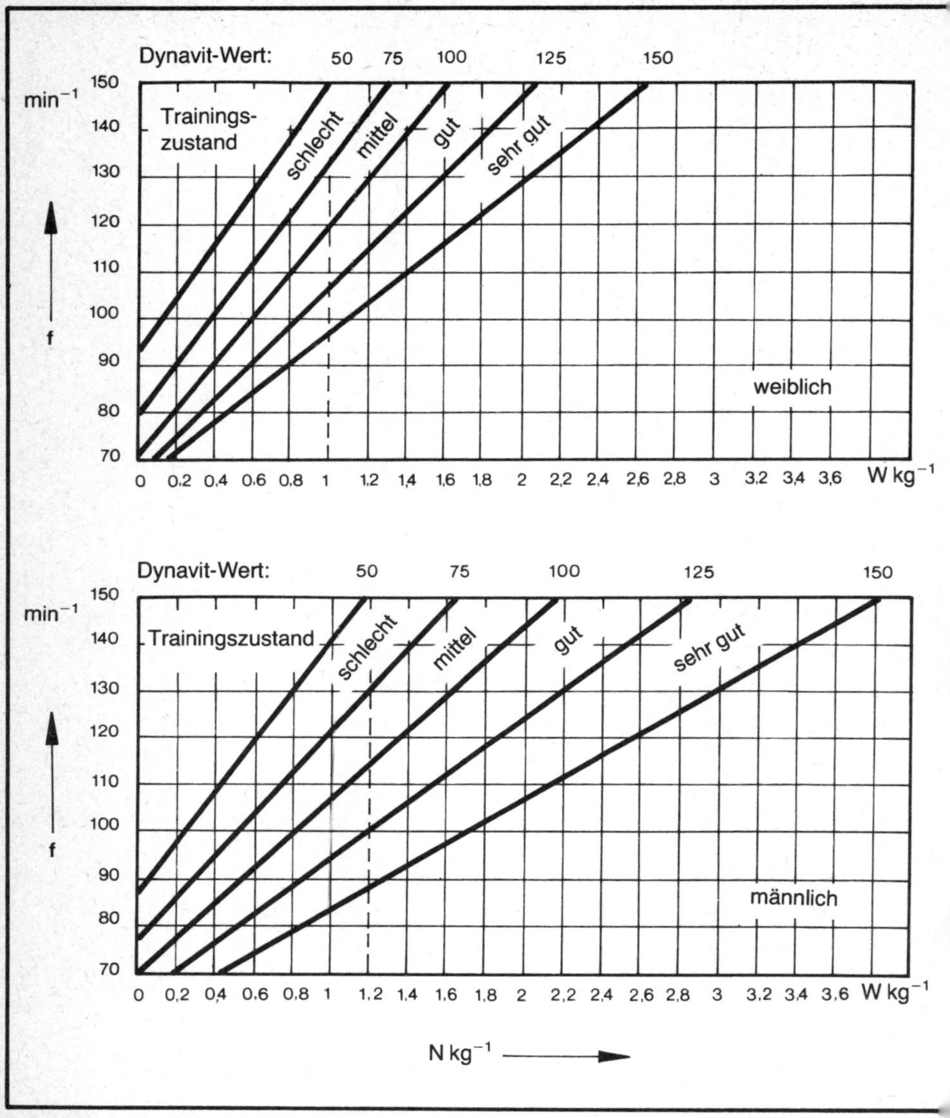

Abb. 57: Zusammenhang zwischen spezifischer körperlicher Belastung (Watt pro kg Körpermasse) und der Pulsfrequenz f bei verschiedenen Trainingszuständen des menschlichen Organismus.

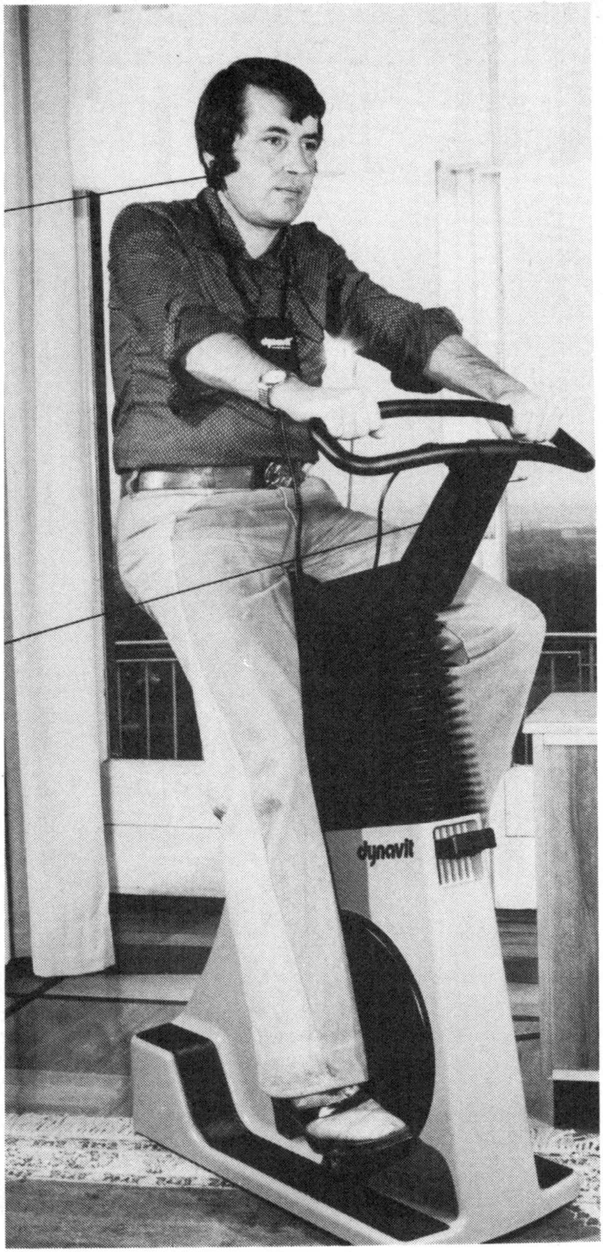

ıb. 58: Fahrrad-Ergometer für definierte Belastung und Bestimmung von Trainingszuständen mit erücksichtigung von Geschlecht und Alter.
rma Keiper – Trainingssysteme, Rockenhausen/Pfalz, BRD.

7. Was muß geschehen, um die Aussicht auf Erreichung eines hohen Lebensalters mit guter Lebensqualität und Leistungsfähigkeit zu verbessern?

Nach Dresden wurden einige, allerdings wenige, Briefe gerichtet, mit Äußerungen wie »Was sollen die Bemühungen, das Leben zu verlängern. Ich bin 70 Jahre, ich will nicht sehr alt werden, es lohnt nicht mehr«, oder »Es leben sowieso schon zuviel Menschen auf dieser Erde, warum wird Forschung unternommen, um diese Zahl noch weiter zu erhöhen?« Wir glauben, daß solche Überlegungen nicht verallgemeinert werden dürfen. Wir meinen, daß es sehr viele Menschen im höheren Lebensalter gibt, die sich über das Werden von Methoden freuen, welche Krankheiten, Leiden und Beschwerden auf neue erfolgreiche Weise zu bekämpfen gestatten. Wir denken auch, daß ein hohes Ziel darin gesehen werden muß, die *Weisheit des Alters mit jugendlicher Tatkraft und Leistungsfähigkeit durch starke Anhebung des energetischen Status zu verbinden.* Welch große Auswirkungen in der menschlichen Gemeinschaft könnten die Folge sein, wenn diese Verbindung bei großen verehrungswürdigen Persönlichkeiten und bei den Lenkern unserer Geschicke im politischen Raum gelänge. Vorstehende Gedanken führen zu dem Thema dieses Buchabschnittes.

Beispiele für *typische Lebensbahnen des Menschen* bei verschiedenen pathogenen Störfaktoren sind in Abb. 59 eingetragen. Nach dieser Darstellung sollte die genetische Programmierung des menschlichen Organismus,

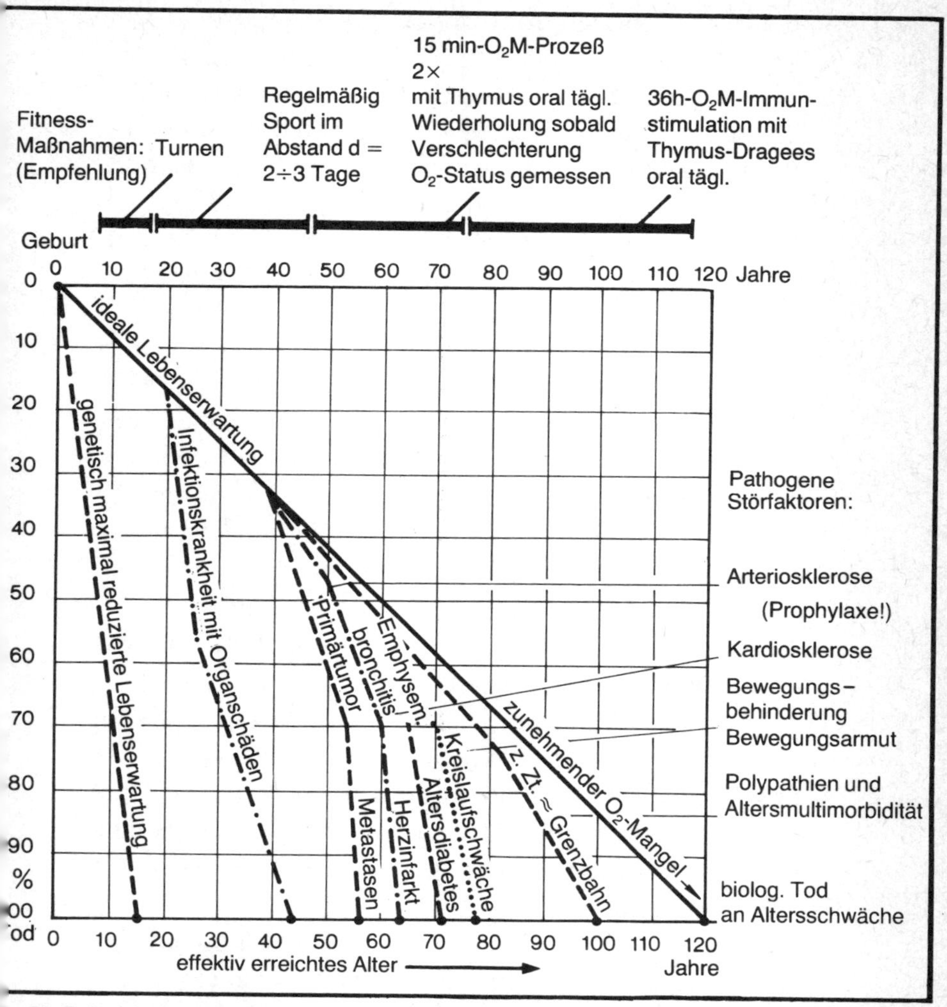

b. 59: Beispiele für Lebensbahnen des Menschen bei verschiedenen pathogenen Störfaktoren.
en: Empfohlene Fitness-Maßnahmen (und O_2-Mehrschritt-Prozesse) für die verschiedenen Altersbereiche bei Normalpersonen.

wenn keine pathogenen Störfaktoren vorliegen, erst im Lebensalter von 120 Jahren zum Tode führen. In Wirklichkeit bedingen die pathogenen Störfaktoren und ihr gleichzeitiges Auftreten in späten Phasen des Lebens im Rahmen von Polypathien ein viel früheres Lebensende.
Als Ergänzung unserer Darstellung kann ein Ergebnis des Gerontologen *Henry R. Simms,* New York, herangezogen werden, der aus seinen Untersuchungen die Schlußfolgerung zieht, daß »90% aller Todesfälle im wesentlichen von dem fortschreitenden *Verlust der Widerstandskraft gegen Krankheiten mit fortschreitendem Alter* bedingt sind«. Im Zuge des vorliegenden Buches wird die zusätzliche und tief mit dem Problem der Lebenserwartung verwobene Erkenntnis geprägt und durch O_2-Messungen begründet, daß auch *die Gefährlichkeit der Krankheiten mit fortgeschrittenem Alter stark anwächst.* Das Zusammenwirken dieser beiden ungünstigen Altersabhängigkeiten wirkt sich sehr ungünstig auf die mittlere Lebenserwartung aus.
Vorstehende Erkenntnisse lassen die Analyse und kausale Bekämpfung der Gründe für die Zunahme der Anfälligkeit gegen Krankheiten und der Gefährlichkeit von Krankheiten mit fortgeschrittenem Lebensalter als eine der aktuellsten Aufgaben der Geriatrie-Forschung unserer Zeit erscheinen.
Im Abschnitt 4.8. wurde darauf hingewiesen, daß sowohl bei der unspezifischen als auch bei der spezifischen Immunabwehr energiefordernde Prozesse ablaufen. Daher ist zu erwarten, daß die Potenz der körpereigenen Abwehr stetig abnimmt, wenn mit fortgeschrittenem Alter infolge Verschlechterung des O_2-Status der energetische Status des menschlichen Organismus sich verschlechtert.

Zu dem vorstehend diskutierten Beitrag kommt mindestens noch ein weiterer Beitrag mit synergistischer Wirkung hinzu. Er resultiert aus dem kritischen *Rückgang der Bereitstellung körpereigener Abwehrstoffe.* Abb. 36 gab bereits hierfür ein Beispiel, wie die bekannte Verkleinerung der Thymusdrüse mit fortgeschrittenem Alter sich auf den damit korrelierenden Rückgang von Thymusdrüsenprodukten im Körper auswirkt. Die Hauptgründe für die *größere Anfälligkeit gegen Krankheiten im hohen Alter* dürften sich in vorstehenden Darlegungen hinreichend abzeichnen.
Es ist eine Binsenwahrheit, daß Krankheiten zu Schwächezuständen führen, die den Patienten zur Minimierung seines Energieverbrauches durch Bettruhe zwingen. Die Größe der Gefährdung wächst mit der Abnahme der energetischen Reserven lebenswichtiger Funktionskreise (z. B. Entgiftungsfunktion von Leber und Niere). Fast trivial ist es zu erwarten, daß in der Phase solcher Schwächezustände ein sehr schlechter O_2-Status im Organismus gegeben ist.
Bei im hohen Lebensalter stehenden Patienten mit ihrem bereits stark verminderten Ruhe-Herzzeitvolumen HZV führt die stets von uns in solchen Phasen beobachtete starke η-Abnahme in die Nähe lebensbedrohender Schwächezustände (z. B. Gefahr Herzinfarkt, Herzrhythmusstörungen, Kreislaufschwäche). Unter so stark verschlechtertem O_2-Status sinkt der gesamte O_2-Transport in die Organe und Gewebe des Körpers auf solche Werte, daß die *lokalen Regelungen der Blutmikrozirkulation* (Präkapilläre Sphinkter, Shuntregelungen) *den lebenswichtigen Organen nicht mehr genügend Blut* (O_2) *abzweigen können.* In kritischen Situationen dieser Art antwortet der Körper mit einer zeitweiligen

zentralen, das Herz überlastenden Erhöhung der Pulsfrequenz (HZV!), bis schließlich die Zunahme von Herzarrhythmien den nahen Exitus ankündigt.
Beobachtungen hierzu bei einem 91jährigen Patienten sind in Abb. 60 links zusammengefaßt und kommentiert. Aus der rechten Seite der Darstellung geht hervor, wie die Gefahr eines O_2-Mangel-Exitus durch gerade noch rechtzeitigen Einsatz der besprochenen O_2MT-Prozesse abgewendet werden konnte.
Das Leben bedrohende Augenblicke ergeben sich mit fortschreitendem Alter immer häufiger, und zwar dann, wenn bei schon herabgesetztem O_2-Status weitere O_2-Minima durch Krankheiten, Distreß usw. mit einem O_2-Minimum des 24 h-Tageszyklus sich zeitlich überlagern und vertiefen. In diesem Zusammenhang ist wieder auf die überraschend starke *Dynamik des Ruhe-*η-Wertes im 24 h-Zyklus hinzuweisen (Abb. 5 oben). Eine besonders große Rolle spielt bei dem diskutierten Problem auch die kritische Verschlechterung des O_2-Status bei Eintritt von Bewegungsbehinderungen und von Bewegungsarmut (Bettruhe).
Die Verschlechterung des O_2-Status mit fortschreitendem Lebensalter (Abb. 3) findet ihren Ausdruck auch in der bekannten Abnahme der körperlichen Kräfte und der Kreislaufreserven. Die mitgeteilten O_2-Meßergebnisse und Beobachtungen dürften als *Hauptursache für die Zunahme der Gefährlichkeit von Krankheiten* mit steigendem Alter die eintretende *»Verschlechterung des O_2-Status« klar erkennen lassen.*
Bei der Rückschau auf die besprochenen Maßnahmekombinationen zur Senkung der Anfälligkeit gegen Krankheiten und der Gefährlichkeit von Krankheiten im hohen Lebensalter wird ein gemeinsames Prinzip er-

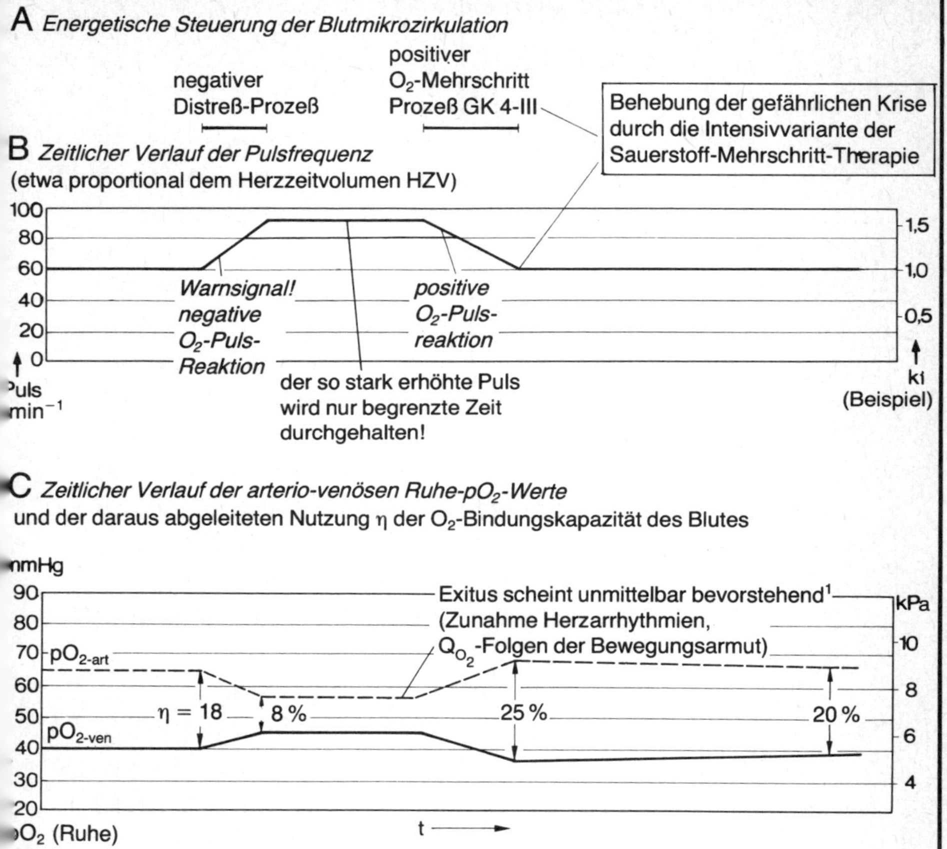

D *Verlauf des O_2-Angebotes Q_{O_2} an den Organismus*

O_2-Status	normal für Alter 91 Jahre	lebensbedrohend schlecht (Schwindel, Luftnot, totale Gehbehinderung)	normal, bisher 16 Monate anhaltend. Verlängerung von Leben und lebenswertem Leben ist einzuschätzen.
$\eta \cdot k_f 1$ ($k_f \triangleq$ Fakt. Puls-zunahme)	$18 \cdot 1{,}0 =$ 18 %	$8 \cdot 1{,}5 = 12\,\%$ (Januar 1981)	$25 \cdot 1{,}0 = 25\,\%$ (März 1982)

b. 60: Die „O_2-Mangel-Pulsreaktion" als Warnsignal vor einer lebensbedrohenden Krise und die haltende Behebung der Krise durch die Intensivvariante GK 4-III der Sauerstoff-Mehrschritt-erapie (36h-Prozeß + HOT*).
hrbeispiel eines 93jährigen Patienten (Mai 1982) mit negativer und positiver energetischer euerung der Blutmikrozirkulation (A) und mit den korrelierenden zeitlichen Verläufen von Puls (B), n den beiden Ruhe-pO_2-Werten (C) und vom O_2-Angebot an den Organismus (D).

k_f-Basalwert (nahe Exitus) = 10 %.

kennbar: Es ist die *gleichzeitige energetisch fundierte metabolische, nervale und hormonelle Stärkung der natürlichen Heilkräfte des menschlichen Organismus.* In einem früher kaum für möglich gehaltenem Ausmaß wird eine Kräftigung des Körpers herbeigeführt und so der alten Erkenntnis von Hufeland entsprochen, der als Mittel zur Bekämpfung gesundheitlicher Krisen die Stärkung des Organismus empfahl.

Eine *Zusammenfassung der Maßnahmen zur Verbesserung der Aussicht auf Erreichung eines hohen Lebensalters mit guter Lebensqualität* bringt die Darstellung Abb. 61. Um für das eigene Leben den Informationsgehalt dieser Abbildung zu nutzen, sollte sie sehr genau studiert und befolgt werden. Trotzdem sollen für Personen in sehr hohem Alter (über 90 Jahre) folgende Empfehlungen aus der Darstellung hier abschließend wiederholt werden:

- Permanente Sicherung eines guten O_2-Status, Erhöhung der Kreislaufreserven (Senkung der Gefährlichkeit von Krankheiten) und Hochhaltung des Abwehrstatus (Senkung der Anfälligkeit für Krankheiten) durch den Prozeß der Sauerstoff-Mehrschritt-Immunstimulation. Wiederholung dieses Prozesses, sobald regelmäßig durchzuführende pO_2-Messungen die Notwendigkeit hierzu anzeigen.
- Im höchsten Alter Übergang zum regelmäßigen Sauerstoff-Mehrschritt-Schlaf mit Maskenapplikator aus weichem Kunststoff und einem Fluß von etwa 4 Liter O_2 pro Minute (O_2-Bereitstellung möglichst aus einem O_2-Selektor) mit vorheriger oraler Einnahme einer Oxygenabund-Tablette und eines Thymus-Dragees.
- Tägliche Durchführung von etwa 10 bis 30 Minuten Bewegungstraining, soweit die Kräfte dies erlauben

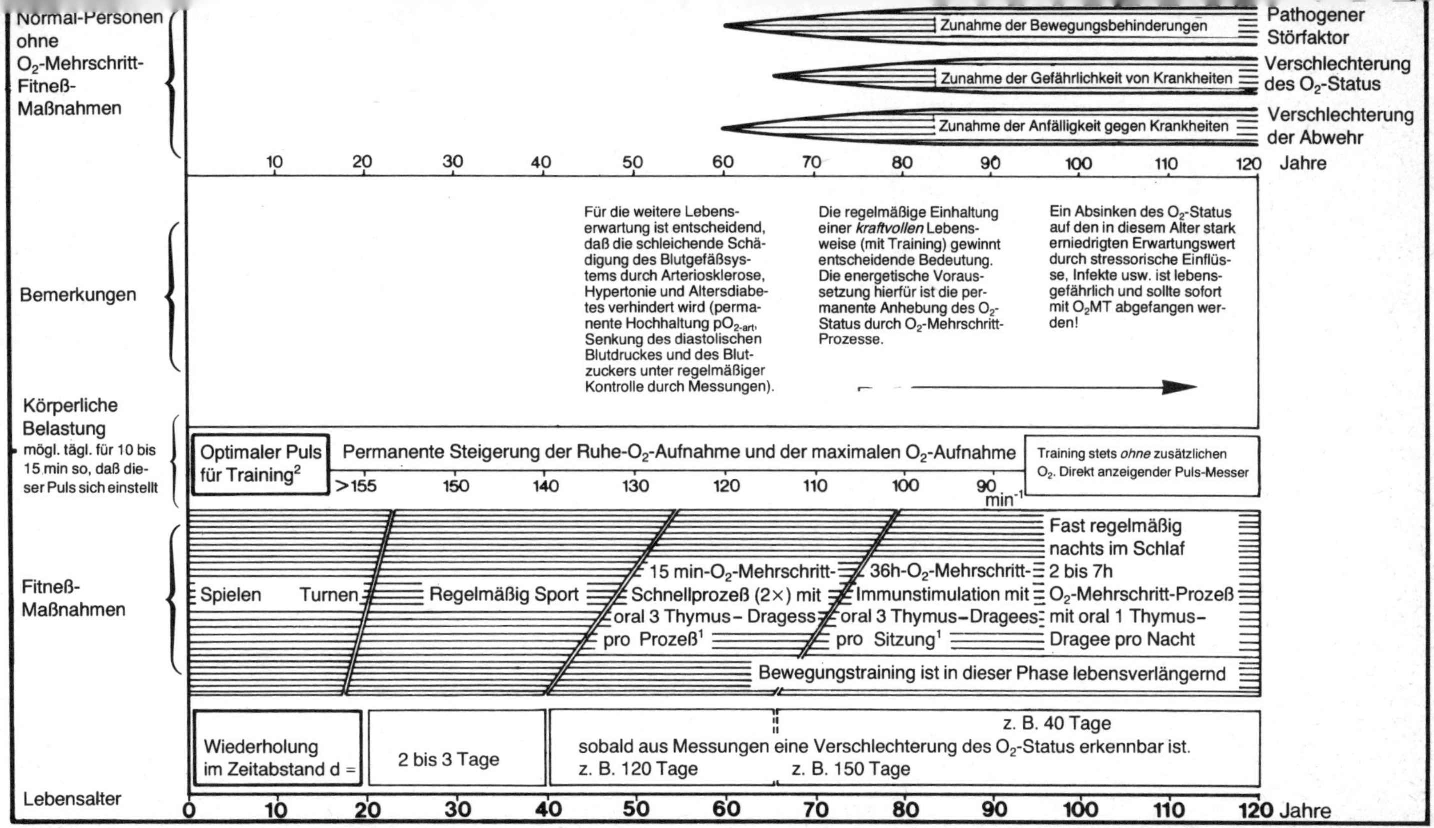

Abb. 61: Wege zur Annäherung der eigenen Lebenserwartung an das Grenzalter des menschlichen Organismus durch Senkung der Anfälligkeit gegen Krankheiten und Senkung ihrer Gefährlichkeit in höherem Lebensalter mit Hilfe einfacher Varianten der „Sauerstoff-Mehrschritt-Immunstimulation".

[1] Vereinfachte unblutige Variante des Prozesses der „Sauerstoff-Mehrschritt-Immunstimulation" mit oraler Gabe des Thymusextraktes auf nüchternen Magen. Thymus Mulli Dragee (240 mg Trockenextrakt aus Kälberthymus). Fa. Dr. Kurt Mulli Nachf., D-7844 Neuenburg, Otto-Hahn-Str. 2.

[2] Mit einfachem Heimtrainer oder mit der Stufensteigmethode nach M. Kaltenbach.

(evtl. zeitliche Aufteilung auf drei Bewegungseinheiten pro Tag). Die Durchführung des Bewegungstrainings ist in dieser späten Lebensphase lebensverlängernd.

- Wenn durch stressorische Einflüsse wie z. B. Infekte, Bewegungsarmut oder Krankheiten ein Absinken des O_2-Status eintritt, so findet ein Absinken auf den in diesem Alter stark erniedrigten Erwartungswert statt. Das bedeutet den Übergang in einen lebensgefährlichen O_2-Mangelzustand. Es wird dann lebenswichtig, daß ohne Zeitverlust der O_2-Status durch dem Patientenzustand angepaßte O_2-Mehrschritt-Therapie-Varianten (siehe auch unter Abb. 71) wieder auf hohe Werte angehoben wird.

8. Krankheit und Sauerstoff-Mehrschritt-Therapie

8.1. Prävention von Krankheiten

Die Bekämpfung von Krankheiten erfolgt in der Medizin der Gegenwart in der Regel durch Maßnahmen einer Beeinflussung bekannter *Symptome* in den komplexen Systemen des Organismus. Ein weiteres Kennzeichen ist, daß die Patienten zu einem Zeitpunkt, da sie erkrankt *sind,* behandelt werden. In dem Maße wie die primären Ursachen der Krankheiten erkannt werden, wird sich ein Wandel von grundsätzlicher Bedeutung in der künftigen Medizin vollziehen. Man wird sich auf der Grundlage von Messungen bemühen, die *primären Ursachen der Krankheiten, Leiden und Beschwerden schon in ihren Frühstadien zu beseitigen* und auf diese Weise das *Krankwerden verhindern* (präventive Medizin). Die Bekämpfung der Krankheitssymptome wird zurücktreten gegenüber der Bekämpfung primärer Krankheitsursachen.

Viel häufiger als gegenwärtig erkannt und anerkannt, liegen die gemeinsamen Ursachen der Krankheiten und lebensgefährdender Krisen in Mangelzuständen (Energiemangel, meist verursacht durch schlechten O_2-Status). Deshalb stellt die *anhaltende Herstellung eines guten O_2-Status eine Waffe von faszinierender Universalität gegen große Gruppen von Krankheiten und Krisenzuständen dar.* Das Mittel hierzu bilden die verschiedenen Prozeßvarianten der Sauerstoff-Mehrschritt-Therapie und -Immunstimulation. Damit dieses Mittel die Wahrscheinlichkeit des Krankwerdens drastisch erniedrigt, muß es *zum richtigen Zeitpunkt vor Auslösung der Krankheit* eingesetzt werden. Dieser Zeitpunkt ist der Augenblick, in dem sich im Organismus der Beginn eines schlechten Sauerstoff- bzw. energetischen Status abzeichnet. Der Nachweis verminderter O_2-Bereitstellung ist ein Indikator prämorbider Zustände. Dieser kritische Augenblick läßt sich auf folgende einfache Weise ermitteln:

Wir haben gesehen, daß der O_2-Status durch den arteriellen *und* den venösen Ruhe-pO_2 bestimmt wird. Die Dynamik des venösen Ruhe-pO_2, die eine Blutprobenentnahme an der Armvene, also eine höhere Patientenbeanspruchung erfordert, ist im wesentlichen das inverse Spiegelbild der Dynamik des leicht durch Blutprobenentnahme am Ohrläppchen bestimmbaren arteriellen Ruhe-pO_2. Zur *Ermittlung des Zeitpunktes genügt daher allein die Verlaufsmessung des arteriellen Ruhe-pO_2.* Ein Beispiel für eine solche Verlaufsmessung bringt Abb. 62. Hier ist zu sehen, wie durch verschiedene stressorische Ereignisse bei einem älteren Probanden in einer Lebensspanne von 180 Tagen dreimal der arterielle Ruhe-pO_2 fast auf den Erwartungswert absinkt. Weiter ist zu erkennen, daß dann aber sofort präventive Prozesse durchgeführt wurden, welche wieder den guten hohen Wert des Ruhe-pO_2 herbeiführten. Durch sofort nach stressorischen Ereignissen vorgenommene Kontrollmessungen mit anschließenden präventiven Prozessen wurden, wie das Beispiel zeigt, längere Phasen mit ausgesprochen schlechtem O_2-Status vermieden und damit der Auslösung von Krankheiten, Leiden oder Beschwerden vorgebeugt. In nicht wenigen Fällen sind Probanden mit größerer O_2-Mehrschritt-Therapie-Erfahrung dazu übergegangen, prinzipiell nach Phasen mit

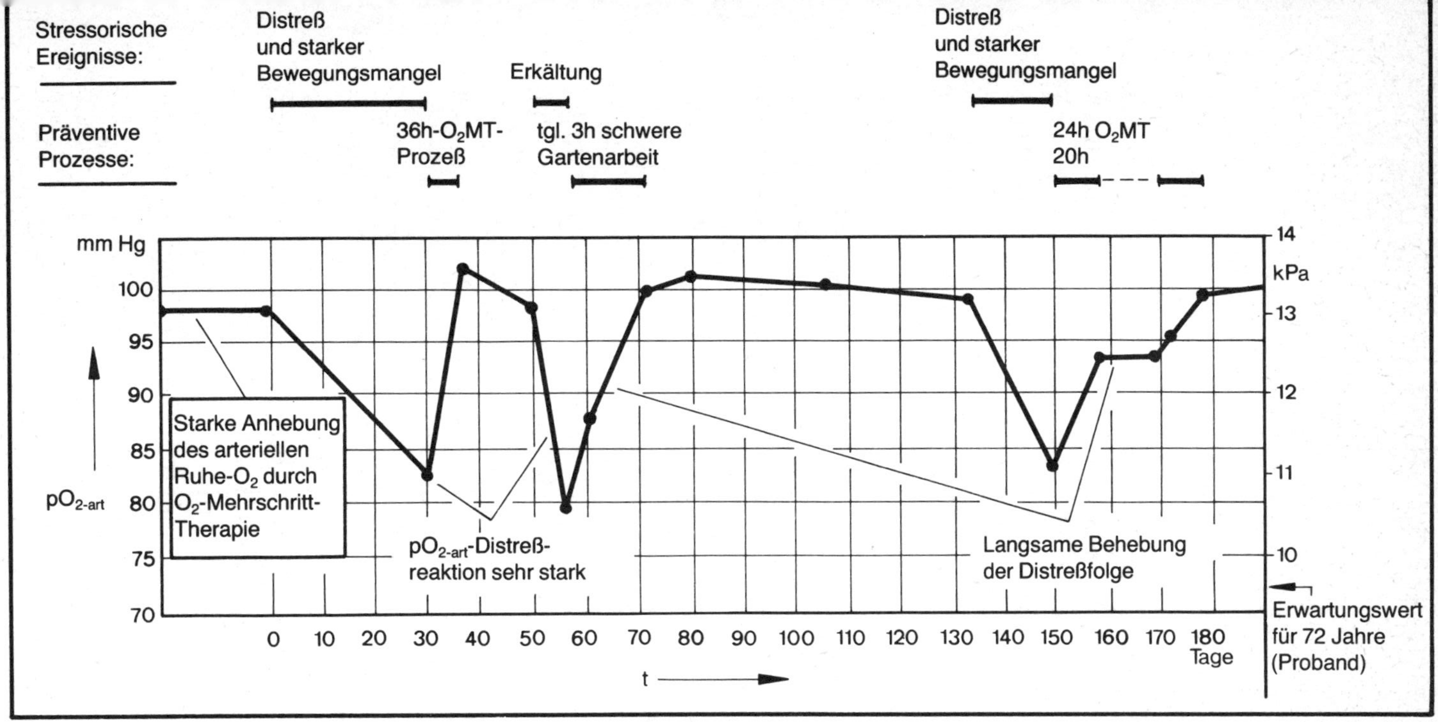

Abb. 62: Verlaufsmessung des arteriellen Ruhe-pO_2 als Grundlage für den Einsatz präventiver Prozesse. Messungen zur Veränderung des arteriellen Ruhe-pO_2 durch bioenergetische Steuerung positiver Art (O_2-Mehrschritt-Regenerationsprozeß, Bewegungstraining) und negativer Art (Distreß, wie Bewegungsmangel, Infekt) bei einem lungengesunden 72jährigen Probanden.

stressorischen Ereignissen unverzüglich präventive Prozesse zu absolvieren.

8.2. Krankheit und Schwäche

Wodurch wird eigentlich der Mensch bei schweren Krankheiten, nach Operationen, nach extremem Distreß, bei Unwohlsein usw. zur Bettruhe gezwungen? Physikalisch gesehen konnte der Zwang zur völligen Ruhestellung des Organismus, d. h. zur Minimierung des Energiebedarfs nur Mangel an Energiebereitstellung, also ein *Absinken des* O_2*-Status des Organismus* als Ursache haben. Das aber mußte meßbar sein!
Solche Messungen führte der Verfasser bei dem in Abb. 63 dargestellten *Selbstversuch* durch. Er entdeckte dabei, daß *Schwächezustände des Organismus durch ein schnelles und starkes Ansteigen des venösen Ruhe-*pO_2 *bzw. Absinken von* η *bis nahe an den Basalwert charakterisiert sind.* Durch Bettruhe und leichte Steigerung des Herzzeitvolumens (Pulssteigerung von $f = 60$ auf 66 min^{-1} im Beispiel) schützt sich der Organismus in dieser gefährlichen Phase vor Schädigungen (z. B. Organschädigungen). Weiter führte der Selbstversuch zu dem *grundlegenden Befund, daß es möglich ist, die Ursache* (O_2-Mangel) *des Schwächezustandes innerhalb von weniger als einer Stunde durch den* O_2*-Mehrschritt-Schnellprozeß zu beseitigen.* Unter der sehr hohen O_2-Inhalation dieses Prozesses wird, trotz des vorherigen Schwächezustandes, in der Regel eine überraschend hohe und für den Prozeß hinreichende Belastung vertragen. – Die bioenergetische Steuerung des kapillären Schaltmechanismus der Mikrozirkulation spiegelt sich bei dem darge-

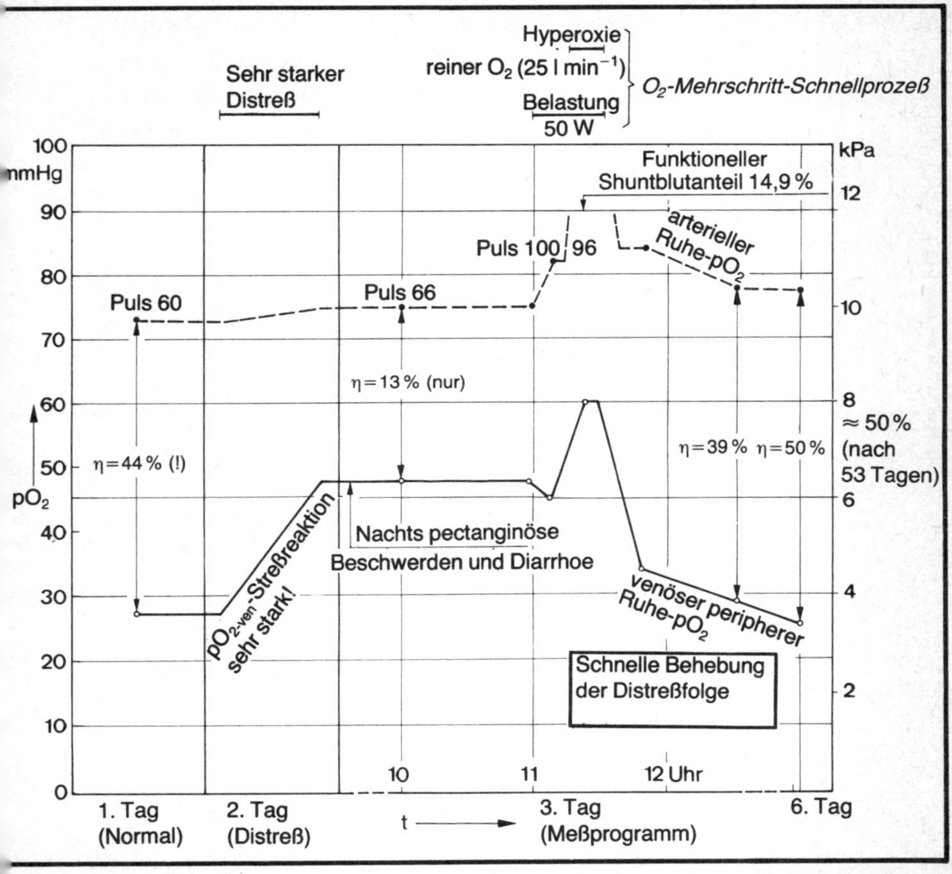

bb. 63: Beispiel für das Abfangen einer durch sehr starken Streß ausgelösten Kreislauflabilität urch den 15 min-O_2-Mehrschritt-Schnellprozeß (Variante GK 2–I).
nhaltende Herstellung eines sehr guten O_2-Status
atient: 75 Jahre ♂. Mit zeitweiliger Lungenschädigung durch Rauch und gelähmter $pO_{2\text{-art}}$-Streß-eaktion. Durch O_2MT-Variante GK 4–I vorbehandelt.

stellten Versuch am 3. Tag (Distreß) in negativer Richtung, also »Kapillarenverengung«, und am 4. Tag 11.50 Uhr (Schnellprozeß) in positiver Richtung, also »Kapillarenerweiterung«, wider.

Mehrfache (leicht nachprüfbare) *Befunde über die sofortige Kupierung von Distreßfolgen*, wenn bei ihrer ersten Ankündigung der Schnellprozeß eingeleitet wird, dürften in der künftigen Medizin sich zu einer wichtigen praktischen Hilfe entwickeln.

Ein weiteres Lehrbeispiel mit sehr ähnlichem Verlauf der pO_2- und η-Werte ist in Abb. 64 wiedergegeben. Bei einem *Grippe-Infekt mit Fieber* nähert sich nach der Phase des Energievorgriffs auch hier unter starker Zunahme des venösen Ruhe-pO_2 die Größe η sehr dem Basalwert.

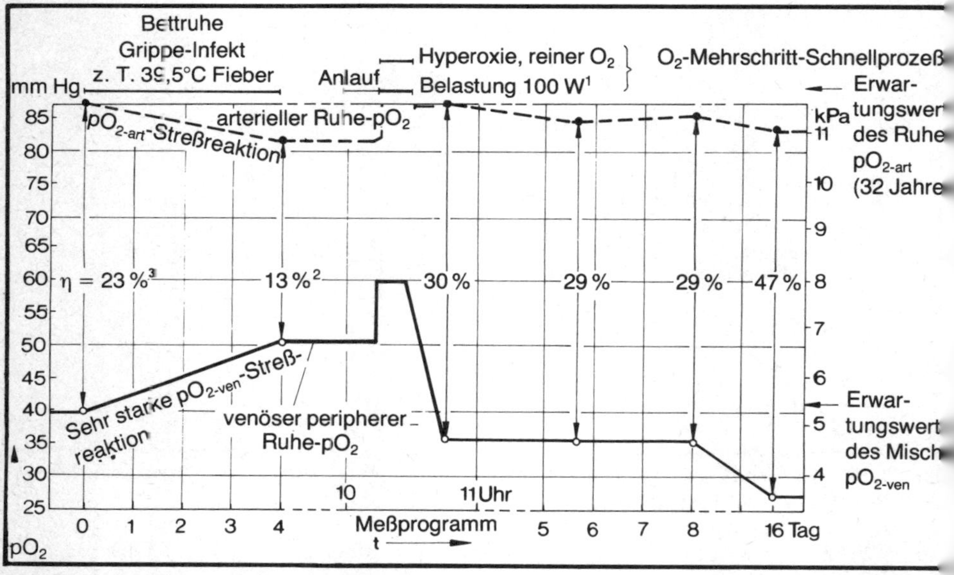

Abb. 64: Beispiel für Schnellrehabilitation nach einem Grippe-Infekt durch 15 min-O_2-Mehrschritt-Schnellprozeß. (Variante GK 2–I)
Sehr starke Zunahme des venösen pO_2 (kritisch erniedrigter η-Wert) durch den Grippe-Infekt! Sehr starke Absenkung des venösen pO_2 (sehr hoher η-Wert) durch O_2-Mehrschritt-Schnellprozeß! Anhaltende Wirkung!

1 Fahrradergometer, Heimtrainer mit Wattanzeige.
2 Es sei daran erinnert, daß die $pO_{2\text{-ven}}$-Messung am Arm meist etwas zu ungünstige (zu hohe) Werte liefert (siehe Anhang). Nach unserer „Erfahrungswerte ~ Skala" lag in diesem Fall der wahre η-Wert um 15 bis 16 %.
3 Etwa Erfahrungswert 32 Jahre.

Wieder wird durch den O_2-Mehrschritt-Schnellprozeß der kritisch erniedrigte η-Wert innerhalb von etwa einer Stunde normalisiert und schließlich auf den dreifachen Wert angehoben. Die Meßwerte dokumentieren hier das *Gelingen einer Schnellrehabilitation nach Grippe.*
Bei im höheren Alter stehenden Patienten mit nur noch geringen Kreislaufreserven ist es oft ratsam, einen der Situation angepaßten O_2-Mehrschritt-Prozeß nicht erst gegen Ende der Erkrankung durchzuführen, sondern *während der Fieberphase der Erkrankung Anteile des 36 h-O_2-Mehrschritt-Therapie-Prozesses (Variante GK 4-I) ablaufen zu lassen.* Dadurch wird in der Fieberphase (Phase des Energievorgriffs) mehr Energie gebildet, und die sonst anschließende Phase der Schwäche wird stark gemildert (analog Abb. 16). Weitere Hinweise zu diesem Problem bringt unten Abb. 71. Die bewirkte Aufbesserung des Sauerstoff- bzw. Energie-Status führt zur drastischen Senkung der Wahrscheinlichkeit von Kreislaufschwäche oder Kreislaufstillstand.

8.3. Senkung des Risikos bei Operationen

Bei längerer Dauer der Operation von im höheren Alter stehenden Patienten ist bekanntlich ebenfalls ein nicht zu vernachlässigendes Risiko gegeben. Diese Frage gewinnt in der Chirurgie mit zunehmendem Lebensalter des Patienten immer mehr an Gewicht. Haben sich doch die früher oft gesetzten Altersgrenzen durch Fortschritte der Anästhesie- und Operationsmethoden sowohl für planbare Bagatelloperationen als auch für größere Eingriffe immer mehr in Richtung höheres Lebensalter verschoben. Daher gewinnt eine auch neuere Forschungs-

ergebnisse nutzende Operationsvorbereitung sowohl für ältere Personen als auch für sehr stark unter Streßeinwirkung stehende Personen im mittleren Alter erstrangige Bedeutung. Als geeignete *Mittel zur meßbaren Anhebung des O_2-Status vor voraussehbaren chirurgischen Eingriffen* sind der 36 h-18 Tage-O_2-Mehrschritt-Therapie-Prozeß (Variante GK 4-I) sowie bei Belastungsfähigkeit des Patienten der 15 min-O_2-Mehrschritt-Schnell-Prozeß (Variante GK 2-I) anzusehen.
Anregungen zur präoperativen Durchführung von O_2-Mehrschritt-Therapie-Varianten zur Senkung des Operationsrisikos sollten – nicht zuletzt im Interesse der Erhaltung des Rufes ärztlicher Sorgfalt – bei Ärzten auf offene Ohren treffen, auch wenn sie von unmittelbar oder mittelbar betroffenen Laien kommen.

8.4. Senkung der Nebenwirkungen von Pharmaka

Bei dem hohen Pharmakakonsum in unserer Zeit gewinnen die *Nebenwirkungen von Pharmaka* wachsende Bedeutung. Es verdient daher sehr hohe Aufmerksamkeit, daß viele Nebenwirkungen von Pharmaka durch die besprochenen Prozesse der Sauerstoff-Mehrschritt-Therapie bekämpft, gemildert oder sogar beseitigt werden können. Das ist eine Beobachtung, die in gleicher Weise für Patienten als auch für die Pharmakaindustrie wichtig ist und daher gründlich weiteruntersucht und vor allem dann genutzt werden sollte. Diese Tatsache hat zur Grundlage, daß *alle Entgiftungsprozesse energiefordernder Natur* sind, und sie erklärt sich daraus, daß der energetische Status der Entgiftungsorgane des Körpers

durch die Sauerstoff-Mehrschritt-Prozesse stark angehoben wird.
Die neue Möglichkeit einer Senkung vieler Nebenwirkungen von Pharmaka hat einen sehr hohen Stellenwert bei chronischen Erkrankungen, die eine langzeitige oder sogar lebenslange Gabe heilender Pharmaka verlangen (Beispiel gewisse Antirheumatika, Analgetika, Psychopharmaka, Hormone). Das Gelingen einer Schwächung der Nebenwirkungen ist z. B. oft aus Besserungen der Transaminasewerte der Leber oder aus Besserungen des Blutbildes zu ersehen.
Die neue Möglichkeit einer *Aktivierung von Entgiftungsvorgängen im menschlichen Körper* durch O_2-Mehrschritt-Prozesse kann auch in anderen Bereichen der Medizin sofort genutzt werden, und zwar überall dort, wo hohe Giftdosen in den Blutkreislauf gelangen. Ein solcher Tatbestand ist, worauf schon oben hingewiesen wurde, bei den heute üblichen Formen der Krebsbekämpfung mit Chemotherapie und ionisierender Strahlung gegeben. Auf diesem noch kaum bearbeiteten Felde bewirkt nach Pilotversuchen des eigenen Hauses die Beschleunigung der Entgiftung eine *äußerst eindrucksvolle Verbesserung der Lebensqualität.* Auch bei allen anderen gesundheitlichen Krisen mit Anfluten von Toxinen in den Blutkreislauf sind von den der Situation angepaßten Prozeßvarianten der Sauerstoff-Mehrschritt-Therapie wesentliche Hilfen zu erwarten. Als Beispiele seien in diesem Zusammenhang erwähnt: Vergiftungen vieler Arten und Verbrennungen.

8.5. Senkung des Risikos bei Placentainsuffizienz und Geburten

Aus der Gynäkologie ist bekannt, daß bei Frauen über 40 Jahren das Risiko, gestörte Kinder zur Welt zu bringen, bei Werten um 15% liegt. Den Hauptgrund hierfür bildet die *Placenta-Insuffizienz,* d. h. *Sauerstoffmangel des heranwachsenden Fötus in der Schwangerschaft.* Messungen mit Radioisotopen liegen darüber vor, daß dieser kritische O_2-Mangel bei rechtzeitigem und richtigem Einsatz der Sauerstoff-Mehrschritt-Therapie während der Schwangerschaft unterbleibt. Das begründet die Hoffnung, daß sich in Zukunft für Frauen etwa zwischen 40 und 50 Jahren eine neue und bessere Lage in dieser Frage ergibt.

Es bedarf kaum des Hinweises, daß der *Geburtsvorgang* vom Beginn der Wehen bis fast zu seinem Ende die Reserven der Frau an Kraft und Energie extrem erschöpft. Das gilt verstärkt für Frauen im Alter von über 40 Jahren, bei denen der Energie-Status schon merkbar gegenüber dem jugendlichen Status abgenommen hat. In der eigentlichen Geburtsphase entstehen daher bei dem noch von der Mutter her versorgten Kind oft kritische Energie –, d. h. Sauerstoffmangel-Zustände, welche bekanntlich auch zur Zerstörung von Anteilen an Gehirnzellen beim Kind führen können. Um diesen Mangelerscheinungen vorzubeugen, die nicht selten beim Kind schicksalhafte Auswirkungen haben, empfiehlt es sich, kurze Zeit vor der Geburt, den O_2-Status durch angepaßte Varianten der Sauerstoff-Mehrschritt-Therapie auf möglichst gute Werte zu bringen und dadurch eine Reserve aufzubauen.

Aus den Forschungen zur Sauerstoff-Mehrschritt-Therapie (siehe Abschnitt 4.9.) resultierte folgender vom Autor konzipierter *O_2-Mehrschritt-Prozeß zur Vervielfachung der O_2-Aufnahme und der Energiebereitstellung während der 30 bis 60 min-Austreibungsphase bei Geburten.* Vom Beginn der Wehen mittlerer Stärke an bis zum Ende des Geburtsvorganges wird der Mutter über eine Atemmaske permanent Sauerstoff mit einem Fluß von etwa 4 Liter pro Minute zugeführt. Sobald jedoch die Austreibungsphase mit ihrer extremen körperlichen Anstrengung einsetzt, wird bis zum Ende dieser Phase (maximal für 90 min!) der O_2-Fluß auf 30 bis 60 Liter pro Minute erhöht (Düsenapplikator!). Bei dieser Programmierung wird wohl erstmalig die starke Erhöhung des Atemzeitvolumens in der Austreibungsphase von normal etwa 7 auf 30 bis 60 Liter pro Minute (und die gleichzeitige Zunahme des Herzzeitvolumens) dazu ausgenutzt, um die in dieser Phase so wichtige Energie-(ATP) bzw. Kräftebereitstellung bedeutend zu erhöhen. Durch diesen Prozeß wird auch das erwähnte Auftreten der O_2-Mangelphase im Gehirn des Kindes (mit Zerstörung von Gehirnzellen) verhindert und nach Prozeßende bei der Mutter anhaltend eine bedeutend verbesserte O_2-Situation herbeigeführt. Schon die ersten Pilotbehandlungen mit dieser Programmierung (Dr. Thiem, Diakonissenkrankenhaus Dresden) verliefen so günstig, daß sie mit anderen Wöchnerinnen fortgesetzt wurden. Zur Methode ist ausdrücklich darauf hinzuweisen, daß hier zum Teil der momentane Effekt der O_2-Applikation, aber auch der Schalteffekt der Blut-Mikrozirkulation ausgenutzt werden.

9. Krebs und Sauerstoff-Mehrschritt-Immunstimulation

9.1. Hilfsprozeß der Krebstherapie

Bei der heute üblichen Krebstherapie, die oft zur Vernichtung des Primärtumors führt, bleiben nicht selten einige Krebs-Zellen am Leben, welche dann nach einigen bis mehreren Jahren Latenzzeit zu sogenannten *Rezidiven* führen, d. h. zur Geschwulstneubildung am Ort des therapierten Primärtumors. Um die Wahrscheinlichkeit der Bildung von Krebsrezidiven zu vermindern, empfiehlt es sich, gleichzeitig mit der Therapie des Primärtumors oder unmittelbar anschließend die oben besprochenen Prozeßvarianten GK 4-IV oder GK 2-II der O_2-Mehrschritt-Immunstimulation durchzuführen.
In Sonderfällen, bei denen eine möglichst große Wirkungsweite des Prozesses bis in den therapeutischen Bereich (Abb. 40) gewünscht wird, ist es ratsam, bei einem Prozeß nach Art der Variante GK 4-IV als Grundprozeß die Intensivvariante des 36 h-18 Tage-O_2-Mehrschritt-Therapie-Prozesses (Variante GK 4-III) zu nutzen. Nach bisher vorliegenden Erfahrungen ist bei solcher Programmierung das Verschwinden von Krebsknoten von 1 cm Durchmesser (Zellenzahl etwa 1 Milliarde Krebszellen) häufig gegeben.
Niemand sollte in der Zukunft auf den besprochenen adjuvanten Schritt der Krebstherapie verzichten, denn sogar in dem ungünstigsten Fall, daß die nach der Therapie am Leben gebliebenen Krebszellen nicht durch die stimulierte Abwehr ausreichend vernichtet werden, bleibt ein Vorteil bestehen, der den Krebskranken in diesem

Stadium nicht länger vorenthalten werden darf – die *Wiederanhebung der Lebensqualität.* Diese wird infolge Verschlechterung des O_2-Status durch die Krebstherapien mit Chemotherapeutika oder ionisierender Strahlung zeitweilig bis nahe an die Grenze des Ertragbaren vermindert (Abb. 14). Eine Darstellung zu dieser, die Lebensqualität von Krebskranken erhöhenden »Zweitwirkung« der O_2-Mehrschritt-Immunstimulation bringt Abb. 65.

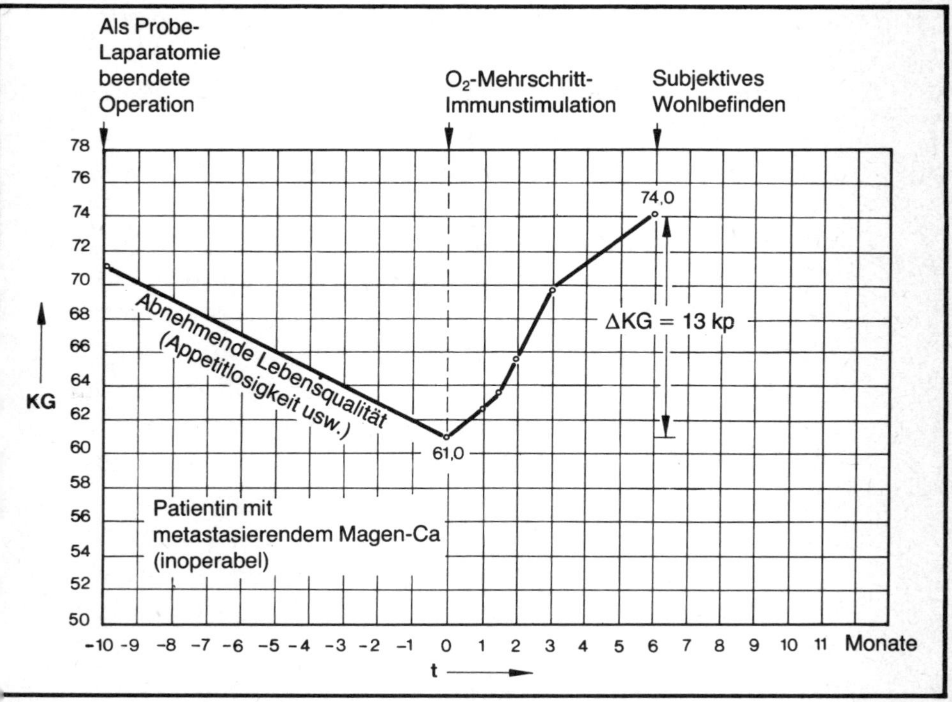

Abb. 65: Verhalten des Körpergewichtes KG und des weiteren Krankheitsstatus bei einer inoperablen Krebskranken vor und nach O_2-Mehrschritt-Immunstimulation. Variante GK 4–IV.
Alter 73 Jahre

9.2. Senkung der Metastasierungswahrscheinlichkeit

Bekanntlich sind *über 80% aller Krebstodesfälle durch Metastasen bedingt* und nur etwa 10% aller Krebstodesfälle durch den Primärtumor. Ferner folgt aus der Literatur, daß die Wahrscheinlichkeit einer Metastasierung mit zunehmender Größe des manipulierten Primärtumors (zunehmendes Stadium) bei der Erstbehandlung sich schnell erhöht. *Für durchschnittliche Tumorabmessungen im Augenblick der ersten therapeutischen Behandlung und häufige Tumorarten* (z. B. Mamma-Ca, Lungen-Ca, Melanom) *liegt die Metastasierungs-Wahrscheinlichkeit bei 50 bis 60% und sogar darüber.* Meist bedeutet im individuellen Fall die Auffindung von Metastasen fast ein Todesurteil. Die vorstehenden Fakten weisen darauf hin, daß die *Entwicklung und Erprobung von Prozessen zur Bekämpfung der Krebsmetastasierung eine Hauptaufgabe der gegenwärtigen Krebsforschung* darstellt. Daß dieser Hinweis sehr ernstgenommen werden muß und zu schnellem Handeln herausfordert, geht daraus hervor, daß es in den letzten Jahrzehnten trotz weltweit vorgenommener jährlicher Investitionen von Milliarden Dollar in die Krebsforschung nicht zu einer Änderung der relativen Zahl von Krebstodesfällen gekommen ist (Statement des Direktors des National Cancer Institutes, Bethesda/USA, 1980). In seiner wegweisenden Kritik am heutigen Vorgehen bei der Krebsbekämpfung beweist und formuliert der bekannte Radiologe E. Krokowski, Kassel: *»In den letzten 20 bis 25 Jahren ist es nicht gelungen, die Heilungsquote beim Krebs durch therapeutische Maßnahmen entscheidend zu verbessern.«* Auch dieser Autor sieht in der Metastasierungs-Prophy-

laxe vor und sofort nach der ersten Manipulation am entdeckten Primärtumor den nahen Weg, um die Krebsbekämpfung an neue Horizonte heranzuführen.
Im Rahmen unserer Krebs-Mehrschritt- und Sauerstoff-Mehrschritt-Therapie-Forschungen haben wir uns aus obengenannten Gründen schon seit 1971 in einer Reihe von Arbeiten mit der *Entwicklung und Optimierung eines bestimmten Prozesses zur Wahrscheinlichkeitsminderung der Krebs-Metastasierung beschäftigt.* Jetzt ist der Zeitpunkt für konkretes Handeln auf der Linie dieser Arbeiten herangereift. Es ist offensichtlich, daß gerade im *Augenblick der Metastasen-Ausstreuung eine besonders hohe Potenz des Systems der körpereigenen Abwehr* anzustreben ist, damit die Metastasierungs-Wahrscheinlichkeit niedrige Zahlenwerte erreicht. Praktisch ist heute in der Regel noch das Gegenteil der Fall.
Die immunologische Forschung hat seit etwa 1970 immer deutlicher erkennen lassen, daß die *unspezifische zelluläre Abwehr den Hauptbeitrag der Krebsbekämpfung durch körpereigene Abwehr* leistet. Die Zahl η der Abwehrzellen (Leukozyten, T-Lymphozyten) im Blut pro Volumeneinheit ist daher von großer Bedeutung für die Funktion der Krebsabwehr. Wie Abb. 66 erkennen läßt, nimmt die *Konzentration der Abwehrzellen* (Leukozyten im Beispiel) *bei den wichtigsten Formen der heutigen therapeutischen Krebsbehandlung ab* (Auslösung Leukopenie). Das bedeutet Schwächung der Krebsabwehr in der Phase der Krebszellen-Ausschüttung, also *Metastasierungs-Begünstigung.*
Ein weiterer wesentlicher Beitrag zur Metastasierungsbegünstigung durch die heute üblichen Krebstherapien ergibt sich aus der von uns gefundenen starken Verschlechterung des O_2-Status durch die üblichen Krebs-

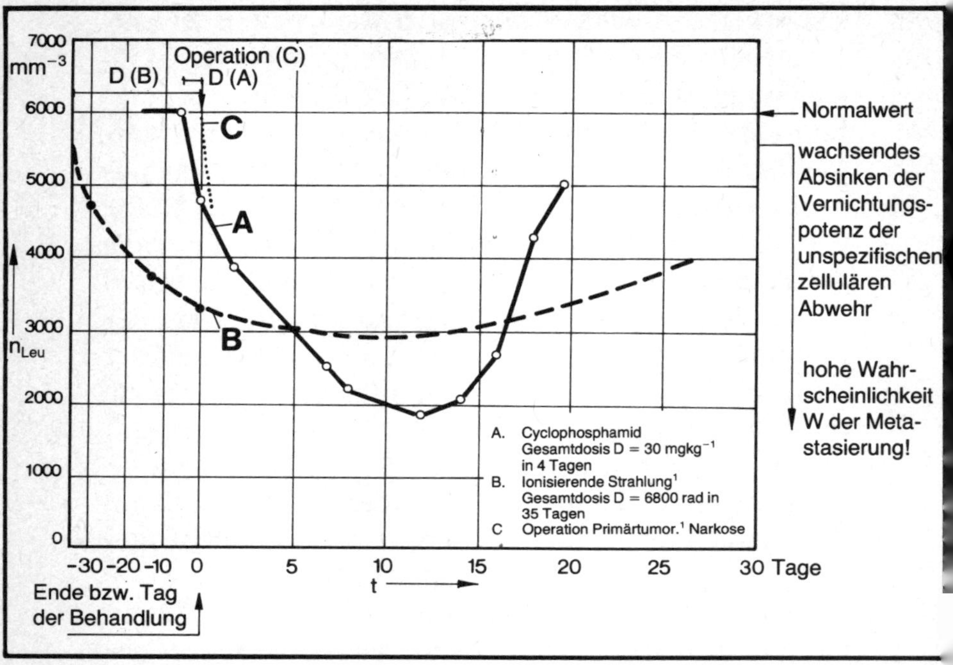

Abb. 66: Meßbeispiele für das Absinken der Zahl n_{Leu} von Leukozyten (Leukopenie) nach einmaliger Einwirkung von Zytostatika (A), ionisierender Strahlung (B) und chirurgischer Behandlung (C).

[1] Volumen des Primär-Tumors ≈ 800 cm³

therapien mit Zytostatika, ionisierender Strahlung und Operation (Narkose!).

Typische Beispiele für die *kritische Verschlechterung der Kenngröße* η (O_2-Status) *unmittelbar nach Beendigung einer Krebstherapie* mit Zytostatika, mit ionisierender Strahlung oder mit chirurgischer Tumorentfernung bringt Abb. 67. Vergleiche hierzu auch das Ergebnis Abb. 39 oben. *Im Zusammenwirken mit der gleichzeitigen Konzentrationsabnahme der Abwehrzellen im Blut ist eine äußerst kritische Metastasierungs-Begünstigung bei der gegenwärtigen therapeutischen Bekämpfung des Krebses zu erkennen.*

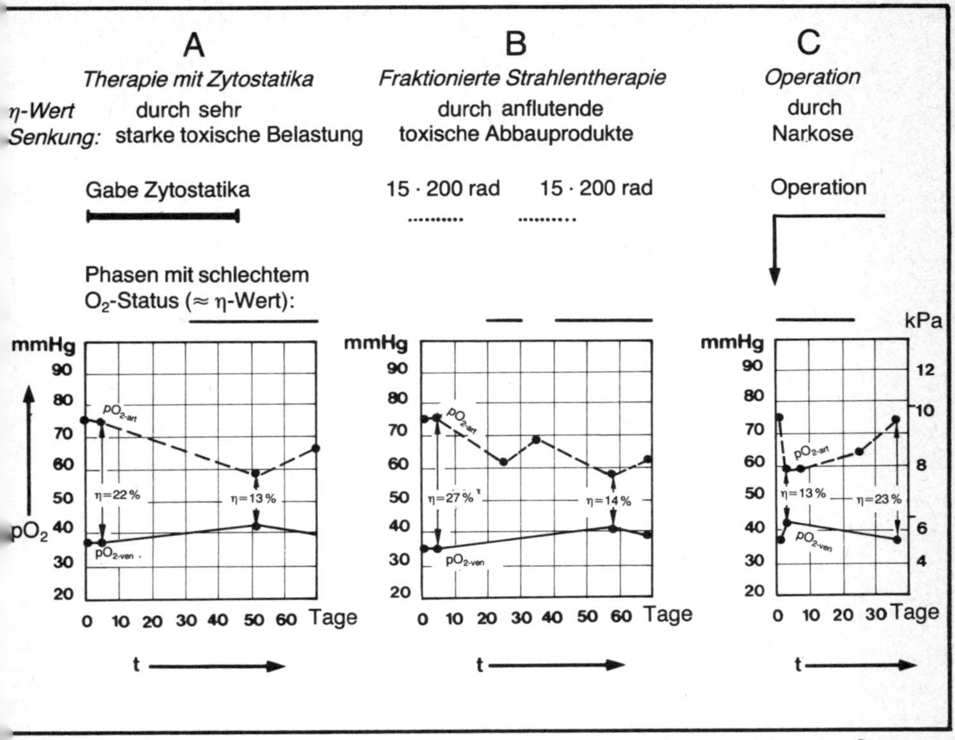

Abb. 67: Starke Verschlechterung des O_2-Status (bzw. des η-Wertes als Hauptfaktor des O_2-Transportes in das Körpergewebe) am Ende einer Krebstherapie mit Zytostatika (A) und am Ende einer fraktionierten Strahlentherapie (B) sowie nach chirurgischer Tumorentfernung (C). Richtwerte

Die vorstehenden pathophysiologischen Erkenntnisse und Fakten (Messungen) enthüllen einige Gründe, warum zur Zeit die Metastasierungswahrscheinlichkeit im Mittel noch bei über 50 bis 60% der Krebstherapiefälle liegt und warum daher gegenwärtig noch pro Jahr etwa eine Million Krebskranker vorzeitig sterben müssen. Aber diese Erkenntnisse und Fakten weisen auch kausal auf den *konkreten methodischen Weg zu bedeutender Senkung der Metastasierungs-Wahrscheinlichkeit:* Er besteht in *zeitweiliger Steigerung der Konzentration von*

Abwehrzellen im Blut durch Reizung der Neubildung und gleichzeitiger anhaltender Anhebung des O_2-Status durch Varianten der Sauerstoff-Mehrschritt-Therapie *unmittelbar nach Beendigung der Erstbehandlung des Primärtumors* (mit evtl. Ausschüttung von Krebszellen durch diagnostische oder therapeutische Manipulation). Für diesen Kombinationsprozeß mit seinem bestimmten Timing wurde 1981 die Bezeichnung *»O_2-Mehrschritt-Immunstimulation«* eingeführt.
Eine Übersicht über die Vernetzung der beiden Grundschritte und ihre synergistischen Wirkungen bei der O_2-Mehrschritt-Immunstimulation liefert Tabelle Abb. 68.
Der O_2-Transport in das Körpergewebe bildet den Engpaß für die Energiebereitstellung. Es kann deshalb nicht

Die synergistischen Wirkungen bei der »O_2-Mehrschritt-Immunstimulation«

Schritt	Phänomen	Wirkung[1]
1 **Chemische Reizung** der **Neubildung von Abwehrzellen** durch z. B. Thymus-Dragees	Zeitweilige Steigerung der Zahl von Leukozyten und Lymphozyten	1 Bedeutende Steigerung de[illegible] Abwehrzellenzahlen für mehrere Tage bis Wochen durch Neubildung
2 **Erhöhung des O_2-Transportes in die Gesamtheit der Körpergewebe** durch Intensivvarianten der O_2-Mehrschritt-Therapie	Anhaltende Steigerung des O_2-Transportes auf bis 250 % des im Alter von 70 Jahren gegebenen Durchschnittswertes. Dreifache synergistische Wirkung: 2.1/2.2/2.3	2.1 Förderung des Zellplatzwechsels durch Verbesserung der energetischen Situation
		2.2 Förderung der chemotaktischen Anziehung (selektiv[illegible] Übersäuerung der Herde)
		2.3 Förderung der Bildung von Peroxiden in den phagozytierenden Zellen

Abb. 68

[1] Energie- bzw. O_2-verbrauchende Prozesse

überraschen, daß eine anhaltende Verbesserung des O_2-Status die verschiedenen energiefordernden Prozesse (3. Spalte in der Tabelle) der zellulären Krebsabwehr bedeutend intensiviert.

Eine *Darstellung des Primärvorganges der Metastasierung,* zu der insbesondere Angaben von E. KROKOWSKI verwendet wurden, bringt Abb. 69. Nach dieser Darstellung ist einzuschätzen, daß im Durchschnitt bei therapeutischen oder diagnostischen Manipulationen an der erkannten Primärgeschwulst etwa *20000 Krebszellen* (hauptsächlich) in den Blutkreislauf ausgeschüttet werden, die sich dann irgendwo im Körper ansiedeln. Bevorzugt erfolgt diese Ansiedlung (Metastasenbildung) an Stellen, wo eine Art Filterwirkung, welche die Bildung von Aggregaten begünstigt, vorliegt. Die angesiedelten Krebszellen haben in der Regel eine relativ kurze Verdopplungszeit von z. B. 10 bis 30 Tagen. Da die Vernichtung der ausgestreuten Zellen um so leichter gelingt, je kleiner die Zahl der abzutötenden Krebszellen ist, sollte mit der Durchführung des gegen die Metastasierung gerichteten Prozesses der O_2-Mehrschritt-Immunstimulation nicht lange gewartet werden. Praktisch sind Nachbehandlungszeitpunkte von etwa 30 Tagen nach Ende der Manipulationen am Primärtumor für curativen Erfolg noch zulässig. Unter solchen Zeitbedingungen ist unter Einkalkulation einer gewissen Reserve damit zu rechnen, daß zur Bekämpfung der Metastasierung etwa 1 Million Krebszellen vernichtet werden müssen. Zur Vernichtung von 1 Million Zellen dürften (Abb. 39 und 40 oben) die früher beschriebenen einfachen Varianten GK 4-IV und GK 2-II der O_2-Mehrschritt-Immunstimulation mit Gabe von Thymus-Dragees (Abb. 38 und 48) mit hoher Wahrscheinlichkeit aus-

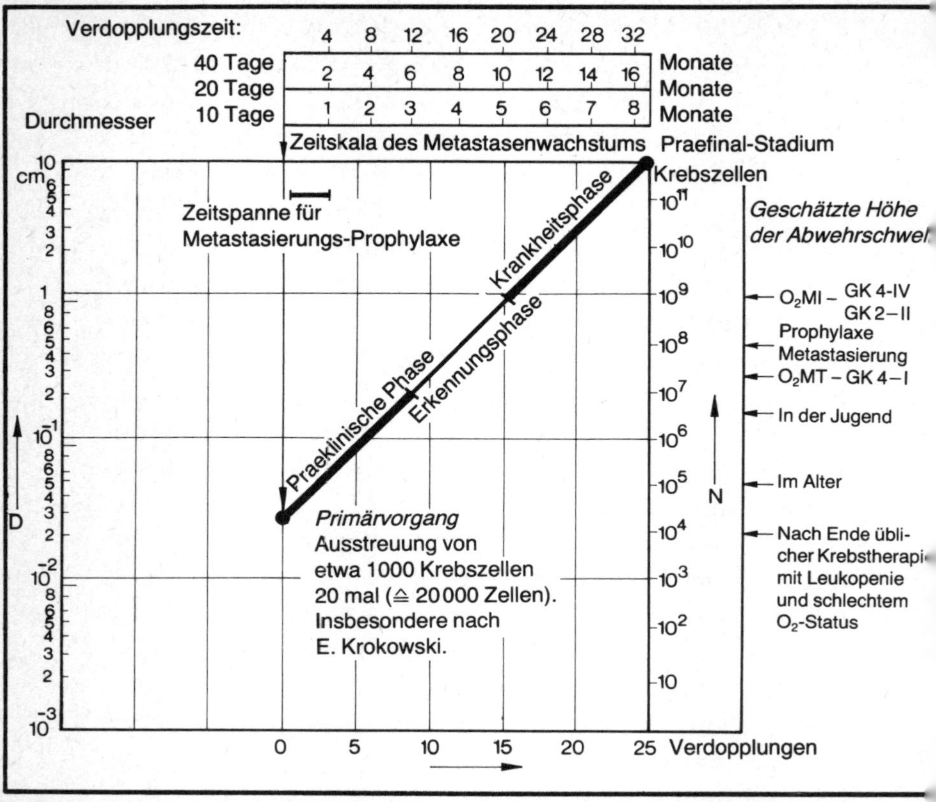

Abb. 69: Primärvorgang der Metastasierung. Ausstreuung von etwa 20000 Krebszellen. Vergleich skala rechts zur geschätzten Höhe der Abwehrschwelle unter verschiedenen Bedingungen. Bei selektiver starker Übersäuerung der Krebsgewebe durch 6 bis 10 h Steigerung der Blutglukose auf den 5fachen Wert gegenüber der Norm (chemotaktische Anlockung der Abwehrzellen zu den Herden) tritt eine weitere Erhöhung der Abwehrschwelle ein.

reichen. Die Anerkennung dieser Auffassung hat dazu beigetragen, daß sich unter Leitung von Dr. med. S. H. Wolf, Bad Wildungen, im Rahmen der Internationalen Ärztegesellschaft für Sauerstoff-Mehrschritt-Therapie und -Immunstimulation (Bad Rappenau) eine *Arbeitsgruppe zur Nutzung der O_2-Mehrschritt-Immunstimula-*

tion gebildet hat. Symposien dieser Arbeitsgruppe fanden im Sommer 1983, 1984 und 1985 in Bad Wildungen statt.

Auf dem XII. Krebskongreß der DDR 1984 in Berlin und auf dem Internationalen Krebskongreß 1984 in Wien hat der Verfasser Vorschläge zu Langzeitstudien für die Prophylaxe gegen Krebsmetastasierung unterbreitet. Kliniken in Kassel (Prof. Krokowski) und in Bad Sooden-Allendorf (Prof. Douwes) bereiten solche Langzeitstudien mit großen Patientenzahlen an Tumoren mit schnellem Metastasierungswachstum gegenwärtig vor. Es wird daher voraussichtlich in der Zukunft zum Abschluß solcher Studien mit statistischer Sicherung der Ergebnisse kommen. Aber bis solche Studien abgeschlossen sind, wird aus mehreren Gründen (Latenzzeit der Metastasen, fünf Jahre Mindestzeitdauer zur Erkennung der Heilung, Mangel an Forschungskapazität bei zuständigen Kliniken usw.) eine Zeitspanne von vielleicht zehn Jahren vergehen. Inzwischen sterben täglich eine bestürzend große Zahl von Krebspatienten an ihren Metastasen. Bei dieser Sachlage erschien es dem Verfasser gerechtfertigt, einen ungewöhnlichen Weg (siehe auch unten Abschnitt 13) zur schnellen Überleitung in die Nutzung zu beschreiten: Schon jetzt soll den beteiligten Onkologen die Anregung gegeben werden, ihren Krebspatienten zu empfehlen, bald nach Beendigung der Behandlung mit üblichen Krebstherapien (kurze Verdopplungszeit!) eine Einrichtung für O_2-Mehrschritt-Immunstimulation aufzusuchen und dort eine sofortige Prozeßdurchführung zu erwirken. Bei solchem Vorgehen wird das Schicksal vieler Patienten in die Hände der erstbehandelnden Onkologen gelegt. Aber auch die Einrichtungen für O_2-Mehrschritt-Immunstimulation[1] tragen einen hohen Teil der Verantwortung, denn sie müssen die Arbeit in ihrem Bereich so organisieren, daß die Metastasierungs-Prophylaxe bald nach Ankunft der Patienten, schon nach wenigen Metastasen-Verdopplungszeiten, vorgenommen werden kann. Nicht zuletzt liegt es im Ermessen der Kostenträger im Gesundheits- und Sozialwesen, durch Kostenübernahme günstige materielle Bedingungen zu schaffen, daß jeder Bedürftige Nutznießer dieser Gesundheitsmaßnahme werden kann.

---

[1] Eine Liste von Ärzten und Einrichtungen, welche mit den Prozessen der O_2-Mehrschritt-Immunstimulation bereits vertraut sind, kann angefordert werden bei: Forschungsinstitut Manfred von Ardenne, DDR-8051-Dresden – Weißer Hirsch

10. Indikationen der Sauerstoff-Mehrschritt-Therapie und -Immunstimulation. Zugeordnete Prozeß-Varianten

10.1. Allgemeine Indikationen

Abb. 70 bringt eine zusammenfassende Tabelle der *allgemeinen Indikationen.* In der rechten Spalte der Tabelle sind die empfohlenen Therapievarianten eingetragen. An der Spitze der Tabelle steht als Punkt 1.1.: »Senkung der Gefährlichkeit von Krankheiten im hohen Alter.« Ein Beispiel hierzu mit *Darstellungen über die unterschiedlichen Auswirkungen des gleichen grippalen Infektes bei Personen im Alter zwischen 5 und über 70 Jahren* ist in Abb. 71 wiedergegeben.
Wir glauben, daß diese Frage in der Zukunft wachsendem Interesse begegnen wird, weil hier eines der Hauptthemen für die Verlängerung des eigenen Lebens mit sehr konkreten Maßnahmen berührt wird. Unser Programmvorschlag geht davon aus, daß in sehr hohem Alter durch ständige Hochhaltung des O_2-Status vor und nach einer Krise die Tiefe des O_2-Status-Abfalls möglichst limitiert werden sollte. Als wesentliche adjuvante Maßnahme (Punkt 1.1.1.) ist hier die *O_2-Gabe während der Krise, insbesondere während der Fieberphasen,* mit dem O_2-Fluß von 5 Litern pro Minute angegeben. *Der zu Beginn der Fieberphase gegebene Energievorgriff unterbleibt dann, weil mehr Energie gebildet wird. Die sonst folgende Phase großer Schwäche entfällt nahezu* (ein analoges Geschehen findet sich in Abb. 16 besprochen). Die Realisierung dieser Empfehlung wird in Zukunft auch in

Allgemeine Indikationen
(und zugeordnete Therapievarianten)

	Angestrebte Wirkung	Indikationen	Indikationsbeispiele	Therapie-varianten
1. Anhebung des O_2-Status im gesamten Organismus (Energie »tanken«)	1.1 Senkung der Gefährlichkeit von Krankheiten in hohem Alter	Bremsung des O_2-Status-Abfalls durch Infekte bei in hohem Alter stehenden Personen auf den bei ihnen stark erniedrigten Erwartungswert. O_2MT-Patienten mit hochgeschaltetem O_2-Status	Grippaler Infekt in sehr hohem Alter. Vorher und nachher O_2MT. Während Krise und Fieber Anteil GK 4 – I.	GK 4 – I oder GK 4 – IV
	1.1.1 Adjuvante Maßnahme O_2-Gabe während der Krise			O_2-Fluß 5 Liter pro Minute
	1.2 Senkung der Anfälligkeit gegen Krankheiten in hohem Alter	Bekämpfung der Abwehrschwäche des hohen Lebensalters	Schutzmaßnahme in hohem Alter	GK 4 – IV
	1.3 Bekämpfung von Streßfolgen	Personen mit permanentem starkem Streß im Beruf. Bewegungsarmes Leben!	Industriemanager, Politiker usw. Beschleunigte Rehabilitation	GK 2 – I oder GK 4 – I
	1.4 Stabilisierung des Kreislaufs	Wenig belastungsfähige Personen. Abfangung sich ankündigender Kreislaufstörungen durch GK 2 – I	Personen mit häufigen Kreislaufstörungen Stützung bei und Nutzung von Fieber	GK 2 – I oder GK 4 – I GK 2 – III
	1.5 Steigerung der Lebensqualität	Zurückdrängung von Leiden und Beschwerden	Personen mit häufigen Depressionen	GK 2 – I oder GK 4 – I
	1.6 Intensivierung von Kur- und Urlaubseffekten. Kurzurlaube	Nutzung von Kur oder Urlaub zur starken Verbesserung des O_2-Status	Steigerung der Herzleistung durch Bewegungstraining nach GK 4 – II	GK 2 – I oder GK 4 – I, GK 4 –
	1.7 Erhöhung der körperlichen und geistigen Leistungsfähigkeit	Personen, die eine Abnahme ihrer Leistungsfähigkeit verspüren	Durch Krankheiten und Alter geschwächte Personen	**GK 2 – I** evtl. GK 4 – I
	1.8 O_2-Status-Anhebung vor sehr starken voraussehbaren Belastungen	Aktionshilfe für VIP-Personen	Politiker, Sänger, Manager am Tage vor großen Auftritten, Sitzungen usw.	**GK 2 – I**
	1.9 Senkung des Risikos von Operationen bei älteren Patienten	Vorbereitung für Operationen bei älteren Patienten	Ältere Patienten, die sich einer schweren Operation unterziehen müssen	GK 4 – I evtl. GK 2 – I

	Angestrebte Wirkung	Indikationen	Indikationsbeispiele	Therapie-varianten
	1.10 Behebung der O_2-Mangelphase für Mutter und Kind bei Geburten	Geburten Infolge der extremen körperlichen Belastung ergibt sich für Mütter und Kind eine kritische O_2-Mangelphase sowie eine Zunahme von HZV und AZV.	Geburten bei älteren Müttern besonders indiziert. (Bekämpfung des Untergangs von Gehirnzellen beim Kind). Bedeutende Steigerung des energetischen Status der Mutter während der Austreibungsphase	GK 4 – I (vor der Geburt)
	1.10.1 O_2-Fluß während der Geburt etwa angepaßt an das stark zunehmende Atemzeitvolumen			GK 2 – III (während der Geburt) O_2-Fluß von 5 auf 30 bis 60 Liter pro Minute in der Austreibungsphase steigend
	1.11 Pflegefälle. Oft Rehabilitation	Durchbrechung des circulus vitiosus: Schlechter O_2-Status – Bewegungsarmut – Weitere Verschlechterung des O_2-Status	Auch langjährige Pflegefälle (Freimachung von Betten in Krankenhäusern und Pflegeheimen)	GK 4 – III
	1.12 Bekämpfung von Schwindel	Personen mit besonders schlechtem O_2-Status	Personen mit langjährigem Dauerschwindel	GK 4 – III
	1.13 Beschleunigung der Entgiftung	Endogene und exogene Vergiftungen aller Art	Schlafmittelvergiftungen Gewebezerfallsprodukte infiziert	GK 2 – I
	1.14 Senkung von Pharmaka-Nebenwirkungen	Patienten mit hohem Tablettenkonsum	Patienten mit lebenslanger Einnahme von Psychopharmaka	GK 2 – I
	1.15 Kreislaufstützung bei höchstdosierter Gabe von Pharmaka	Bei Gabe von hohen Antibiotikadosen an geschwächte Patienten	Chemotherapeutisch behandelte Patienten	GK 4 – III
. Anhebung des Immun-Status im gesamten Organismus	2.1 Senkung der Wahrscheinlichkeit von Krebsmetastasierung	Krebspatienten unmittelbar nach Therapie des Primärtumors	Melanompatient unmittelbar nach chirurgischer Entfernung des Melanoms	GK 4 – IV
	2.2 Senkung der Wahrscheinlichkeit der Bildung von Krebsrezidiven	Krebspatienten unmittelbar nach Therapie des Primärtumors	—	GK 4 – IV

	Angestrebte Wirkung	Indikationen	Indikationsbeispiele	Therapie-varianten
	2.3 Senkung der Wahrscheinlichkeit, an Krebs zu erkranken	Personen, die eine größere Sicherheit vor der Erkrankung an Krebs anstreben	Ältere Personen mit schon geschwächtem Abwehr-Status (1- bis 2mal im Jahr wiederholt)	GK 4 – IV oder GK 2 – II
	2.4 Milderung der Krebsspätsymptome	Krebskranke in späteren Stadien	Erhöhung der Lebensqualität bis zum Praefinalstadium	GK 4 – IV
	2.5 Stimulation der normalen Leukopoese	Leukosen	Durch Chemotherapie ausgelöste Knochenmarkhemmung	GK 4 – IV
	2.6 Steigerung der Abwehr bei Strahlentherapie und Chemotherapie des Krebs	Parallel zur therapeutischen Behandlung von Krebskranken	Erhöhung der Belastbarkeit und Lebensqualität	GK 4 – IV
	2.7 Bekämpfung von Schwäche der körpereigenen Abwehr	Personen in Phasen mit zeitweilig geschwächter Abwehr	Ältere Personen mit geschwächter Abwehr	GK 4 – IV
	2.8 Milderung rheumatischer Erkrankungen	Primär chronische Polyarthritis	Akute Exazerbationen	GK 4 – IV
	2.9 Milderung bestimmter Gelenkerkrankungen	Degenerative Arthropathien	Arthrosen	GK 4 – IV

Abb. 70

der *eigenen Wohnung* erheblich leichter sein, wenn erst O_2-Selektoren, die nahezu reinen Sauerstoff in der angegebenen Flußmenge liefern, aus der Großserienproduktion preiswert zur Verfügung stehen.

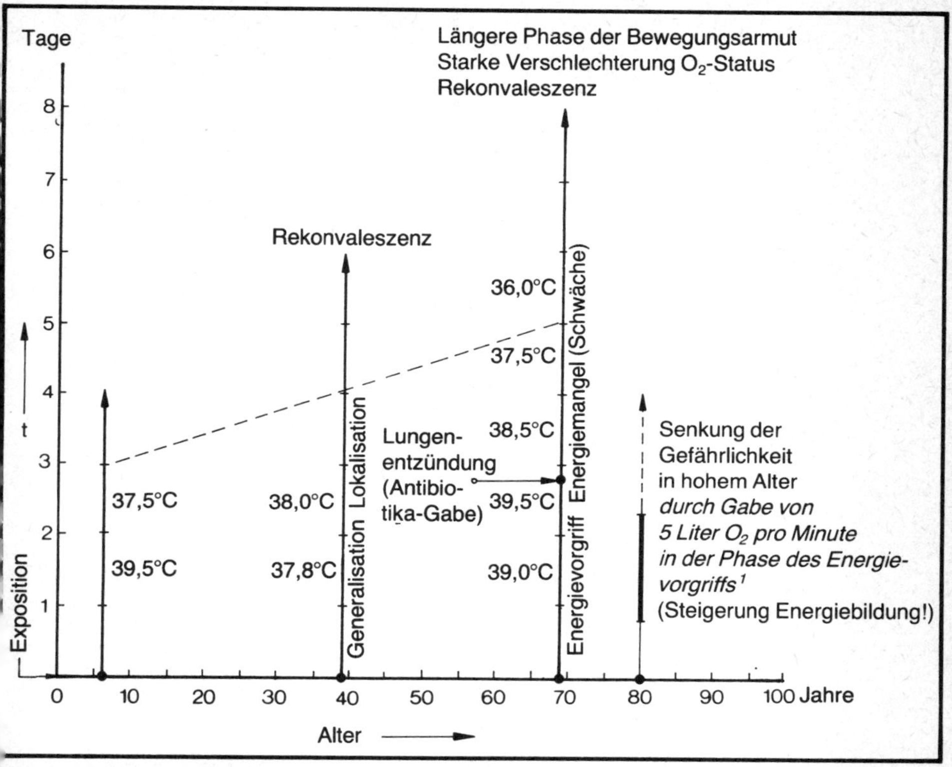

Abb. 71: Auswirkungen des gleichen grippalen Infektes bei Patienten in drei verschiedenen Altersstufen. Zunahme der Gefährlichkeit des Infektes mit dem Lebensalter. Senkung der Gefährlichkeit in hohem Alter durch Applikation von 5 Liter O_2 pro Minute in der Fieberphase (Phase des Energievorgriffs). Nutzung durch O_2MT-Technik in der eigenen Wohnung oder durch Zentren mit motorisierten O_2MT-Stationen.

[1] Anteile des O_2MT-Prozesses Variante GK 4–I.

10.2. Indikationen für spezielle Organe und Körperbereiche

In der Tabelle Abb. 72 sind die *Indikationen für spezielle Organe und Körperbereiche* mit den zugeordneten Therapievarianten angegeben.

Die Tabellen 70 und 72 wurden aus objektiven und subjektiven Befunden nach vielen Tausend O_2-Mehrschritt-Therapie-Behandlungen in eigenen Bereichen und in zahlreichen Einrichtungen des In- und Auslandes zusammengestellt. Zu den Grundlagen dieser Tabellen gehört auch eine umfangreiche Dokumentation über interessante Behandlungserfolge der Sauerstoff-Mehrschritt-Therapie und der Sauerstoff-Mehrschritt-Immunstimulation. Erst bei einigen, aber wichtigen Einsatzarten liegt mit größeren Patientenzahlen gesammeltes Erfahrungsmaterial vor. Bei anderen Einsatzarten berechtigen günstige Ergebnisse mit einer kleinen Zahl von Behandlungsfällen nur zu Hoffnungen. Die in den Tabellen gegebenen Hinweise bedeuten daher in erster Linie eine Anregung an die Mediziner der betreffenden Fachgebiete, tätig zu werden durch Nachvollziehung, durch Forschung und Sammlung weiterer Erfahrungen mit möglichst hohen Patientenzahlen.

Bei der Betrachtung unserer beiden Tabellen wird es viele Mediziner befremden, daß ein und dieselbe Therapie erfolgreich gegen so viele und unterschiedliche Indikationen sein soll. Die Erklärung für die einzigartige *Universalität der Sauerstoff-Mehrschritt-Therapie* liegt darin, daß O_2-Mangel (Energie-Mangel) die gemeinsame Ursache für so viele und so verschiedenartige Krankheiten, Leiden und Beschwerden darstellt.

Indikationen für spezielle Organe und Körperbereiche
(und zugeordnete Therapievarianten)

Therapeutischer Zielbereich	Angestrebte Wirkung	Indikationen	Indikations-beispiele	Therapie-varianten
1 Herz-Kreislauf-System	1.1 Ökonomisierung der Herzarbeit	Myokardischämien Angina pectoris Arrhythmien	Stenokardien, Infarktgefahr kardial bedingte Atemnot Zustände nach einem Herzinfarkt (Kontrolle durch EKG-Verbesserungen)	GK 4 – I auch Gabe von Strodival spezial® (ad hoc) und mr
	1.2 Renormalisierung des arteriellen Blutdruckes	Nicht fixierte essentielle Hypertonie	Apoplexie-Prophylaxe (Wichtige Stütze der Standard-Therapie)	GK 4 – I, dazu Standard-Pharmaka
		Regulatorisch bedingte Hypotonie	Morbus Ménière	KA 1 (2mal)
	1.3 Kreislaufstabilisierung	Kreislauflabilität allgemein	Schwindel, Orthostatische Disregulation. Behebung Dauerschwindel	GK 4 – I GK 2 – I
		Kreislauflabilität nach schädigenden Noxen	Zustände z. B. nach Vergiftungen, Verbrennungen, Bestrahlungen	GK 4 – I GK 2 – I
	1.4 Renormalisierung der O_2-Versorgung arteriellen Gefäßwände	Prophylaxe bzw. Hemmung der Arteriosklerose	Nachweis erster degenerativer Veränderungen (z.B. Augenhintergrund)	GK 4 – I
	1.5 Bekämpfung von Durchblutungsstörungen u. ihrer	Obere Extremitäten Gehirn	„Taubwerden" von Armbereichen Gedächtnisschwäche	GK 4–I, GK 4–III GK 2 – I
		Untere Extremitäten Claudicatio intermittens	Prägangrain. Vermeidung einer Amputation	GK 4 – I Gabe Trental 400®
	1.6			
2 Lunge	2.1 Bronchial Asthma Chronische Bronchitis	Asthmatiker Infekt-Rekonvaleszenten	Behebung von Atemnot	GK 4 – I GK 2 – I
	2.2 Abbau der Schädigung durch Rauchen. CO-Entgiftung	Kettenraucher	Personen mit CO-Hb-Werten von 15 bis 20 % (Normal um 1 %)	GK 2 – I

Therapeutischer Zielbereich	Angestrebte Wirkung	Indikationen	Indikationsbeispiele	Therapievarianten
3 Gehirn ZNS	3.1 Erhöhung des Energiestoffwechsels im Gehirn	Cerebral Arteriosklerose Restschäden u. Zustände nach Apoplexie	Verwirrungszustände Gedächtnisschwund Senkung von Reaktionszeiten	GK 4 – I, GK 4 – II GK 2 – I
	3.2 Senkung der Häufigkeit und Stärke von Migräneanfällen	Migräne	—	GK 4 – I GK 2 – I
	3.3 Bekämpfung von Schlafstörungen	Im Nachtschlaf endogen gestörte Personen	—	GK 4 – I GK 2 – I
	3.4 Zurückdrängung von Schüben d. Multiplen Sklerose	MS-Kranke (im Forschungsstadium)	Schubbremsung bei zusätzlichen Noxen, z. B. grippalen Infekten	GK 4 – I GK 2 – I
	3.5 Milderung M. Parkinson	Parkinson-Patienten (im Forschungsstadium)	—	GK 4 – I GK 4 – III
4 Auge	4.1 Visusverschlechterungen	Änderung der Sehschärfe (Linsen), Gesichtsfeldausfälle	Mirkoembolien in der Netzhaut (Diabetes Mellitus)	GK 4 – I
	4.2 Grauer Star, Glaukom	Beginnender Grauer Star Erhöhter Augeninnendruck	Altersstar	GK 4 – I
	4.3 Lichtempfindlichkeit	Pathologische Lichtempfindlichkeit	Photooptische Bindehautentzündung	GK 4 – I
5 Ohr	5.1 Verzögerung des Absinkens der Hörleistung in höherem Alter	Prophylaxe gegen Altersschwerhörigkeit	Otosklerose-Patienten	GK 2 – I GK 4 – I
	5.2 Bekämpfung von Hörstürzen (z. Teil gelingt Renormalisierung)	Patienten mit akuten Hörstürzen nach der Einwirkung zu großer Schallstärken	Menière-Patienten bald nach Hörsturz des rechten Ohres. Pathol. Geräusche	GK 2 – I
6 Leber	6.1 Renormalisierung erhöhter Transaminasewerte	Leberzirrhose Fettleber	Alkoholabusus-Patienten	GK 2 – I
7 Endokrines System	7.1 Diabetes Mellitus	Altersdiabetiker	Optimierung der Stoffwechselsituation (Senkung des Pharmabedarfs)	GK 2 – I GK 4 – II

Therapeutischer Zielbereich	Angestrebte Wirkung	Indikationen	Indikationsbeispiele	Therapievarianten
8 Verschiedene Gewebe	8.1 Beschleunigung der Wundheilung	Patienten nach Verletzungen, Operationen, Verbrennungen	Verbrennungen von >20 % der Körperoberfläche. Decubitus	GK 4 – III GK 4 – IV
	8.2 Beschleunigung der Knochenheilung	Patienten mit schwer heilenden Knochenbrüchen	Schenkelhalsbruch-Patienten	GK 4 – III
9 Plazenta	9.1 Plazentainsuffizienz	Frauen im Alter über 35 Jahre während der Schwangerschaft	Senkung des Risikos gestörter Kinder unter 15 %	GK 4 – I
10				

Abb. 72

11. Messungen über die starke Verbesserung des O_2-Status durch Sauerstoff-Mehrschritt-Therapie in Abhängigkeit vom Lebensalter bei sehr behandlungsbedürftigen Patienten eines Sanatoriums

Die objektiv und subjektiv stärksten Auswirkungen der O_2-Mehrschritt-Therapie sind nicht bei Personen zu erwarten, welche im Vollbesitz ihrer körperlichen Kräfte sind, sondern bei geschwächten, kranken oder leidenden Patienten. Erinnert sei in diesem Zusammenhang an das Ergebnis des zweizentrischen Doppelblindstudie über die *Zunahme der ergometrisch bestimmten körperlichen Leistungsfähigkeit 14 Tage nach Durchführung von zwei Behandlungen mit O_2-Mehrschritt-Schnellprozeß* GK 2-I: Der Mittelwert der *gemessenen anhaltenden Zunahme betrug 17%*. Mitgeteilte Einzelwerte bei Probanden mit zunächst geringer körperlicher Leistungsfähigkeit zeigten für diese besonders therapiebedürftigen Personen *Zunahmen von 25, 33 und sogar 45%*.
Deshalb sollten Studien über Wirkungen der O_2-Mehrschritt-Therapie an körperlich geschwächten Personen z. B. am Patientengut von Kliniken oder Sanatorien durchgeführt werden. Das Ergebnis einer solchen Studie über die eindrucksvolle Verbesserung der Werte des arteriellen und venösen Ruhe pO_2 durch O_2-Mehrschritt-Behandlungen ist in Abb. 73 zusammengefaßt: Die beiden Felder mit den vor der Therapie gemessenen Punkten sowohl unterhalb der $pO_{2\text{-art}}$-Erwartungskurve für Gesunde als auch oberhalb der $pO_{2\text{-ven}}$-Erwartungskurve

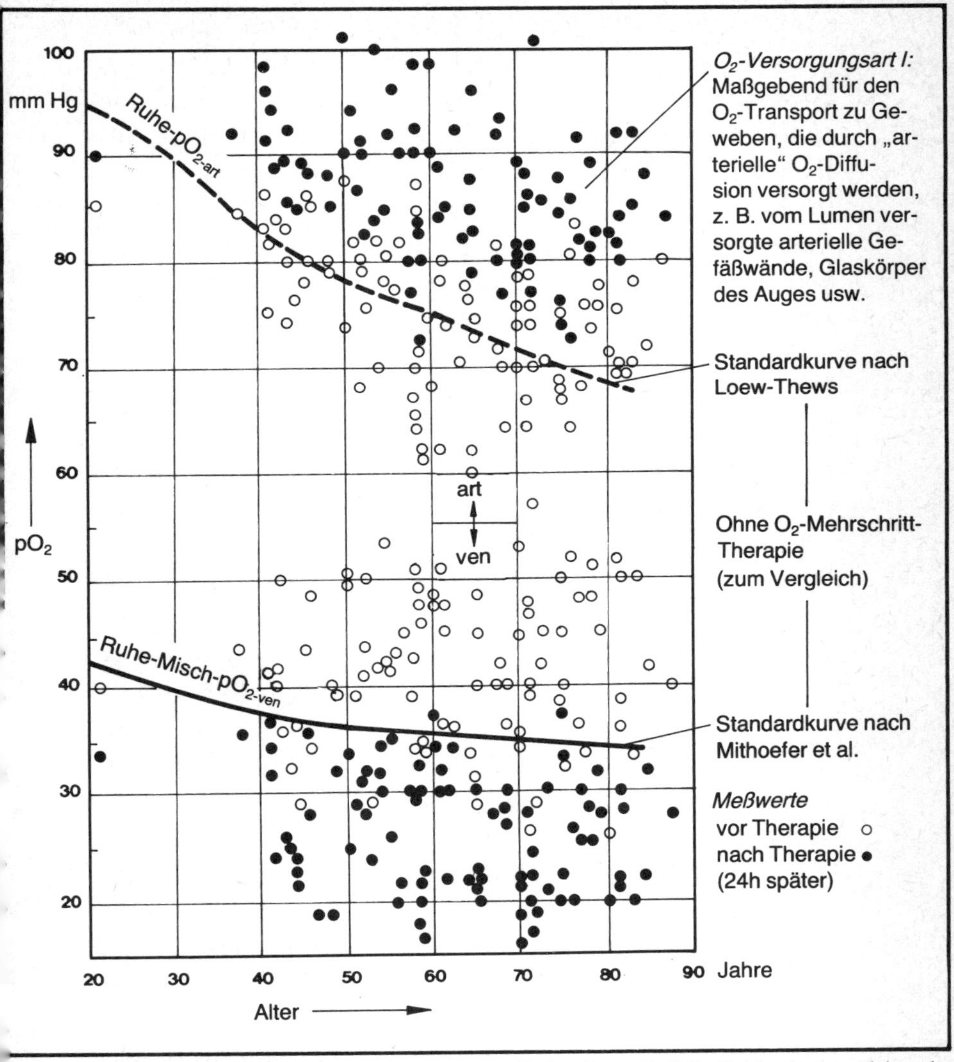

Abb. 73: Messungen des arteriellen und des venösen Ruhe-Sauerstoff-Partialdruckes vor (○) und nach (●) Sauerstoff-Mehrschritt-Therapie (meist Variante GK 4–I) in Abhängigkeit vom Lebensalter bei behandlungsbedürftigen Patienten des Sanatoriums Dr. med. S. H. Wolf, Bad Wildungen. Meßwerte in Gegenüberstellung zu den Standard-Erwartungswert-Kurven nach Loew-Thews und Mithoefer. 88 Patienten. 1984
Mittlere Erhöhung von η (Ruhe-O_2-Aufnahme) durch Therapie von 100 auf 239 %!

für Gesunde (mit ihren zum Teil recht hohen Werten des venösen Ruhe-pO_2) *sind Ausdruck des geschwächten Zustandes der meisten gemessenen Patienten.* Faszinierend ist es hier zu sehen, daß nach der O_2-Mehrschritt-Behandlung die Meßpunkte für fast alle Altersgruppen im Durchschnitt weit oberhalb der $pO_{2\text{-art}}$-Erwartungskurve für Gesunde und weit unterhalb der $pO_{2\text{-ven}}$-Erwartungskurve für Gesunde sich vorfinden. *Aus Patienten im geschwächten Zustand wurden Personen mit wesentlich besseren pO_2-Werten als bei Gesunden.*
Der mittlere Gewinn an Steigerung des arteriellen Ruhe-pO_2 beträgt hier etwa 10 bis 20 mm Hg (1,4 bis 2,8 kPa), während der mittlere Gewinn an Senkung des venösen Ruhe-pO_2 bei etwa −10 bis −15 mm Hg (−1,4 bis −2,1 kPa) liegt. *In diesen Zahlen spiegelt sich eine sehr bedeutende Erhöhung des O_2-Status (η-Wertes) der Patienten wider,* die mit eindrucksvollen Dokumentationen über objektive und subjektive Verbesserungen des gesundheitlichen Zustandes der einzelnen Patienten korreliert.
Um die bei dieser großen und interessanten Patientengruppe bewirkte Erhöhung des O_2-Status noch genauer einschätzen zu können, wurde eine weitere Auswertung der Dokumentationen in bezug auf die Ausnutzung η der Sauerstoff-Bindungskapazität des Blutes (arteriovenöse Sättigungsdifferenz) vorgenommen. Das Ergebnis ist in Abb. 74 zusammengefaßt. *Im Durchschnitt ist bei der Wildunger Patientengruppe durch die Behandlung mit der Sauerstoff-Mehrschritt-Therapie ein (anhaltender) Anstieg des η-Wertes von 100% vor der Therapie auf 239% nach der Therapie eingetreten.*[1] Bei gesunden

[1] Siehe Seite 204.

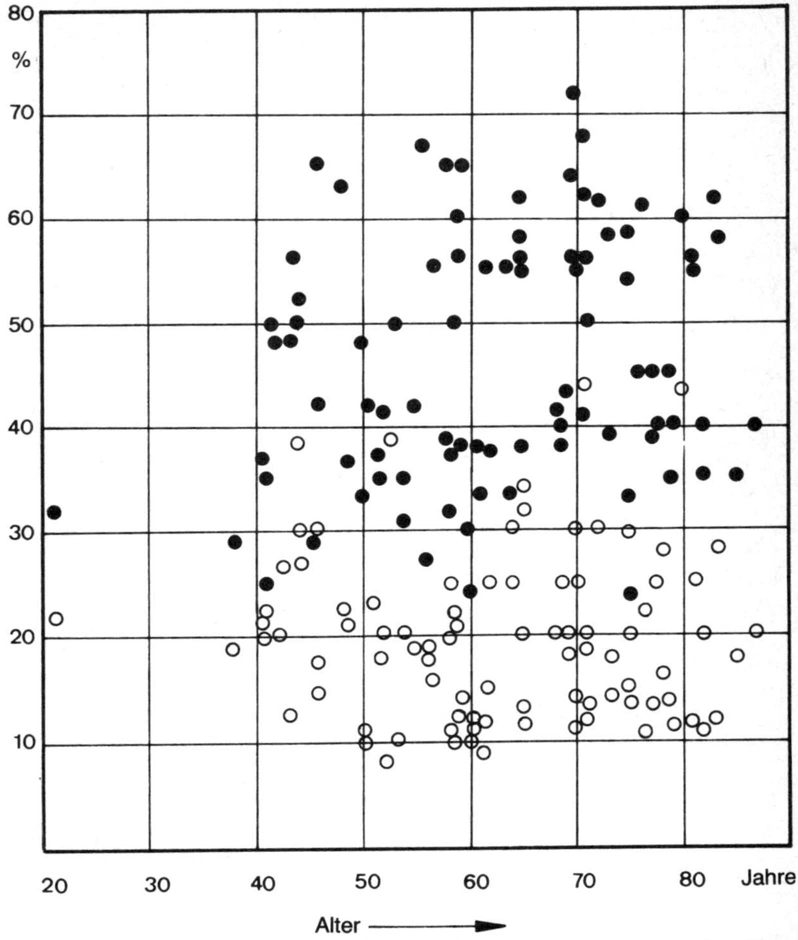

ıbb. 74: Messung der Ausnutzung η der Sauerstoff-Bindungskapazität des Blutes vor (○) und nach ●) Sauerstoff-Mehrschritt-Therapie in Abhängigkeit vom Lebensalter bei 88 kurbedürftigen Patienen des Sanatoriums Dr. med. S. H. Wolf, Bad Wildungen. Anhaltende Verbesserung des O_2-Status.

Probanden und pO_2-Werten nach der Therapie wie in Abb. 73 würde die mittlere Erhöhung durch die Therapie von 100 auf 133 % betragen. Der Erhöhungsprozentsatz bei geschwächten Patienten ist hier also etwa 4mal größer als bei gesunden Probanden. Es sei daran erinnert (Abschnitt 4.9.3.), daß die anhaltende Erhöhung der körperlichen Leistungsfähigkeit bei geschwächten Patienten bis zu 3mal größer als bei gesunden Probanden war. Diese Zahlen der relativen O_2-Kenngröße η weisen darauf hin, daß entsprechende Anstiege auch für die Größe des O_2-Transportes in die Organe und Gewebe des Körpers sowie auch für die Ruhe-O_2-Aufnahme des Organismus herbeigeführt worden sind. Das ist ein *Ergebnis mit medizinischen Konsequenzen von universalem Charakter,* welches hohe Aufmerksamkeit verdient, auch deswegen, weil es in vielen hundert O_2-Mehrschritt-Therapie-Zentren laufend bestätigt (siehe z. B. Abschnitt 15.), nachvollzogen und genutzt wird.

---

[1] Dieses Wildunger Therapie-Ergebnis an 88 Probanden stimmt recht gut mit Dresdener Therapie-Ergebnissen überein, die in Abb. 32 dargestellt worden sind: Steigerung der Ruhe-O_2-Aufnahme bei einem 77 Jahre alten therapiebedürftigen Probanden auf 172 bis 227% durch O_2-Mehrschritt-Therapie. Bei einem Füssinger Therapie-Ergebnis an 15 geschwächten Patienten (Klinik für Naturheilverfahren G. Caspers) wurde die Steigerung der Ruhe-O_2-Aufnahme auf 230% gefunden. An der Tatsache der bei geschwächten Personen sehr hohen Steigerung kann daher nicht gezweifelt werden. Da es im allgemeinen nur auf die eintretenden Änderungen und nicht auf die Bestimmung der Absolutwerte ankommt, wird hier und in den anderen Darstellungen dieses Buches auf die Umrechnung des peripher gemessenen venösen Ruhe-pO_2 – zum zentralen venösen Misch-pO_2 verzichtet (siehe Regressionsgrade im Anhang). – Zum Vergleich sei erwähnt, daß die Ruhe-pO_2-Aufnahme im Alter von 25 Jahren etwa 140 % der Aufnahme im Alter von 80 Jahren beträgt. – Bei Betrachtungen der Korrelation O_2-Status – Grundumsatz ist zu berücksichtigen, daß der Grundumsatz geschwächter Personen vor der Therapie stark erniedrigt ist.

12. Patient und Sauerstoff-Mehrschritt-Therapie. Hinweise, Erfahrungen und besondere Fälle

Obwohl erst wenige Jahre vergangen sind, haben sich in Europa schon mehr als 300 Zentren gebildet, in denen Patientenbehandlungen mit den standardisierten Programmierungen durchgeführt werden. Gegenwärtig kommen etwa zwei bis drei solcher Zentren pro Woche neu hinzu. Mehrere 10000 Patienten sind bereits behandelt worden. Die Ergebnisse von einem Teil dieser Behandlungen sind dem Verfasser auf genormten Formularen zurückgemeldet worden, so daß bereits eine gewisse Übersicht über die am meisten ins Auge fallenden klinischen Wirkungen unserer Therapie gegeben ist. Diese Rückmeldungen trugen zu den Tabellen Abb. 70 und 72 über die Indikationen der verschiedenen Varianten der O_2-Mehrschritt-Therapie bei. Diese in Abschnitt 10 kommentierten Tabellen bilden daher auch eine *Zusammenfassung der bisherigen praktischen Erfahrungen an Patienten in den verschiedenen Einsatzbereichen mit unserer Therapie.* Aus diesem Grunde können wir uns im vorliegenden Abschnitt darauf beschränken, einige Hinweise zu geben und über besondere Fälle zu informieren.

Folgender Hinweis soll den Leser darauf aufmerksam machen, daß er, viel mehr als sonst üblich, mitdenken und mithandeln muß, um die O_2-Mehrschritt-Therapie für die eigene Gesundheit nutzen zu können. Der Grund für diese Notwendigkeit ist die Tatsache, daß alles Neue, und so auch die *Ergebnisse der O_2-Mehrschritt-Therapie-*

Forschung, bei der heutigen Informationsflut erst sehr langsam den zuständigen Medizinern bekannt werden und noch langsamer in den klinischen Bereichen sich bis zur Anwendung durchsetzen. Außer in den Zentren für O_2-Mehrschritt-Therapie wird daher der Patient noch oft die ihn betreuenden Ärzte auf die Möglichkeiten unserer Therapie hinweisen und sogar Überzeugungsarbeit leisten müssen. Hierfür geeignete *Sonderdrucke stehen dem Leser auf Anforderung aus Dresden kurzfristig zur Verfügung.*

12.1. Verbesserung der Therapiefähigkeit. Initiale Kräftigung und Mobilisation des Patienten

Einer der drei Prozeßschritte der Sauerstoff-Mehrschritt-Therapie ist die Sicherung einer guten Durchblutung, also einer durch hohe Pumpleistung des Herzens abgesicherten kräftigen Mikrozirkulation im Gesamtorganismus. Nicht wenige der Patienten, die eine Behandlung wünschen, treffen in einem ausgesprochen geschwächten Zustand ein (siehe auch Abb. 73 oben). Bei einem Teil dieser Patienten wird es notwendig, die therapeutischen Maßnahmen dem Patientenzustand individuell anzupassen, um seine »Therapiefähigkeit« zu verbessern. Durch die Anpassung soll vor allen Dingen eine *initiale Kräftigung des Patienten*, aber auch eine *günstige Beeinflussung seiner Bewegungsfähigkeit* bewirkt werden.

Für solche *Anpassungsmaßnahmen* besteht ein weiter Spielraum. So wird man z. B. in Sonderfällen (extrem geringe Belastbarkeit, Kreislaufschwäche, Atemnot usw.) zur Mischung von Elementen der oben besproche-

nen Prozeßvarianten der Sauerstoff-Mehrschritt-Therapie übergehen. Z. B. ist vor Einsatz des 15 min-Schnellprozesses (GK 2-I) oft eine initiale Kräftigung notwendig. Diese Konditionierung wurde mit sehr gutem Erfolg dadurch erreicht, daß zunächst drei bis vier Sitzungen des 36 Stunden-18 Tage-O_2-Mehrschritt-Prozesses GK 4-I absolviert wurden und dann anschließend der Schnellprozeß zum Einsatz kam. – In anderen Fällen wurde die initiale Kräftigung beim 15 min-Schnell-Prozeß dadurch herbeigeführt, daß vor Beginn der starken Belastung des 15 min-Schnellprozesses eine Phase geschaltet wurde mit schwacher Belastung. Als Maß für die eingetretene Kräftigung kann das Verhalten der Pulszahl genommen werden. Wenn in der Anlaufphase des 15 min-Schnellprozesses die Pulsfrequenz unter der vorgesehenen Belastung nicht wesentlich ansteigt, vielleicht sogar unter der Belastung abnimmt, so ist dies als ein Warnzeichen anzusehen und die Belastung sofort wesentlich herunterzuschalten. Wenn man dann den Prozeß mit der reduzierten Belastung einige Minuten fortsetzt, so ergibt sich mit überraschender Schnelligkeit eine Verbesserung der energetischen Situation. Ausdruck davon ist, daß nunmehr die Pulsfrequenz auch bei erhöhter Belastung auf die hohen Erwartungswerte ansteigt. – Im Rahmen der Bemühungen, das therapeutische Vorgehen im Einzelfall maßzuschneidern, kann es sich empfehlen, auch die UVB-HOT*-Behandlung in Erwägung zu ziehen.
Durch die initiale Kräftigung werden die Möglichkeiten und Neigungen des Patienten, körperliche Belastung zu übernehmen, wesentlich verbessert. In vielen Fällen bestehen aber beim Patienten bereits kritische Bewegungsbehinderungen (Arthrosen usw.). Oft läßt sich dann die

Situation für den Patienten dadurch verbessern, daß vor dem Therapieprozeß durch klassische Kurbehandlungen die Bewegungsbehinderungen reduziert werden.

12.2 Klassische Kuren zum Abbau von Bewegungsbehinderung als Ergänzung der Sauerstoff-Mehrschritt-Therapie. Weiterer Beitrag zum Übergang zu kraftvolleren Lebensweisen

Vor Beginn der Sauerstoff-Mehrschritt-Therapie durchgeführte Maßnahmen zur Milderung von Bewegungsbehinderungen aller Arten können für den Patienten in mehrfacher Hinsicht von hohem Wert sein. Sie dienen unter kluger Regie des behandelnden Arztes einer Erhöhung der Effizienz der Sauerstoff-Mehrschritt-Therapie und verbessern gleichzeitig die Aussichten für eine kraftvollere Lebensweise nach Ende der Therapie.

Als *Maßnahme zur Voraus-Konditionierung* der Patienten können die meisten der Behandlungsweisen gelten, welche in großen Kurbädern angeboten werden. Erwähnt seien in diesem Zusammenhang Thermalbäder, Moorbäder, Kneipp-Bäder, spezielle Schwimmbäder, Massagebehandlungen aller Art, Fitneßtraining, Maßnahmen aus der Atemphysiologie, aus der Physiotherapie und aus der Diätetik usw. In hoher Vollkommenheit sind diese adjuvanten Behandlungsmöglichkeiten z. B. in dem großen *deutschen Zentrum für Sauerstoff-Mehrschritt-Therapie (Klinik für Naturheilverfahren) in Bad Füssing,* in dem großen *österreichischen Sauerstoff-Mehrschritt-Therapie-Gesundheitszentrum in Vigaun* bei Salzburg und in der *Klinik del Sol in Bad Wildungen,* aber auch in vielen anderen großen Sauerstoff-Mehrschritt-Therapie-Zentren Europas gegeben. Für die DDR sind hier im kommerziellen Bereich besonders die *Sauerstoff-Mehrschritt-Zentren im Palasthotel Berlin, im Neptunhotel Warnemünde* und *im Bellevue-Hotel Dresden* zu nennen.

Von den Leitungen der *Kurbäder* dürfte in der Zukunft immer stärker erkannt und genutzt werden, daß die vorstehend besprochene Kombination eine *medizinisch und ökonomisch sehr wichtige Aktivierung ihrer Einrichtungen bedeutet,* weil die O_2-Mehrschritt-Prozesse durch die langzeitige Anhebung des Energie- und Immunstatus als *Basistherapie fast alle Wirkungen und Effekte der Kuren klassischer Art sehr erheblich verstärken* (siehe auch Abschnitte 9 und 11).

Meßergebnisse darüber, wie über eine *Zeitspanne von vielen Jahren ein guter O_2-Status durch Wiederholung der Sauerstoff-Mehrschritt-Therapie in geeigneten Zeitabständen* aufrechterhalten werden kann, sind von der Klinik für Naturheilverfahren in Bad Füssing vorgelegt worden. Diese Befunde bestätigen, daß eine über Jahre anhaltende Wirkung eines einzelnen Prozesses nur dann gegeben ist, wenn der Patient sich einer außerordentlich kraftvollen Lebensweise befleißigt. Andererseits zeigte es sich bei Gelähmten oder schwer bewegungsbehinderten Patienten, daß wegen des schnellen Abfalles des O_2-Status jeweils schon nach wenigen Monaten eine Therapiewiederholung notwendig war, um einen einigermaßen hinreichenden mittleren O_2-Status aufrechtzuerhalten, d. h. um die begrenzte Lebenserwartung dieser Personen aufzubessern. Die Bad Füssinger Resultate belegen auch eindringlich den Wert von Maßnahmen der Gesundheitserziehung und -aufklärung. Nur *der* Patient ist für die Weiterführung der oftmals unbequemen kraftvollen Lebensweise hinreichend motiviert, der vom Arzt überzeugt wird, dem Befund, Befinden und Therapie in geeigneter Weise durchschaubar gemacht worden sind.

12.3. Angina pectoris und Herzinfarkt

Bei sich anbahnendem O_2-Mangel (Dauerstreß, zunehmendes Alter) gibt die Natur meist *Warnzeichen*, die sehr ernst und zum Anlaß für sofortige Gegenmaßnahmen genommen werden sollten. Beim Herzen erfolgt die Vorwarnung z. B. durch das Auftreten von Angina-pectoris-Anfällen oder Beschwerden, häufig in der Nacht. Oft ist es ein etwas schmerzhaftes Ziehen in der Herzgegend, das schon bei leichter körperlicher Belastung oder nach Nitrangin®[1]-Applikation verschwindet. Nach Untersuchungen von *R. E. Dohrmann* können diese Anfälle in 85% der Fälle innerhalb von 5 bis 10 min dadurch kupiert werden, daß der Inhalt einer Strodival spezial®-Kapsel (A. Herbert GmbH, D-6200 Wiesbaden-Bierstadt) über die abgetrocknete Zunge verteilt wird.
Bekanntlich nehmen in den hochentwickelten Industriestaaten unter den gegenwärtigen Umweltbedingungen die Herz-Kreislauf-Krankheiten als Todesursache den ersten Platz ein. Dabei steht der Herzinfarkt als sehr häufige Todesursache im Vordergrund. Die Erkundung von Maßnahmen oder Maßnahmekombinationen zu seiner Bekämpfung ist daher eine Aufgabe von hoher Aktualität. Wir wandten uns dieser Aufgabe etwa 1971 zu.

---

[1] Glyzeroltrinitrat in Äthanol

Wir begannen damit, Vorgänge zu untersuchen, die bei künstlicher Infarktauslösung (Einschnürung von Koronarien) am Rattenherzen abliefen.
Gemeinsam mit meinem Mitarbeiter *P. G. Reitnauer* gelangen mit Hilfe unserer feinen Mikro-pH-Glaselektrode rückwirkungsfreie pH-Messungen am schlagenden Herzen und Registrierungen über das zeitweilige tiefe pH-Absinken (tiefe Übersäuerung) beim Ablauf experimentell ausgelöster metabolischer Herzinfarkte. Wir fanden, daß die im Infarktgebiet gemessene starke Übersäuerung zunächst reversibel bleibt (aber höchstens bis zu dreißig Minuten). Aus den so gewonnenen Einblicken in Natur und Ablauf des Infarktmechanismus ergaben sich neue Aspekte zur Infarktprophylaxe sowie zur Hemmung des Infarktes noch während seiner akuten Phase, d. h. bevor die Zytolyse mit nachfolgender Zytolyse-Kettenreaktion ihr Zerstörungswerk am Herzmuskel beendet hat.
Wir nehmen heute an, daß der entdeckte Schaltmechanismus der Blutmikrozirkulation auch beim Herzinfarkt eine entscheidende Rolle spielt. Wir glauben, daß der Unterschied zwischen Angina-pectoris-Anfällen und dem Herzinfarkt darin besteht, daß beim Infarkt die Dauer und Stärke des örtlichen O_2-Mangels so groß ist, daß die oben besprochene Schaltschwelle überschritten wird und daß danach der Blutfluß kritisch zurückgeht. Im Infarktgebiet des Myokards schlägt dann der Atmungsstoffwechsel der Herzmuskelzellen in Gärungsstoffwechsel um, und die gebildete Milchsäure führt zu der von uns gemessenen starken Übersäuerung. *Wenn der Schaltvorgang nicht während der noch reversiblen Phase, d. h. etwa innerhalb von 20 Minuten, rückgängig gemacht wird, kommt es zur irreversiblen Verschließung*

der Gefäße und damit zur endgültigen Vernichtung der betroffenen Versorgungsbezirke des Herzmuskels.
Für den Leser, den hauptsächlich nur die *praktischen Schlußfolgerungen* interessieren, ergibt sich, daß der lebensbedrohende Herzinfarkt nur innerhalb der ersten 20 Minuten, d. h. in der Regel nur durch den betroffenen Patienten selbst, durch Maßnahmen abgestoppt werden kann, welche die Wiederhochschaltung der abgesunkenen Blutmikrozirkulation bewirken. Nur in den seltensten Fällen hat der Patient das Glück, daß der alarmierte Notarzt noch innerhalb der 20 Minuten eintrifft. Deshalb bilden Maßnahmen zur Wiederhochschaltung der Mikrozirkulation, die der Patient selbst vornehmen kann, den *Schlüssel zur Abstoppung des Infarktmechanismus in seiner akuten Phase.*
Aus den tierexperimentellen Untersuchungen ging hervor, daß das schon erwähnte Herzglykosid g-Strophanthin in der Lage ist, über die von uns gefundene pH-Wert-Steigerung die schnelle Hochschaltung zu bewirken, wobei aus speziellen Messungen zu erkennen war, daß gleichzeitig die Mikrozirkulation wieder in Gang kam und sich der Sauerstoffdruck im Gewebe wieder normalisierte.
Leider hatte das g-Strophanthin bei der vom Patienten selbst durchgeführten oralen oder perlingualen Applikation im allgemeinen eine unsichere Herzwirkung. Durch diese Beobachtung war dieses hervorragende, schnellwirkende Herzglykosid in Verruf geraten. Gemeinsam mit *H.-G. Lippmann* wurden die Ursachen für die Unsicherheit dieser Wirkung aufgeklärt und daraus eine *Applikationsform für sichere Wirkungen bei perlingualer Gabe abgeleitet.* So entstand das Präparat *Strodival spezial®*. Risikopatienten sollten, beraten durch ihren Kar-

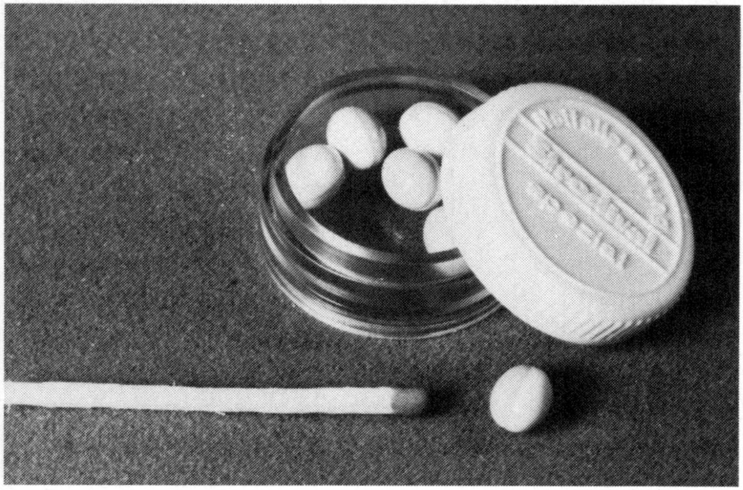

Sichere Wirkung durch bestimmte Dosierung (6 mg, 6 %) der einzelnen Kapsel sowie bei Verteilung ihres Inhaltes über die abgetrocknete Zunge. Wirkungseintritt ≈ 6 min nach dieser Gabe.

.bb. 75: Ansicht einer Notfallpackung „Strodival-spezial®" zur sofortigen perlingualen Selbstappliation von g-Strophanthin bei Eintritt eines Herzinfarktes oder schwerer Angina-pectoris-Anfälle. ur bis etwa 20 min nach Auslösung eines Herzinfarktes bleibt sein Mechanismus reversibel. In der egel kann daher nur der Patient selbst sich die oft lebensrettenden Strophanthinwirkungen zuhren: Anhebung des pH im Infarktgewebe und damit der dort abgesunkenen O_2-Versorgung sowie utmikrozirkulation.

diologen, stets eine *Notfallpackung mit diesen Kapseln,* wie in Abb. 75 fotografiert, *in der Tasche tragen,* um sich selbst ad hoc bei schweren Angina-pectoris-Anfällen und besonders beim Eintreten eines Infarktes zu helfen. Es haben sich bereits mehrere Fälle ereignet, wo ein Infarktrisiko-Patient, beraten und vorbereitet durch seinen Kardiologen, ein Infarktsyndrom (ständig an Stärke bis zum Vernichtungsschmerz zunehmende Herzangst) erlitt, sich dann sofort den Inhalt einer Kapsel mit 6 mg-6% g-Strophanthin nach Einsetzen der Symptome applizierte und etwa 6 bis 8 Minuten danach das völlige Verschwinden aller Infarktsymptome erlebte. In jedem dieser Fälle konnte der Patient schon nach ein oder wenigen Stunden wieder zu normaler Lebensweise zurückkehren. Gegen dieses Vorgehen können auch deshalb keine Einwände erhoben werden, weil nach den vorliegenden Erfahrungen die Anwendung des g-Strophanthins in dieser Form niemals schaden kann, denn das g-Strophanthin verträgt sich bei dieser »Dosierung nach Bedarf« mit den anderen üblichen Medikationen. Insbesondere kann es ohne Risiko auch bei Patienten im Zustand der »Digitalisierung« eingesetzt werden. Bei länger anhaltenden Herzschmerzen sollte indessen die dringliche Konsultation eines Arztes erfolgen. Auch und namentlich dann, wenn der Patient schon einen Herzinfarkt in früheren Jahren überstanden hat.

In diesem Abschnitt haben wir die Bekämpfung der *Symptome* der Angina pectoris und des Herzinfarktes vorangestellt. Das geschah aus der praktischen Erfahrung, daß bei dem gegenwärtigen Informationsstand der Ärzteschaft das Geschehen in der Regel sehr weit fortgeschritten ist, so daß als Therapieziel nur noch die Beseitigung der Symptome, aber nicht die der eigentlichen Ursachen gelten kann.

Richtiger, natürlicher und sicherer ist es, die Angina-pectoris-Anfälle und den Herzinfarkt durch *Beseitigung der Ursache,* d. h. durch anhaltende Hochschaltung des O_2-Status mit Hilfe geeigneter Varianten der O_2-Mehrschritt-Therapie zu bekämpfen. Viele Patienten haben dies unter Einsatz der Varianten GK 2-I und GK 4-I mit sehr guten Ergebnissen getan. Z. B. haben sie bei den ersten Angina-pectoris-Warnzeichen, die nach Phasen mit Dauerstreß eintraten, den Schnellprozeß GK 2-I absolviert, und ihre Beschwerden verschwanden. Bei anderen Patienten, welche den 18-Tage-Prozeß GK 4-I be-

vorzugten, gingen die Beschwerden und die Atemnot schon in der Prozeßmitte zurück.
Zu einem wichtigen Einsatzgebiet dürfte die Nutzung der O_2-Mehrschritt-Therapie bei der Rehabilitation nach Herzinfarkten werden. Bei der *Rehabilitation nach Myokardinfarkten* erscheint es möglich, z. B. durch Anwendung des 36 h-18 Tage-O_2-Mehrschritt-Prozesses, das *Risiko von Reinfarkten bedeutend zu senken und die Rehabilitationszeit abzukürzen.* Schon während der Durchführung dieses Prozesses tritt in Korrelation zu dem Anstieg des ohne O_2-Inhalation gemessenen arteriellen pO_2-Wertes bzw. des η-Wertes eine wesentliche Zunahme der Belastungsfähigkeit des Patienten ein (Abschnitt 12.1.). Dieses schnelle Anwachsen der Belastbarkeit hat spezifische Bedeutung für die Rehabilitation nach einem Herzinfarkt, wo die Behandlung sich bisher auf einem schmalen Grat bewegte zwischen der Auslösung eines Reinfarktes bei zu viel Belastung und unnötig langsamer Rückkehr zu der dem Fall angepaßten Lebensweise bei zu geringer Belastung. Dieser Grat wird verbreitert und damit das Patientenrisiko bedeutend heruntergesetzt durch die angestrebte »initiale Kräftigung« des Infarktpatienten, welche schon nach den ersten Sitzungen des 36 h-18 Tage-O_2-Mehrschritt-Prozesses eintritt. Der initiale Kräftigungseffekt der O_2-Mehrschritt-Therapie bedeutet also eine entscheidende Hilfe für die Patientenrehabilitation nach Herzinfarkten, welche mit geringem Zeitverlust von allen für diese Problematik zuständigen Stellen aufgegriffen werden sollte. Damit diese Forderung leichter verstanden und akzeptiert wird, seien hier die *Beobachtungen bei einem charakteristischen Einzelfall* gebracht: Ein im mittleren Lebensalter stehender Patient kommt bald nach einem

erlittenen Herzinfarkt zu uns nach Dresden, um eine O_2-Mehrschritt-Therapie-Kur zu absolvieren. Am Tage seiner Ankunft wird ein niedriger Wert des arteriellen pO_2 gemessen, und er kann in seinem 13stöckigen Hotel nur zwei Stockwerke steigen, weil er durch starke pectanginöse Beschwerden am weiteren Steigen gehindert wird. Schon nach der 3. Sitzung von je 4 Stunden Dauer fiel diese Bewegungsbehinderung fort, und der Patient steigt die 13 Stockwerke seines Hotels, ohne daß sich die pectanginösen Beschwerden wieder einstellten (keinerlei Belastungsdekompensation). Durch die »initiale Kräftigung« ist er nunmehr in der Lage, das obligatorische Bewegungstraining unseres 36 h-18 Tage-O_2-Mehrschritt-Prozesses zwischen den Sitzungen regelmäßig vorzunehmen. Am Ende der Kur und noch Wochen danach wird ein um etwa 20 mm Hg (2,6 kPa) erhöhter arterieller pO_2 gemessen. Der Patient wiederholt nach Kurende noch zweimal den Aufstieg bis in den 13. Stock seines Hotels ohne Beschwerden. Der beschriebene Effekt des O_2-Mehrschritt-Prozesses hat nicht nur für die Rehabilitation nach Herzinfarkten Bedeutung, sondern sollte ganz allgemein für die Rehabilitation nach Krankheiten, Operationen, Unfällen und anderen Gesundheitskrisen genutzt werden.

12.4. Periphere Durchblutungsstörungen

Die Häufigkeit des Auftretens von peripheren Durchblutungsstörungen an den unteren Extremitäten nimmt bekanntlich mit dem Lebensalter und unter Lebensbedingungen mit permanentem starken Distreß (Bewegungsarmut) erheblich zu. Diese Beobachtung legt es

nahe, als *Ursache der Auslösung peripherer Durchblutungsstörungen* die allgemein mit fortschreitendem Alter und bei permanentem Distreß eintretende Verschlechterung vom O_2-Status des Organismus und des Herzzeitvolumens HZV zu erkennen.
Schon oben wurde darauf hingewiesen, daß die in Abb. 53 B gebrachte Skala des Ruhe-$pO_{2\text{-ven}}$ der verschiedenen Organe und Gewebe einen rohen Hinweis auf den *mittleren Gefährdungsgrad der verschiedenen Organe und Gewebe bei eintretendem O_2-Mangel* (hohes Alter, stressorische Einflüsse) gibt. Hiernach wäre bei O_2-Mangel eine Gefährdung durch Tiefschaltung der Mikrozirkulation zuerst am Herzen (Myokardinfarkt) zu erwarten und dann bei den unteren Extremitäten sowie ferner im Gehirn (Kreislaufstörungen, Schwindel). Entsprechend ist eine Hilfe durch Hochschaltung der Mikrozirkulation mit Prozeßvarianten der Sauerstoff-Mehrschritt-Therapie oder Ausdauertraining ebenfalls zuerst beim Herzen, dann bei den unteren Extremitäten sowie beim Gehirn (cerebroviscerale Regulationsstörungen z. B. des Kreislaufs, hirnorganisches Psychosyndrom) zu erwarten.
Die durch Verschlechterung des O_2-Status ausgelösten peripheren Durchblutungsstörungen an den unteren Extremitäten, die oft mit der Notwendigkeit einer Beinamputation enden, gehören bekanntlich zu den Krankheiten des höheren Lebensalters. Deshalb sollten die ersten Warnzeichen (Taubheitsgefühle, Verringerung der schmerzfreien Gehstrecke, Prägangrän-Zustände) zum Anlaß für Gegenmaßnahmen genommen werden. Hierzu gehört in erster Linie die *Behandlung mit der Intensivvariante GK 4-III des 36 h-18 Tage-O_2-Mehrschritt-Prozesses* (Abschnitt 4.7.).

Aus Beobachtungen im eigenen Hause und rückgemeldeten Therapieergebnissen auswärtiger O_2-Mehrschritt-Therapie-Partner ist eine Häufung positiver Ergebnisse in folgenden Stadien und Bereichen dieser Krankheit festzustellen:

1. Im Stadium II (nach Fontaine) war in der Regel eine bedeutende *Verlängerung der Claudicato intermittens-Distanz* nach Behandlung mit der O_2MT-Intensivvariante gegeben.
2. In vielen Fällen des Stadiums IV konnten partielle oder totale Rückbildungen der nekrotischen Prozesse, korrelierend mit Temperatur-Renormalisierung im betroffenen Bein, gesehen werden, so daß die bereits *vorgesehene Amputation sich erübrigte* (sofern nicht Infektionen aus vitaler Indikation zur Amputation des erkrankten Beines zwangen).
3. Der durch chronische Schmerzerlebnisse bedingte Dauerstreß führt im Stadium IV der kapillären Verschlußkrankheit oft zu Immobilisation bzw. Pflegebedürftigkeit. Gerade diese Streßfaktoren bilden die Schiene für einen Circulus vitiosus, der zum weiteren Absinken des O_2-Status führt. Sehr häufig gelingt es, diesen Circulus mit Hilfe der Intensivvariante zu durchbrechen. *Patienten, die jahrelang als schwere Pflegefälle ihre Umgebung belasteten, verließen das Bett und kehrten zu einem Leben mit körperlicher Bewegung zurück.* Angesichts der großen Belastung des Gesundheits- und Sozialwesens durch dieses Problem ist schon eine Teilrehabilitation als wichtiger Erfolg zu buchen.

12.5. Kreislaufstörungen und -schwäche

Die Bekämpfung von Kreislaufstörungen und Präkollapszuständen gehörte zu den ersten Zielen und Ergebnissen der O_2-Mehrschritt-Therapie-Forschung. Im Zuge der Entwicklung des Konzeptes der Krebs-Mehrschritt-Therapie fanden wir 1970, daß regelmäßig nach etwa 280 min-40°C-Hyperthermie (Heißwasserbad) eintretende Kreislaufschwäche unterblieb, wenn folgende Schrittkombination während der belastenden Hyperthermiephase zum Einsatz kam:

1. Schritt: Gabe von Pharmaka, wie Vitamin B_1, Dipyridamol usw. zur Verbesserung der O_2-Utilisation im Organismus
2. Schritt: Verdopplung des O_2-Gehaltes der Inspirationsluft.
3. Schritt: Steigerung der Durchblutung durch Hyperthermie.

Seit damals gehört die *Stabilisierung des Blutkreislaufes* zu den wichtigsten Einsatzfeldern der Sauerstoff-Mehrschritt-Therapie. Viele Befunde liegen darüber vor, daß permanent in ihrem Beruf hochbelastete Persönlichkeiten (Industrie-Manager, Politiker, Sänger) durch Häufung von Kreislaufstörungen an der Fortsetzung ihrer beruflichen Tätigkeit gehindert wurden. Sofort nach Behandlung mit O_2-Mehrschritt-Therapie war die frühere Kreislaufstabilität wieder hergestellt, Schlafstörungen verschwanden, und die alte Tatkraft kehrte zurück. – Objektiv und subjektiv sehr eindrucksvoll verlaufende Behandlungen von VIP-Patienten wurden zum Politikum mit großen volkswirtschaftlichen Konsequenzen. Dies ist sicher erst ein Anfang.

Kreislaufstörungen, die nicht selten in schwere Kollapszustände übergehen, sind gefährlich und führen bei geschwächten Patienten (hohes Lebensalter, Krankheiten, Operationen, Strahlenbehandlung) oft zum Tode. Die Auslösung von Kreislaufstörungen erfolgt in der Regel dann, wenn der O_2-Transport in das ganze Körpergewebe ($\sim \eta$-Wert) bzw. die Blutdruckamplitude im Tageszyklus und durch depressive Einflüsse kritische Minima durchlaufen. Deshalb stellt die permanente Hochhaltung des O_2-Status (und der Blutdruckamplitude) durch die Prozesse der O_2-Mehrschritt-Therapie eine äußerst wirksame *Präventivmaßnahme gegen Kreislaufstörungen* dar.

Schwerste Kreislaufstörungen stellen sich oft nach der Zerstörung von Gewebe ein (Verbrennungen, Strahlentherapie usw.). Bei der Strahlentherapie des Krebses zwingt u. a. das Anfluten der toxischen Abbauprodukte von vernichtetem Krebsgewebe und mitvernichtetem Normalgewebe zu einer zeitlichen Verteilung der eintretenden Kreislaufbelastung über viele Wochen durch Fraktionierung der Bestrahlung und ihre Verteilung auf mehrere Bestrahlungsperioden. Oft ist die akute Todesursache nicht der Tumor, sondern ein Kreislaufversagen. Deshalb ist bei Behandlungen dieser Art zu fordern, daß die Abnahme der Kreislaufreserven durch Messung des arteriellen und venösen Ruhe-pO_2 in Zeitabständen von wenigen Tagen kontrolliert wird. Aus dem Verlauf der Meßwerte läßt sich eine *günstige Gestaltung des Bestrahlungsprogrammes für den individuellen Fall* ableiten. Vor allem aber erschließt sich aus diesen Feststellungen ein *weiterer Indikationsbereich für den O_2-Mehrschritt-Prozeß,* der eine leicht meßbare Wiederanhebung des abgesunkenen η-Wertes (der abgesunkenen Kreislaufreserven) bewirkt.

Eine medizinisch neue Möglichkeit, die oben in Abb. 63 dargestellt wurde, ist das *Abfangen sich ankündigender Kreislaufstörungen* durch eine Variante des 15 min-O_2-Mehrschritt-Schnellprozesses mit erst allmählich erhöhter körperlicher Belastung. Allerdings ist hierfür ein Mitdenken des Patienten und das Bereitstehen einer O_2-Mehrschritt-Station (Abb. 43) evtl. auch in der eigenen Wohnung notwendig.

12.6. Hypertonie, Hypotonie, Renormalisierung von zu hohen und zu niedrigen Blutdruckwerten

Der vom Blutdruckregelzentrum des Körpers gesteuerte Blutdruck unterliegt großen Schwankungen in Abhängigkeit von körperlicher und psychischer Belastung, Tageszeit und anderen Einflüssen. Für die Bestimmung der Blutdruckwerte stehen heute zahlreiche elektronische Geräte zur Verfügung, die auch vom Patienten ohne fremde Hilfe betrieben werden können (z. B. den Meßwert speichernde elektronische Schleppzeigergeräte von BOSCH, Stuttgart). Wird häufiger ein zu hoher Blutdruck (systolischer oberer Wert über etwa 160 mm Hg [21 kPa] und diastolischer unterer Wert etwa 90 mm Hg [12 kPa]) gemessen, so bedeutet dies eine Vorwarnung, die sehr ernst genommen werden muß. Es gilt dann für den Patienten, alle Möglichkeiten auszuschöpfen, daß seine Blutdruckwerte nur selten die zuvor genannten kritischen Werte übersteigen. Bei häufiger und langzeitiger Überschreitung der genannten Werte besteht die Gefahr einer Nierenschädigung und der Fixierung der hohen Blutdruckwerte. Bei rechtzeitigem Einsatz von

Maßnahmen gegen Hypertonie ist die gefährliche Fixierung, welche die Lebenserwartung auf wenige Jahre herabsetzt, in der Regel zu vermeiden. *Der Hypertoniker muß sich darüber klar werden, daß er durch frühen Einsatz wirksamer Gegenmaßnahmen die einmalige Chance hat, den furchtbaren Folgen fixierter Hypertonie zu entgehen.* Zu diesen Folgen gehört vor allem der Gehirnschlag (Apoplexie) mit der Auslösung von Tod oder Lähmungen. Als weitere Folgen sind Degeneration der arteriellen Gefäßwände (Arteriosklerose) und Begünstigung von Herzinfarkten zu nennen.
In Ansehung der schwerwiegenden Folgen fixierter Hypertonie wird vom informierten Patienten das nachstehende Vorgehen, welches sich in vielen Fällen gut bewährt hat, sicher gern akzeptiert werden:
Sicherung eines guten O_2-Status über Zeiträume von Jahren durch angepaßte Varianten der Sauerstoff-Mehrschritt-Therapie mit Therapie-Wiederholungen nach Maßgabe von Kontrollmessungen.
Täglich dreimalige Gabe von durch den behandelnden Arzt bestimmten Pharmaka.
Täglich dreimalige Messung der Blutdruckwerte morgens, mittags, abends und Dosierung der blutdrucksenkenden Pharmaka in Abhängigkeit von der gemessenen Höhe des diastolischen (unteren) Blutdruckwertes. Die Sauerstoff-Mehrschritt-Therapie unterstützt bei dem geschilderten Vorgehen die Renormalisierung der zu hohen Blutdruckwerte und erlaubt daher eine *Reduktion der Dosierung der blutdrucksenkenden Pharmaka.* Ein Vorteil der Einbeziehung der O_2-Mehrschritt-Therapie in das Vorgehen ist auch die Milderung der Nebenwirkungen der auf unbegrenzte Zeit zu gebenden blutdrucksenkenden Pharmaka. Es liegen bereits einige Fäl-

le vor, bei denen die gefährliche Fixierung der Hypertonie durch das geschilderte Vorgehen über Jahrzehnte vermieden worden ist.

Hypotonie, also zu niedrige Blutdruck- und Blutdruckamplituden-Werte, führen bekanntlich zu Beschwerden wie Schwindel, Kollapsneigung, Unsicherheit beim Stehen und Schwarzwerden vor den Augen (Orthostase-Syndrom). Diese Beschwerden lassen sich zu einem hohen Prozentsatz durch regelmäßige Einnahme spezieller Pharmaka mildern. Genannt sei hier das von U. Fischer, B. Fischer und S. Lehrl untersuchte Ergomiment ®+ (Klinge-Pharma GmbH, München). Eine effektivere Behebung der orthostatischen Beschwerden bei Hypotonie gelingt mit Hilfe des oben beschriebenen 80 min-*Sauerstoff-Mehrschritt-Nikotinsäure-Prozesses* (Variante KA 1), sofern die Patienten auf den Prozeß ansprechen (in > 50% der Fälle). Wie schon oben in Abschnitt 4.12.1 beschrieben, wurden Ergebnisse mit postprozessualer Steigerung der Blutdruckamplitude von 25 mm Hg (3,3 kPa) auf 55 mm Hg (7,3 kPa) erzielt. Offenbar wurde durch unseren Prozeß das Blutdruckregelzentrum in fast idealer Weise auf seinen Normalwert eingestellt, denn die eingetretene Renormalisierung hielt in diesem Beispiel über mehr als 20 Jahre an. Dieser einfache und hocheffiziente Prozeß zur Bekämpfung der essentiellen Hypotonie wurde 1973 in der weitverbreiteten und angesehenen KLINISCHEN WOCHENSCHRIFT veröffentlicht – und wurde seither außer in Dresden kaum genutzt. Infolge der Informationsflut wurde der Prozeß von den zuständigen Medizinern nicht zur Kenntnis genommen. Hier liegt ein weiteres Beispiel dafür vor, daß unter den gegenwärtigen Informationsbedingungen im Gesundheitswesen die Unterrichtung der persönlich interessierten Patienten notwendig ist, damit diese dann die sie behandelnden Ärzte auf die neuen Prozesse hinweisen und ihre Nutzung für den persönlichen Fall durchsetzen. Sonderdrucke zur wissenschaftlichen Information des behandelnden Arztes werden auf Anforderung kurzfristig gern zur Verfügung gestellt.

12.7. Visusverschlechterungen

Die Milderung von *Visusverschlechterungen* ist ein sehr häufiges Ergebnis von Behandlungen mit starker Anhebung des arteriellen Sauerstoffpartialdruckes durch Prozesse der Sauerstoff-Mehrschritt-Therapie. Wichtige Teile des Auges, vor allem seine durchsichtigen Elemente wie Linse, Hornhaut usw., werden direkt durch Diffusion aus dem arteriellen Bereich des Blutgefäßsystems mit Sauerstoff versorgt. Es ist daher verständlich, daß im sehr hohen Alter (z. B. über 80 Jahre), wenn der arterielle pO_2 von den Werten um 95 mm Hg (12,6 kPa) in der Jugend im Durchschnitt abgesunken ist auf Werte gleich oder unter 70 mm Hg (9,3 kPa), gerade in diesen Elementen des Auges schwere Schädigungen sich häufen. Genannt seien hier: plötzliche *Veränderungen der Sehschärfe, Grauer Star,* indirekt auch *Grüner Star* und *übersteigerte Lichtempfindlichkeit.* Zum Teil sind diese Schädigungen reversibler Natur, so daß bei kräftiger und permanenter Anhebung des arteriellen pO_2 durch Sauerstoff-Mehrschritt-Therapie (siehe hierzu Abb. 73) die zunächst eingetretenen Visusverschlechterungen wieder verschwinden.

Um therapiebedürftige Patienten stärker anzuregen, die

neuen Möglichkeiten der O_2-Mehrschritt-Therapie für sich zu nutzen, seien einige Fälle hier kurz angeführt:
Fall 1: Ein etwa 55jähriger Patient war mit Erfolg gegen Angina-pectoris-Beschwerden behandelt worden. Er wird gefragt, ob er neben dem positiven Hauptergebnis noch andere Veränderungen bei sich beobachtet habe. Seine Antwort lautete: »Wo Sie mich das fragen, mir fällt auf, daß ich jetzt wieder ohne Brille scharf sehe.«
Fall 2: Ein 84jähriger Patient berichtet, daß er seit einiger Zeit nur noch lesen könne, wenn er gleichzeitig Brille und Lupe benutze. Nach Durchführung der O_2-Mehrschritt-Therapie-Behandlungen genügte ihm zum Lesen eine Brille, die er vor zehn Jahren abgelegt hatte. Die augenoptischen Daten, die zehn Jahre früher bei ihm gegeben waren, hatten sich nach starker Anhebung des arteriellen pO_2 wieder eingestellt.
Fall 3: Wegen Nachlassens der Sehschärfe suchte ein mit Sauerstoff-Mehrschritt-Therapie behandeltes Ehepaar seinen Augenoptiker auf. Zur großen Verwunderung des Augenoptikers mußte auf Gläser mit geringerer Brechkraft zurückgegriffen werden.
Nach diesen und vielen weiteren Fällen gehört die *Behandlung von Sehschärfeveränderungen* zu einem besonders wichtigen Indikationsbereich der Sauerstoff-Mehrschritt-Therapie.
In zahlreichen Fällen wurde über das *Verschwinden von beginnendem Grauen Star* nach O_2-Mehrschritt-Therapie berichtet. Auch wurde in einer Reihe von Fällen die *Milderung oder Behebung des Grünen Stars* (Glaukom) beobachtet.
Sehr imponierte der Fall einer Patientin, die hochgradig lichtempfindlich war, stets eine Dunkelbrille tragen mußte und an Fernsehsendungen nicht teilhaben konn-

te. Sofort nach Beendigung der O_2-Mehrschritt-Behandlung war die *pathologische Lichtempfindlichkeit verschwunden.* Sie benötigte ihre Dunkelbrille nicht mehr und sah sich wieder Fernsehdarbietungen an.
Die Hochschaltung der Blutmikrozirkulation durch Auslösung des oben besprochenen Schaltmechanismus mit Hilfe der Sauerstoff-Mehrschritt-Therapie kann auch im Augenbereich zu bemerkenswerten therapeutischen Wirkungen führen, wie z. B. *Besserung retinaler Durchblutungsstörungen.* Durch die heute routinemäßig angewendeten Augenhintergrundsuntersuchungen lassen sich herbeigeführte Besserungen der Blutmikrozirkulation im Netzhautbereich visuell unmittelbar vom geschulten Augenarzt erkennen.
In einigen Fällen wurde über die *Behebung oder Milderung von Gesichtsfeldausfällen* berichtet.
Obwohl die gerade im Bereich des Auges beobachteten guten Ergebnisse meist leicht objektivierbar sind, dringt die Nutzung der O_2-Mehrschritt-Therapie in die Praxis der Augenheilkunde erst sehr langsam ein. Auch hier dürfte der Durchbruch sich erst dadurch ergeben, daß Patienten in einem der O_2-Mehrschritt-Therapie-Zentren die Therapie auf eigene Initiative bei sich absolvieren und dann das Ergebnis ihren Augenärzten zuleiten (Messung der wesentlichen ophtalmologischen Parameter möglichst durch die Augenärzte vor und nach der Therapie).

12.8. Verschlechterungen des Hörvermögens

Die Hochhaltung des O_2-Status dürfte eine *prophylaktische und verzögernde Wirkung auf das Einsetzen der Al-*

tersschwerhörigkeit haben. Es liegen aber auch Befunde vor, daß der Eintritt von Altersschwerhörigkeit auch bei permanent sehr gutem O_2-Status nicht verhindert wurde.
In zahlreichen Fällen wurde die *Wiederherstellung des Hörvermögens nach plötzlichen Hörstürzen* durch Sauerstoff-Mehrschritt-Therapie beobachtet. Solche Befunde waren hauptsächlich dann gegeben, wenn der Therapieprozeß (meist der 15 min-O_2-Mehrschritt-Schnellprozeß GK 2-I) bald nach dem Ereignis durchgeführt wurde. In einigen Fällen gelang es, sich anbahnende Hörstürze beim rechten Ohr, welche im Rahmen der Ménière-Krankheit einsetzten, zu verhindern.
Nicht selten wurde ein *Rückgang oder Verschwinden von oft sehr lästigen Ohrgeräuschen* festgestellt. Die vorstehenden Befunde ermutigen dazu, in Fällen dieser Art einen Versuch mit der Sauerstoff-Mehrschritt-Therapie zu unternehmen.

Aus dem Gesamtspektrum der Indikationen sei abschließend auf folgende Einsatzbereiche hingewiesen, weil sich auch bei ihnen erfolgversprechende Befunde ergeben haben: *Milderung arterio-sklerotischer Degeneration* durch Renormalisierung der sich mit zunehmendem Alter (etwa ab 55 Jahren) verschlechternden O_2-Versorgung der arteriellen Gefäßwände. Verringerung der Atemnot bei *Asthma bronchiale, Senkung der Häufigkeit und Stärke von Migräneanfällen und Schlafstörungen, Milderung zerebraler Durchblutungsstörungen* in Kombination mit Pharmaka (Kalziumantagonisten usw.), *prophylaktische Bekämpfung der Hörleistungsminderung im höheren Alter,* Bremsung von Schüben der *Multiplen Sklerose,* positive Effekte bei *Schüttellähmung, Verbesserung der Transaminasewerte bei Lebererkrankungen* und Leberschädigungen verschiedener Genese, *Milderung des Altersdiabetes* bis hin zum möglichen Übergang von Insulin auf orale Antidiabetika, Beschleunigung der Wundschließung bei Dekubitus und bei Wundheilung[1] sowie bei Knochenheilungen, Milderung oder Beseitigung der Gelenkschmerzen bei *Polyarthritis* (Variante GK 4-IV). Obwohl bei vorstehenden Indikationen zum Teil erst eine geringe Fallzahl mit guten Befunden vorliegt, sind sie hier mit erwähnt, um zu weiteren wissenschaftlichen Studien anzuregen.

---

[1] Z. B. konnte in mehreren Fällen mit der Intensivvariante GK 4-III die vollständige oder teilweise Schließung eines jahrelang bestehenden Ulcus cruris erreicht werden.

13. Wegweisende Information an gerade an Krebs erkrankte Patienten

Jeder Krebskranke steht nach der ersten therapeutischen Behandlung seines Tumors vor der schicksalsschweren Frage, ob es in seinem Fall zur Bildung von Tochtergeschwülsten, d. h. zur Metastasierung kommt oder nicht. Die Antwort auf diese Frage erfährt der Patient meist nach einigen Jahren, weil die Metastasen erst nach einer längeren Wachstumsphase erkennbar werden. Was der Patient heute in der Regel noch nicht weiß, ist der für ihn lebenswichtige Tatbestand, daß *er selbst etwas gegen die furchtbare Metastasierungsgefahr unternehmen kann.* Allerdings ist die Zeitspanne für die Entwicklung eigener Initiative eng begrenzt. Es ist die Zeitspanne unmittelbar nach Beendigung der therapeutischen Behandlung seines Primärtumors, d. h. jene Zeitspanne, in der die metastasierenden Zellen gerade durch die vorausgegangenen Manipulationen am Primärtumor ausgestreut worden sind und noch relativ kleine Zellaggregate darstellen.

Der Verfasser hat in verschiedenen Vorträgen auf Krebskongressen, in zahlreichen Veröffentlichungen und auch in diesem Buch darauf hingewiesen, daß die klassischen Krebstherapien aus mehreren Gründen die Bildung von Tochtergeschwülsten begünstigen. Er hat aber auch durch die Konzeption des Prozesses der *Sauerstoff-Mehrschritt-Immunstimulation* (Variante GK 4-IV) den konkreten Weg gewiesen zur Senkung der Metastasierungswahrscheinlichkeit des Krebses. (Anhebung der Zahl der Abwehrzellen. Unten Lehrbeispiel »Renormalisierung der zellulären Immunabwehr! Anhebung des O_2-Status). Da die Onkologen erst sehr langsam die Bedeutung des O_2-Status für die körpereigene Krebsabwehr erkennen, anerkennen und sich mit unserem konkreten Prozeß gegen die Krebsmetastasierung vielleicht erst in einigen Jahren befreunden werden, kommt es für die Krebskranken entscheidend darauf an, daß sie selbst ihr Schicksal in die Hand nehmen und dafür sorgen, daß recht bald nach der Behandlung ihres Primärtumors der oben abgehandelte Prozeß der Sauerstoff-Mehrschritt-Immunstimulation bei ihnen durchgeführt wird. Dazu ist es notwendig, daß sie über den augenblicklichen Stand der Tumortherapie und den Ernst ihrer Lage informiert sind. Eine Liste von Einrichtungen, welche Behandlungen mit dem Prozeß der Sauerstoff-Mehrschritt-Immunstimulation seit längerem durchführen, kann beim Verfasser, wie schon erwähnt, angefordert werden. Um auf diese Informationen mit großem Nachdruck hinzuweisen, wurden sie an den Schluß dieses Buches gestellt.

14. Kohlenmonoxyd-Entgiftung mit Hilfe des 15 Min-O_2-Mehrschritt-Schnellprozesses bei Geschädigten durch Kettenrauchen oder Autoabgase. Vorprozeß bei Kettenrauchern

Die *Kohlenmonoxyd-Vergiftung* des Hämoglobins der roten Blutzellen führt zu einer Senkung der O_2-Transportkapazität des Blutes. Die Vergiftung bewirkt eine Verringerung des arteriellen Ruhe-pO_2, der HbO_2-Sättigung bzw. der Ruhe-O_2-Aufnahme des Organismus, also eine Verschlechterung des O_2-Status. Bei Geschädigten durch Kettenrauchen oder Autoabgase können bis zu 15% des Hämoglobins langzeitig dem O_2-Transport entzogen sein, so daß eine in der O_2-Versorgungsbilanz des Organismus kritische Verschlechterung die Folge ist. Noch höhere Vergiftungsquoten können beim Fahrzeugstau in längeren Tunnels hervorgerufen werden. Bei *Kettenrauchern mit einem Konsum von 20 bis 40 Zigaretten pro Tag wurde ein Anteil AV von Kohlenmonoxyd vergiftetem Hämoglobin von 7,5 bis 14,5% gemessen.* In diesem Zusammenhang sei daran erinnert, daß bei *CO-Risikopatienten* (kardial und vaskular vorbelastete Personen, Schwangere) bereits bei Überschreitung eines CO-Hb Wertes von 3 bis 4% gesundheitliche Auswirkungen eintreten können.

Als Meßgerät diente ein Corning 2500 CO-Oximeter, F. Corning Medical GmbH, D-6301 Fernwald, Industriestr. 9. Die genannten hohen Vergiftungsquoten erklären innerhalb mehrerer sich überschneidender Schädigungsfaktoren (Zigarettenpapier, Nikotin, Bronchitis durch Rauchinhalation) einige der Schwierigkeiten, die spezifisch bei Kettenrauchern die Verbesserung der Ruhe-pO_2-Werte durch O_2-Mehrschritt-Therapie-Prozesse begrenzten.

Bei der geschilderten Situation galt es, einen möglichst einfachen Weg für die Entgiftung zu finden. Im klinischen Bereich wird bisher die Entgiftung in meist recht kostspieligen Druckkammern oder Spezial-Druckmasken[1] für hyperbaren Sauerstoff bei etwa einer halben Atmosphäre O_2-Überdruck mit einem Zeitaufwand von mindestens einer Stunde vorgenommen. Einfacher und mit viel weniger Aufwand verbunden ist die in Abb. 76 dargestellte *Entgiftung durch zwei 15 min-O_2-Mehrschritt-Schnellprozesse GK 2-I.* Nur bei nicht belastungsfähigen und bei bewegungsbehinderten Patienten besteht noch die Notwendigkeit, eine schnelle Entgiftung in Stationen für hyperbaren Sauerstoff durchzuführen. Wie unsere Abbildung zeigt, geht z. B. die *Vergiftungsquote AV von 9%* nach dem ersten 15 min-Schnellprozeß und nach Einschränkung des Zigarettenkonsums auf 4 Zigaretten pro Tag bereits auf 2,3% herunter. Bei nochmaliger Wiederholung des 15 min-Schnellprozesses mit seinem hohen O_2-Fluß und seiner hochgetriebenen Blutmikrozirkulation geht die *Vergiftungsquote auf 1,5% zurück,* d. h. auf Werte, die bei Nichtrauchern im Durchschnitt gemessen werden. Die beschriebene *einfache Entgiftungsmethode bei Kohlenmonoxyd-Vergiftung des Hämoglobins sollte vor jeder O_2-Mehrschritt-Therapie-Behandlung von Kettenrauchern* angewendet werden. Gleichzeitig ist es zweckmäßig, solche Patienten anhand von Messungen gemäß unserer Abbildung davon zu

[1] Z. B. Hyperbaric Oxygen Mask der Ortho-Med. Ltd. GB, Edinburgh.

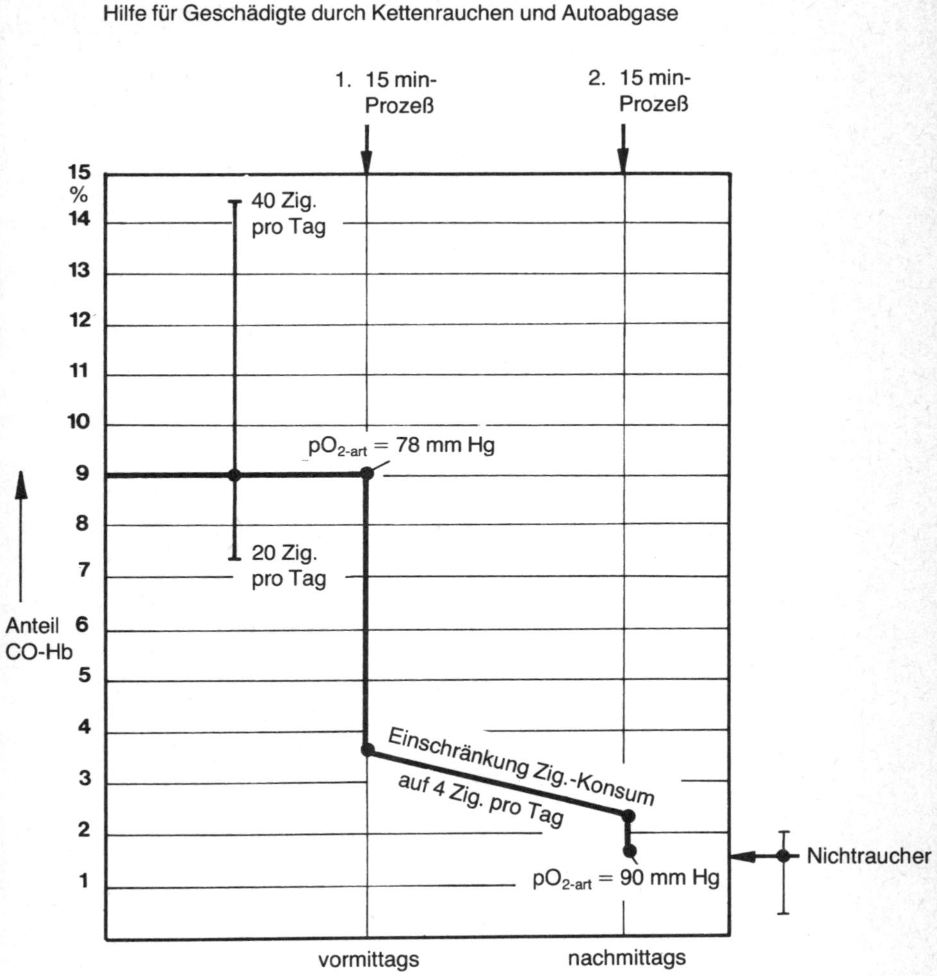

Abb. 76: Entgiftung bei Kohlenmonoxyd (CO-Hb)-Vergiftung des Hämoglobin durch zwei 15 min-O_2-Mehrschritt-Schnellprozesse GK 2–I. Richtwerte

überzeugen, wie sehr durch Einschränkung des Zigarettenkonsums ihr O_2-Status, d. h. ihr gesundheitlicher Status angehoben werden kann.

15. Beispiele für die Dokumentation von Behandlungsergebnissen

Beispiele für durchschnittliche Behandlungsergebnisse aus einer bekannten Spezialklinik für Sauerstoff-Mehrschritt-Therapie, deren Auswertung sehr zur Vertrauensbildung beitragen sollte, sind der Hauptinhalt dieses Abschnittes. Es handelt sich bei den 15 dem Verfasser eingesandten Dokumentationen um zwischen Juni 1983 bis August 1984 vom gleichen Arzt untersuchte Patienten fast derselben Art (therapiebedürftige geschwächte Patienten einer Kurklinik), wie sie der Auswertung in Abb. 73 des Abschnittes 11. zugrunde liegen. Wenn man die angegebenen Werte dieser Patienten für den arteriellen und venösen Ruhe-pO_2 vor und nach der Therapie wie in Abb. 77 gesehen in eine Darstellung mit den beiden pO_2-Erwartungswertkurven einträgt, so wird auch hier wieder der faszinierende Tatbestand erkennbar, daß *vor der Therapie nahezu alle Ruhe-pO_2-Meßpunkte ungünstiger als die Erwartungswerte, und nach der Therapie alle Ruhe-pO_2-Meßpunkte bedeutend günstiger als die Erwartungswerte liegen.* Bemerkenswert ist auch die gute Übereinstimmung der Befunde der voneinander unabhängigen, aber ähnlichen Einrichtungen in bezug auf Erhöhung der relativen Kenngröße η für den O_2-Status. *Im Durchschnitt ist bei der Füssinger Patientengruppe (15 Personen) durch die Behandlung mit der Sauerstoff-Mehrschritt-Therapie ein (anhaltender) Anstieg des* η-Wertes von 100% vor der Therapie auf 230% nach der Therapie eingetreten. Bei der Wildunger Patientengruppe (88 Personen) erreichte dieser Anstieg mit 239% etwa den gleichen Wert. Die Durchsicht der 15 Dokumenta-

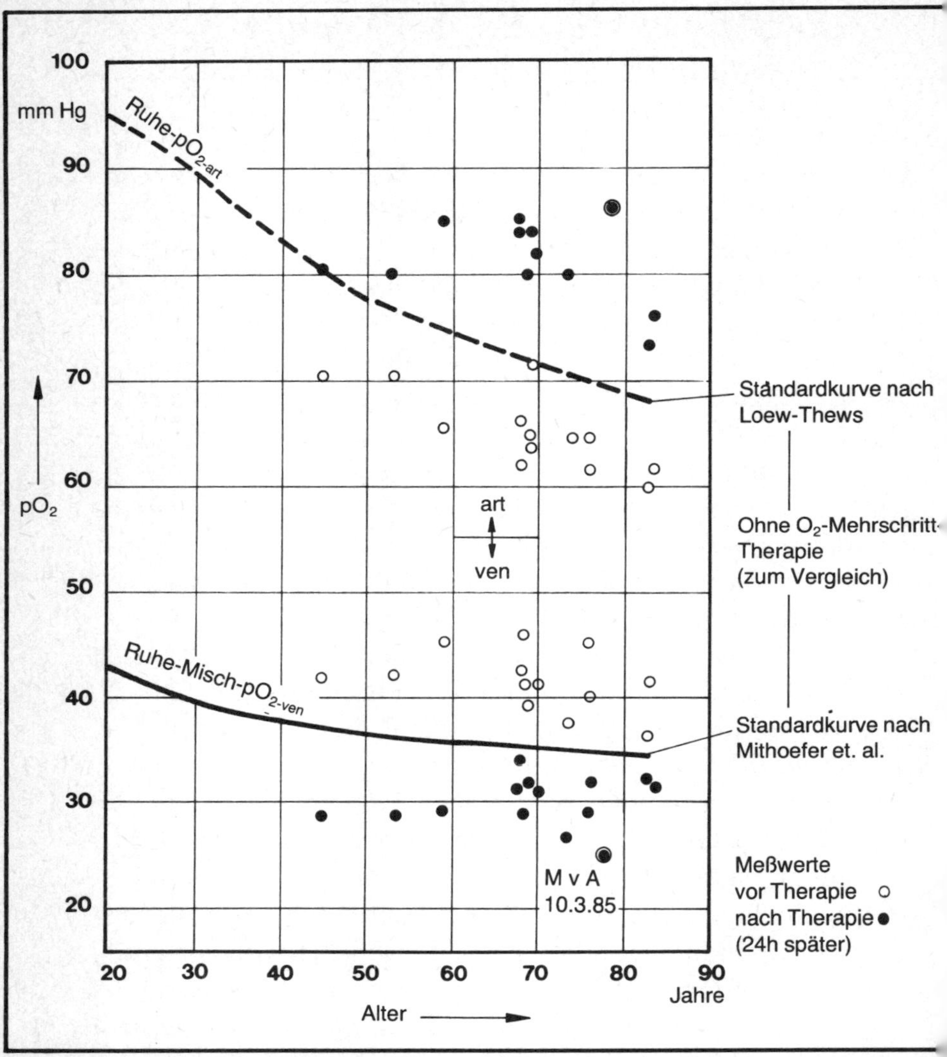

Abb. 77: Messungen des arteriellen und des venösen Ruhe-Sauerstoff-Partialdruckes vor (○) und nach (●) Sauerstoff-Mehrschritt-Therapie (meist Variante GK 4–I) in Abhängigkeit vom Lebensalter bei behandlungsbedürftigen Patienten der Klinik für Naturheilverfahren. Deutsches Zentrum für Sauerstoff-Mehrschritt-Therapie. Dr. med. G. Caspers.
Meßwerte in Gegenüberstellung zu den Standard-Erwartungswert-Kurven nach Loew-Thews und Mithoefer für gesunde Personen 15 Patienten 198
Mittlere Erhöhung von η (Ruhe-O_2-Aufnahme) durch Therapie von 100 auf 230 %!

tionen, die keineswegs Paradefälle repräsentieren, ergibt, daß mit der bewirkten einzigartigen Verbesserung des O_2-Status bedeutende objektive und subjektive therapeutische Effekte korrelieren.

Den Abschluß bilden Lehrbeispiele mit besonders erfolgreichen Behandlungsergebnissen und mit den individuell angepaßten Programmierungen der Therapie. Das Studium dieser Lehrbeispiele könnte in vielen Fällen den Weg weisen zu eigenen Aktivitäten.

Auszug aus einem *Patientenbrief* zur therapeutischen Wirkung der 36 h-18 Tage-O_2-Mehrschritt-Immunstimulation
Verspätete, aber erfolgreiche Bekämpfung von Melanom-Metastasen

»Es drängt mich, Ihnen meine Erfahrungen als ehemaliger Krebspatient mitzuteilen. Ich erkrankte an einem *Melanom,* einem besonders bösartigen Hautkrebs. Im Krankenhaus wurde es weggeschnitten. Auf meine Frage an die Ärzte, was ich tun könnte, um Metastasen oder einem erneuten Aufbrechen des Krebses vorzubeugen, wurde mir geantwortet: ›Es ist alles im Gesunden entfernt worden, mehr kann man nicht tun.‹ Das hat mich beruhigt, und ich unternahm nichts, leider. Denn nach einiger Zeit waren *Tochtergeschwülste* da, im Unterbauch. Der Hauptteil wurde wieder mit dem Messer entfernt. Der Rest des Tumors sollte mit Strahlen und Chemotherapie bekämpft werden. Mir wurden auch die Nebenwirkungen erläutert. Als ich ablehnte und nach biologischen Behandlungsmöglichkeiten fragte, wurde das Gespräch frostig. Im NEUEN BLATT hatte ich von Dr.

N. gelesen, der eine biologische Nachbehandlung bei Krebs durchführt. Ich ging daraufhin in meiner Not zu Dr. N., ich wurde mit der sogenannten *Sauerstoff-Mehrschritt-Immunstimulation nach Prof. von Ardenne* behandelt. Man bekommt Thymusspritzen zur Abwehrstärkung und atmet konzentrierten Sauerstoff ein. Zusätzlich bekam ich Zellspritzen. Ich stellte meine Ernährung um. Als ich *nach zwei Jahren* meinen Hausarzt aufsuchte und der mein gutes Befinden sah, meinte er, das sei ein »Wunderkrebs« gewesen, das könnte nicht durch ärztliche Heilkunst erreicht worden sein. Ich hätte Gott ganz schön zu danken. Nun: dann steht der liebe Gott eben hinter der biologischen Medizin!«

Dies ist ein Beispiel für sehr viele Dankesbriefe von Patienten aus unserer Sammlung. Speziell interessierten Lesern steht diese Sammlung für die Einsicht am Ort zur Verfügung.

Behandlungsergebnisse

Die Behandlung mit der Sauerstoff-Mehrschritt-Therapie ist besonders bei Personen im geschwächten Zustand (z.B. *Kurpatienten*) indiziert. Bei ihnen ist der *Therapieeffekt,* die eintretende anhaltende Erhöhung des Sauerstoff-Transportes in die Organe und Gewebe des Organismus etwa 4mal so groß wie bei gesunden Probanden. Dieser Tatbestand sollte bei allen *Effizienzstudien* beachtet werden, um die Ergebnisse signifikant über die *biologische Streuung* zu heben!

Ergebnisse von 12 Studien zur anhaltenden Erhöhung (ΔpaO_2) des arteriellen Ruhe-pO_2 durch Sauerstoff-Mehrschritt-Therapie (meist lungengesunde Kurpatienten)

Studien. Autoren	Probandenzahl	ΔpaO_2 [mm Hg]. Zeitpunkt
A.		
Buch O_2MT. 3. Auflage [1]		
S. 35 von Ardenne	8 ($\overline{72}$ Jahre)	22 (auch nach 30 Tagen)
S. 37 Lippmann	43 ($\overline{64}$ Jahre)	14 (nach 90 Tagen)
S. 37 Kureinrichtungen	30 ($\overline{59}$ Jahre)	13 (nach 50 Tagen)
S. 38 von Ardenne	13 ($\overline{59}$ Jahre)	18 (nach einigen Tagen)
S. 38 Wolf	108 ($\overline{67}$ Jahre)	19 (nach einigen Tagen)
S. 39 Zehn Kliniken	1407 ($\overline{69}$ Jahre)	12 (nach > 30 Tagen)
S. 44 von Ardenne	5 (~ 60 Jahre)	16 (nach einigen Tagen)
S. 67 von Ardenne (15 min Pr.)	15 ($\overline{58}$ Jahre)	4 (nach > 1 Tag)[1]
S. 317 Schnizer (Fulgum) 1981	38	0 [Nichterreichung Schaltschwelle]
1982 (!)	27	9,4 (nach > 1 Tag)
B		
Weitere Studien		
Caspers 1985 [2]	938 (67 Jahre)	13 (nach > 1 Tag)
Wolf 1985 [3]	88 (62 Jahre)	14 (nach > 1 Tag)[1]
Nolte 1980 [4]	22 (62 Jahre)	0 [Nichterreichung Schaltschwelle]
Gegenüberstellung:		
11 Studien	Probandenzahl 2682 (!)	ΔpaO_2 = 14 mm Hg (!)
1 Studie	Probandenzahl 22	ΔpaO_2 = 0 mm Hg

[1] Die Senkung des venösen Ruhe-pO_2 (ΔpvO_2) betrug bei diesen Studien im Mittel −10,3 mm Hg (v.A.) bzw. − 15 mm Hg (W)

Eine *Effektivitäts-Beurteilung* der Sauerstoff-Mehrschritt-Therapie ohne Mitmessung der eintretenden Änderung des venösen Ruhe-pO_2 ist **nicht** möglich! [Dieses Grundprinzip ist von einigen Autoren (Nolte, Hendrik, Schnizer) nicht beachtet worden, so daß sich falsche Effektivitäts-Beurteilungen ergaben].

[1] M. von Ardenne: Sauerstoff-Mehrschritt-Therapie. 3. Auflage. Thieme Stuttgart 1983

[2] K.H. Caspers: Die unmittelbare Wirkung der Sauerstoff-Mehrschritt-Therapie auf den arteriellen Sauerstoff-Partialdruck. Ärztez. f. Naturheilverfahren 26 (1985), 221

[3] M. von Ardenne: Messungen des arteriellen und venösen Ruhe-O_2-Partialdruckes vor und nach Sauerstoff-Mehrschritt-Therapie bei Patienten aus zwei Kliniken. Dtsch. Ärzteblatt 82 (1985), 2031

[4] D. Nolte – B. Häusl: Zur Effektivität der »Sauerstoff-Mehrschritt-Therapie«. Med. Klin. 75 (1980), 166. (Nichterreichung der Schaltschwelle des entdeckten Kapillarwand-Schaltmechanismus der Blut-Mikrozirkulation, ungünstiges Patentengut).

Typische Einzelergebnisse

O_2MT-Einrichtung (Anschrift):
Klinik für Naturheilverfahren GmbH
Deutsches Zentrum für Sauerstoff-Mehrschritt-Therapie Bad Füssing, Dr. med. G. Caspers

Patient (Chiffre): W.H. *Alter:* 68
Sex: männl. *Datum:* 25.3.84

Klinischer Zustand vor Therapie
(evtl. Karnofsky-Status KS% und RR-Werte):
Ein seit 7 Jahren bestehendes Lungenemphysem, Flimmerarrhythmie, Angina pectoris, Anfälle zwischen zwei- und achtmal täglich. Cerebrale Hypoxydose mit deutlichen Konzentrationsschwierigkeiten und nachlassendem Gedächtnis

Diagnose: chronisch ischämische Herzkrankheit; cerebrovaskuläre Insuffizienz; chronisch obstruktive Bronchitis mit Lungenemphysem

Bisherige Therapie:

O_2-Status vor Therapie:	p_aO_2	p_vO_2	η	Q_{O_2}
Zeitpunkt Messung: 10.00 Uhr	62 mm Hg	43 mm Hg	14 %	$-l \cdot min^{-1}$

O_2MT-Variante: GK 4 – IV

O_2-Status nach Therapie:	p_aO_2	p_vO_2	η	Q_{O_2}
Zeitpunkt Messung: 10.00 Uhr	84 mm Hg	34 mm Hg	32 %	$-l \cdot min^{-1}$

Klinischer Zustand nach Therapie
(evtl. Karnofsky-Status KS% und RR-Werte):
(Therapie-Ergebnis)
Zu Beginn der Behandlung mußte der Patient nach jeder 4. Treppenstufe stehenbleiben und 1–3 Minuten Verschnaufpause einlegen. Etwa ab Ende der 20. Behandlungsstunde deutliche Anhebung der Leistungsfähigkeit. Mit Ende der Behandlung steigt der Patient ohne Verschnaufpause – wenn auch noch langsam – zwei Stockwerke zu seinem Appartement.

Umrechnung: 1 mm Hg $\triangleq$ 1,333 $\cdot 10^2$ Pa

O_2MT-Einrichtung (Anschrift):
Klinik für Naturheilverfahren GmbH
Deutsches Zentrum für Sauerstoff-Mehrschritt-Therapie Bad Füssing, Dr. med. G. Caspers

Patient (Chiffre): T.E. *Alter:* 69
Sex: männl. *Datum:* 10.10.1983

Klinischer Zustand vor Therapie
(evtl. Karnofsky-Status KS % und RR-Werte):
Myocardiale Hypoxydose mit mehr als zehn mittelgradig bis schweren Angina-pectoris-Anfällen pro Tag. Durchschnittlicher Nitrolingualverbrauch pro Tag 14 Kapseln. Den täglichen Weg von der etwa 400 m entfernten Pension zur Klinik konnte er nur unter mehrmaligem Stehenbleiben (wegen Ziehens in der Herzgegend) zurücklegen.

Diagnose: chronisch ischämische Herzkrankheit

Bisherige Therapie:
Nitrolingual bei Bedarf

O_2-Status vor Therapie:	p_aO_2	p_vO_2	η	Q_{O_2}
Zeitpunkt Messung: 9.15 Uhr	63 mm Hg	41 mm Hg	16 %	$-l \cdot min^{-1}$

O_2MT-Variante: GK 4 – IV

O_2-Status nach Therapie:	p_aO_2	p_vO_2	η	Q_{O_2}
Zeitpunkt Messung: 9.15 Uhr	84 mm Hg	32 mm Hg	35 %	$-l \cdot min^{-1}$

Klinischer Zustand nach Therapie
(evtl. Karnofsky-Status KS % und RR-Werte):
(Therapie-Ergebnis)
Nach der 12. Behandlungsstunde berichtet der Patient, daß er den Fußweg zur Klinik nunmehr ohne Unterbrechung zurücklegen könne. In den letzten Behandlungstagen habe er nur noch 2–4 Nitrolingual-Kapseln täglich gebraucht.

O_2MT-Einrichtung (Anschrift):
Klinik für Naturheilverfahren GmbH
Deutsches Zentrum für Sauerstoff-Mehrschritt-Therapie Bad Füssing, Dr. med. G. Caspers

Patient (Chiffre): Ch.P. *Alter:* 70
Sex: weibl. *Datum:* 5.7.84

Klinischer Zustand vor Therapie
(evtl. Karnofsky-Status KS % und RR-Werte):
Netzhautablösung, Altersdepression, beg. Durchblutungsstörung beider Beine. Infektanfälligkeit; beg. Lungenemphysem mit mäßiger Atemnot; ziehende Schmerzen in der linken Thorax-Seite mit Ausstrahlung in den linken Arm bei cor. Durchblutungsstörung

Diagnose: chronisch ischämische Herzkrankheit mit Angina pectoris; chronisch arterielle Durchblutungsstörungen; beg. Lungenemphysem

Bisherige Therapie:

O_2-Status vor Therapie:	p_aO_2	p_vO_2	η	Q_{O_2}
Zeitpunkt Messung: 14.45 Uhr	72 mm Hg	41 mm Hg	18 %	$-l \cdot min^{-1}$

O_2MT-Variante: GK 4 – IV

O_2-Status nach Therapie:	p_aO_2	p_vO_2	η	Q_{O_2}
Zeitpunkt Messung: 14.45 Uhr	82 mm Hg	31 mm Hg	35 %	$-l \cdot min^{-1}$

Klinischer Zustand nach Therapie
(evtl. Karnofsky-Status KS % und RR-Werte):
(Therapie-Ergebnis)
Im März 1981 erste Behandlung mit SMT, danach ging es ihr wesentlich besser, p_aO_2 66 Torr vor Beginn der ersten Behandlung, p_aO_2 82 Torr nach Ende der ersten Behandlung. Zweite Behandlung im Juli 1984. Keine Herzschmerzen bei Belastung. Sehkraft unverändert, Allgemeinbefinden, insbesondere die Depression signifikant gebessert.

O_2MT-Einrichtung (Anschrift):
Klinik für Naturheilverfahren GmbH
Deutsches Zentrum für Sauerstoff-Mehrschritt-Therapie Bad Füssing, Dr. med. G. Caspers

Patient (Chiffre): I.E. *Alter:* 76
Sex: weibl. *Datum:* 14.4.84

Klinischer Zustand vor Therapie
(evtl. Karnofsky-Status KS % und RR-Werte):
Gehbehinderung bei Coxarthrose und Gonarthrose beidseits, stark reduzierter Allgemeinzustand mit erheblicher Schwäche infolge der Bewegungsarmut

Diagnose: Cox- und Gonarthrose bds.

Bisherige Therapie:

O_2-Status vor Therapie: Zeitpunkt Messung: 9.45 Uhr	p_aO_2	p_vO_2	η	Q_{O_2}
	62 mm Hg	45 mm Hg	13 %	$-l \cdot min^{-1}$

O_2MT-Variante: GK 4 – IV
Thermalbewegungsbad

O_2-Status nach Therapie: Zeitpunkt Messung: 9.45 Uhr	p_aO_2	p_vO_2	η	Q_{O_2}
	76 mm Hg	32 mm Hg	32 %	$-l \cdot min^{-1}$

Klinischer Zustand nach Therapie
(evtl. Karnofsky-Status KS % und RR-Werte):
(Therapie-Ergebnis)
Bereits während der Behandlung deutliche Besserung des Allgemeinzustandes. Deutlicher Schmerzrückgang sowohl in den Hüft- wie in den Kniegelenken. Patientin kann sich auch außerhalb des Thermalbades schmerzfreier bewegen.

O_2MT-Einrichtung (Anschrift):
Klinik für Naturheilverfahren GmbH
Deutsches Zentrum für Sauerstoff-Mehrschritt-Therapie Bad Füssing, Dr. med. G. Caspers

Patient (Chiffre): I.Ch. *Alter:* 68
Sex: weibl. *Datum:* 24.6.84

Klinischer Zustand vor Therapie
(evtl. Karnofsky-Status KS % und RR-Werte):
Cerebrale Durchblutungsstörung mit Konzentrationsschwäche und Nachlassen des Gedächtnisses; beg. Lungenemphysem mit leichter Atemnot, leichte pectanginöse Beschwerden bei Belastung, Bewegungseinschränkung bei Gonarthrose beidseits.

Diagnose: cerebrovaskuläre Insuffizienz; chronisch obstruktive Bronchitis mit beg. Lungenemphysem; chronisch ischämische Herzkrankheit; Gonarthrose bds.

Bisherige Therapie:

O_2-Status vor Therapie:	p_aO_2	p_vO_2	η	Q_{O_2}
Zeitpunkt Messung: 11.30 Uhr	66 mm Hg	46 mm Hg	13 %	$-l \cdot min^{-1}$

O_2MT-Variante: GK 4 – IV
Thermalbewegungsbad

O_2-Status nach Therapie:	p_aO_2	p_vO_2	η	Q_{O_2}
Zeitpunkt Messung: 11.30 Uhr	85 mm Hg	31 mm Hg	36 %	$-l \cdot min^{-1}$

Klinischer Zustand nach Therapie
(evtl. Karnofsky-Status KS % und RR-Werte):
(Therapie-Ergebnis)
Konzentrationsfähigkeit deutlich besser, Patientin ist begeisterte Schachspielerin und sagt, sie könne auch eine schwierige Partie sehr viel besser durchstehen. Die pectanginösen Beschwerden haben deutlich nachgelassen, sie klagt nicht mehr über Atemnot.

O_2MT-Einrichtung (Anschrift):
Klinik für Naturheilverfahren GmbH
Deutsches Zentrum für Sauerstoff-Mehrschritt-Therapie Bad Füssing, Dr. med. G. Caspers

Patient (Chiffre): M.P. *Alter:* 74
Sex: weibl. *Datum:* 28.3.84

Klinischer Zustand vor Therapie
(evtl. Karnofsky-Status KS % und RR-Werte):
Bei der Hausarbeit klagt die Patientin immer wieder über Schmerzen in der linken Thorax-Seite, die in den linken Arm ausstrahlen. HWS-LWS-Syndrom mit starken Schmerzen.

Diagnose: vertebragen bedingtes Schmerzsyndrom (HWS und LWS)

Bisherige Therapie:

O_2-Status vor Therapie: Zeitpunkt Messung: 15.00 Uhr	p_aO_2 64 mm Hg	p_vO_2 37 mm Hg	η 23 %	Q_{O_2} $-l \cdot min^{-1}$

O_2MT-Variante: GK 4 – IV
Thermalbewegungsbad

O_2-Status nach Therapie: Zeitpunkt Messung: 15.00 Uhr	p_aO_2 80 mm Hg	p_vO_2 27 mm Hg	η 45 %	Q_{O_2} $-l \cdot min^{-1}$

Klinischer Zustand nach Therapie
(evtl. Karnofsky-Status KS % und RR-Werte):
(Therapie-Ergebnis)
Während der Behandlung schon deutlicher Rückgang der pectanginösen Beschwerden. Schmerzen in der Wirbelsäule haben deutlich nachgelassen. Die Patientin ist wieder beweglicher. Nach Abschluß der Behandlung deutlich vitaler.

O_2MT-Einrichtung (Anschrift):
Klinik für Naturheilverfahren GmbH
Deutsches Zentrum für Sauerstoff-Mehrschritt-Therapie Bad Füssing, Dr. med. G. Caspers

Patient (Chiffre): A.A. *Alter:* 83
Sex: weibl. *Datum:* 2.3.84

Klinischer Zustand vor Therapie
(evtl. Karnofsky-Status KS % und RR-Werte):
Hypertonie 190/100, Patientin klagt über starke Herzschmerzen bei geringer Belastung, Herzrhythmusstörung, Zustand nach Apoplex 1978, Glaukom beidseits.

Diagnose: Hypertonie; chronisch ischämische Herzkrankheit; cerobrovaskuläre Insuffizienz; Glaukom

Bisherige Therapie:

O_2-Status vor Therapie:	p_aO_2	p_vO_2	η	Q_{O_2}
Zeitpunkt Messung: 9.00 Uhr	60 mm Hg	42 mm Hg	14 %	$-l \cdot min^{-1}$

O_2MT-Variante: GK 4 – IV
Zelltherapie

O_2-Status nach Therapie:	p_aO_2	p_vO_2	η	Q_{O_2}
Zeitpunkt Messung: 9.00 Uhr	73 mm Hg	32 mm Hg	33 %	$-l \cdot min^{-1}$

Klinischer Zustand nach Therapie
(evtl. Karnofsky-Status KS % und RR-Werte):
(Therapie-Ergebnis)
Normotonie 160/85, pectanginöse Beschwerden und Rhythmusstörungen wesentlich seltener, Sehvermögen deutlich gebessert, Patientin gibt eine wesentlich bessere Konstitution an.

O_2MT-Einrichtung (Anschrift):
Klinik für Naturheilverfahren GmbH
Deutsches Zentrum für Sauerstoff-Mehrschritt-Therapie Bad Füssing, Dr. med. G. Caspers

Patient (Chiffre): D.W. *Alter:* 69
Sex: männl. *Datum:* 7.6.83

Klinischer Zustand vor Therapie
(evtl. Karnofsky-Status KS % und RR-Werte):
Claudicatio intermittens mit einer Gehstrecke von 50–80 m, Patient war früher starker Raucher, 40 bis 50 Zigaretten täglich. Er hat vor 5 Jahren das Rauchen aufgegeben.

Diagnose: chronische Durchblutungsstörung der unteren Extremitäten, Stad. II

Bisherige Therapie:

O_2-Status vor Therapie: Zeitpunkt Messung: 11.00 Uhr	p_aO_2 64 mm Hg	p_vO_2 42 mm Hg	η 15 %	Q_{O_2} $-l \cdot min^{-1}$

O_2MT-Variante: GK 4 – IV

O_2-Status nach Therapie: Zeitpunkt Messung: 11.00 Uhr	p_aO_2 76 mm Hg	p_vO_2 29 mm Hg	η 38 %	Q_{O_2} $-l \cdot min^{-1}$

Klinischer Zustand nach Therapie
(evtl. Karnofsky-Status KS % und RR-Werte):
(Therapie-Ergebnis)
Beschwerdefreie Gehstrecke auf 500 m verbessert, nach kurzem Stehenbleiben können weitere 500 m beschwerdefrei gegangen werden. Guter Allgemeinzustand des Patienten.

O_2MT-Einrichtung (Anschrift):
Klinik für Naturheilverfahren GmbH
Deutsches Zentrum für Sauerstoff-Mehrschritt-Therapie Bad Füssing, Dr. med. G. Caspers

Patient (Chiffre): A.M. *Alter:* 69
Sex: männl. *Datum:* 28.10.1983

Klinischer Zustand vor Therapie
(evtl. Karnofsky-Status KS % und RR-Werte):
Atemnot bei beg. Lungenemphysem, bei geringer Belastung Schmerzen in der linken Thoraxseite, die in den linken Arm ausstrahlen. Neuralgie beider Beine mit deutlichen Sensibilitätsstörungen.

Diagnose: chronisch obstruktive Bronchitis mit Lungenemphysem; chronisch ischämische Herzkrankheit (mit Angina pectoris)

Bisherige Therapie:

O_2-Status vor Therapie: Zeitpunkt Messung: 8.45 Uhr	p_aO_2 64 mm Hg	p_vO_2 39 mm Hg	η 18 %	Q_{O_2} $-l \cdot min^{-1}$

O_2MT-Variante: GK 4 – IV

O_2-Status nach Therapie: Zeitpunkt Messung: 8.45 Uhr	p_aO_2 80 mm Hg	p_vO_2 29 mm Hg	η 39 %	Q_{O_2} $-l \cdot min^{-1}$

Klinischer Zustand nach Therapie
(evtl. Karnofsky-Status KS % und RR-Werte):
(Therapie-Ergebnis)
Auch bei stärkerer Belastung wie langen Spaziergängen treten keine Schmerzen auf. Die Atmung wird wesentlich freier, der Patient fühlt sich aktiver und unternehmungslustiger.

O_2MT-Einrichtung (Anschrift):
Klinik für Naturheilverfahren GmbH
Deutsches Zentrum für Sauerstoff-Mehrschritt-Therapie Bad Füssing, Dr. med. G. Caspers

Patient (Chiffre): E.J. *Alter:* 76
Sex: weibl. *Datum:* 5.7.1984

Klinischer Zustand vor Therapie
(evtl. Karnofsky-Status KS % und RR-Werte):
Periphere Durchblutungsstörung beider Beinde mit einer schmerzfreien Gehstrecke von 400 m, Gonarthrose beidseits mit deutlicher Bewegungseinschränkung.

Diagnose: chronische Durchblutungsstörungen der unteren Extremitäten, Stad. II, Gonarthrose

Bisherige Therapie:

O_2-Status vor Therapie: Zeitpunkt Messung: 10.00 Uhr	p_aO_2	p_vO_2	η	Q_{O_2}
	64 mm Hg	40 mm Hg	17 %	$-l \cdot min^{-1}$

O_2MT-Variante: GK 4 – IV
Thermalbewegungsbad

O_2-Status nach Therapie: Zeitpunkt Messung: 10.00 Uhr	p_aO_2	p_vO_2	η	Q_{O_2}
	76 mm Hg	29 mm Hg	38 %	$-l \cdot min^{-1}$

Klinischer Zustand nach Therapie
(evtl. Karnofsky-Status KS % und RR-Werte):
(Therapie-Ergebnis)
Schmerzfreie Gehstrecke 800–1000 m, Schmerzen in beiden Kniegelenken haben deutlich nachgelassen, die Beweglichkeit der Kniegelenke hat sich verbessert.

O_2MT-Einrichtung (Anschrift):
Klinik für Naturheilverfahren GmbH
Deutsches Zentrum für Sauerstoff-Mehrschritt-Therapie Bad Füssing, Dr. med. G. Caspers

Patient (Chiffre): I.R. *Alter:* 45
Sex: weibl. *Datum:* 11.3.84

Klinischer Zustand vor Therapie
(evtl. Karnofsky-Status KS% und RR-Werte):
Patientin ist völlig antriebslos und fühlt sich nicht in der Lage, ihren Haushalt für 4 Personen ordentlich zu führen. Abends um 20.00 Uhr muß sie sich bereits hinlegen.

Diagnose: neurosthenisches Syndrom

Bisherige Therapie:

O_2-Status vor Therapie:	p_aO_2	p_vO_2	η	Q_{O_2}
Zeitpunkt Messung: 9.00 Uhr	70 mm Hg	42 mm Hg	17%	$-l \cdot min^{-1}$

O_2MT-Variante: GK 4 – I

O_2-Status nach Therapie:	p_aO_2	p_vO_2	η	Q_{O_2}
Zeitpunkt Messung: 9.00 Uhr	80 mm Hg	29 mm Hg	39%	$-l \cdot min^{-1}$

Klinischer Zustand nach Therapie
(evtl. Karnofsky-Status KS% und RR-Werte):
(Therapie-Ergebnis)
Patientin fühlt sich frisch und leistungsfähig, Dinge im Haushalt, für die sie früher eine Woche benötigte, kann sie jetzt an einem Tag erledigen. Sie sagt, die Familie kenne sie kaum wieder, da sie jetzt so leistungsfähig sei.

O_2MT-Einrichtung (Anschrift):
Klinik für Naturheilverfahren GmbH
Deutsches Zentrum für Sauerstoff-Mehrschritt-Therapie Bad Füssing, Dr. med. G. Caspers

Patient (Chiffre): G.L. *Alter:* 79
Sex: weibl. *Datum:* 18.3.1984

Klinischer Zustand vor Therapie
(evtl. Karnofsky-Status KS % und RR-Werte):
Zustand nach Herzinfarkt 1977, Angina pectoris mit erheblichen Schmerzen, Schrumpfniere, ständige Müdigkeit und antriebslos, so daß sie ihren kleinen 2-Personen-Haushalt nicht mehr führen kann.

Diagnose: chronisch ischämische Herzkrankheit

Bisherige Therapie:

O_2-Status vor Therapie:	p_aO_2	p_vO_2	η	Q_{O_2}
Zeitpunkt Messung: 11.30 Uhr	61 mm Hg	40 mm Hg	16 %	$-l \cdot min^{-1}$

O_2MT-Variante: GK 4 – IV

O_2-Status nach Therapie:	p_aO_2	p_vO_2	η	Q_{O_2}
Zeitpunkt Messung: 11.30 Uhr	76 mm Hg	29 mm Hg	38 %	$-l \cdot min^{-1}$

Klinischer Zustand nach Therapie
(evtl. Karnofsky-Status KS % und RR-Werte):
(Therapie-Ergebnis)
Stenocardische Beschwerden deutlich seltener, die Patientin gibt an, wieder leistungsfähiger zu sein. Auch die Müdigkeit habe deutlich nachgelassen. Sie kann ihren kleinen Haushalt wieder ordnungsgemäß führen.

O_2MT-Einrichtung (Anschrift):
Klinik für Naturheilverfahren GmbH
Deutsches Zentrum für Sauerstoff-Mehrschritt-Therapie Bad Füssing, Dr. med. G. Caspers

Patient (Chiffre): Ch.H. *Alter:* 83
Sex: weibl. *Datum:* 20.8.1984

Klinischer Zustand vor Therapie
(evtl. Karnofsky-Status KS % und RR-Werte):
Periphere Durchblutungsstörungen beider Beine. Beschwerdefreie Gehstrecke 100 m, Infektanfälligkeit, Lungenemphysem mit beginnender Atemnot, stark reduzierter Allgemeinzustand.

Diagnose: chronische Durchblutungsstörungen beider Beine, peripherer Typ, Stadium II; chronisch obstruktive Bronchitis mit Lungenemphysem

Bisherige Therapie:

O_2-Status vor Therapie:	p_aO_2	p_vO_2	η	Q_{O_2}
Zeitpunkt Messung: 8.00 Uhr	61 mm Hg	36 mm Hg	21 %	$-l \cdot min^{-1}$

O_2MT-Variante: GK 4 – IV

O_2-Status nach Therapie:	p_aO_2	p_vO_2	η	Q_{O_2}
Zeitpunkt Messung: 8.00 Uhr	76 mm Hg	31 mm Hg	35 %	$-l \cdot min^{-1}$

Klinischer Zustand nach Therapie
(evtl. Karnofsky-Status KS % und RR-Werte):
(Therapie-Ergebnis)
Beschwerdefreie Gehstrecke auf 500 m verbessert, bei kurzem Stehenbleiben können dann mühelos weitere 500 m gegangen werden. Atemnot etwas geringer. Patientin fühlt sich wieder kräftig und unternehmungslustig.

O_2MT-Einrichtung (Anschrift):
Klinik für Naturheilverfahren GmbH
Deutsches Zentrum für Sauerstoff-Mehrschritt-Therapie Bad Füssing, Dr. med. G. Caspers

Patient (Chiffre): L.H. *Alter:* 53
Sex: weibl. *Datum:* 24.8.1984

Klinischer Zustand vor Therapie
(evtl. Karnofsky-Status KS % und RR-Werte):
Starke Infektanfälligkeit, rezidivierende Tachycardien, die von der Patientin als sehr unangenehm empfunden werden, frontale Cephalgie, die Patientin fühlt sich matt und ohne Antrieb.

Diagnose: Grippaler Infekt

Bisherige Therapie:

O_2-Status vor Therapie: Zeitpunkt Messung: 9.15 Uhr	p_aO_2 70 mm Hg	p_vO_2 42 mm Hg	η 18 %	Q_{O_2} –$l \cdot min^{-1}$

O_2MT-Variante: GK 4 – IV und UVB-HOT*

O_2-Status nach Therapie: Zeitpunkt Messung: 9.15 Uhr	p_aO_2 80 mm Hg	p_vO_2 29 mm Hg	η 39 %	Q_{O_2} –$l \cdot min^{-1}$

Klinischer Zustand nach Therapie
(evtl. Karnofsky-Status KS % und RR-Werte):
(Therapie-Ergebnis)
Grippaler Infekt während der Behandlung abgeklungen, seit dem dritten Behandlungstag (6. Stunde) keine Tachycardie aufgetreten. Patientin fühlt sich deutlich leistungsfähiger und aktiver.

O_2MT-Einrichtung (Anschrift):
Klinik für Naturheilverfahren GmbH
Deutsches Zentrum für Sauerstoff-Mehrschritt-Therapie Bad Füssing, Dr. med. G. Caspers

Patient (Chiffre): E.H. *Alter:* 59
Sex: männl. *Datum:* 24.8.1984

Klinischer Zustand vor Therapie
(evtl. Karnofsky-Status KS % und RR-Werte):
Schwere Kyphoskoliose nach Rachitis, Lungenfunktion zu 40 % eingeschränkt, Herzschmerzen und Atemnot bei chr. Durchblutungsstörung

Diagnose: Kyphoskoliose; chronisch ischämische Herzkrankheit

Bisherige Therapie:

O_2-Status vor Therapie: Zeitpunkt Messung: 9.30 Uhr	p_aO_2 65 mm Hg	p_vO_2 45 mm Hg	η 12 %	Q_{O_2} $-l \cdot min^{-1}$

O_2MT-Variante: GK 4 – III (Intensivvariante mit 5 UVB-HOT*)

O_2-Status nach Therapie: Zeitpunkt Messung: 9.30 Uhr	p_aO_2 85 mm Hg	p_vO_2 30 mm Hg	η 38 %	Q_{O_2} $-l \cdot min^{-1}$

Klinischer Zustand nach Therapie
(evtl. Karnofsky-Status KS % und RR-Werte):
(Therapie-Ergebnis)
Deutliche Besserung des Allgemeinzustandes, deutlicher Rückgang der Atemnot und stenocardischen Beschwerden, mäßige Belastung ist wieder möglich.

16. Lehrbeispiele
(Kommentar der behandelnden Ärzte)

Behebung Angina pectoris. Rehabilitation nach Herzinfarkt

BEHANDLUNGSERGEBNIS
(Forschung)

O_2-MT-Einrichtung (Anschrift):
Forschungsinstitut Manfred von Ardenne
DDR-8051 Dresden, Zeppelinstr. 7

Patient (Chiffre): P.C. *Alter:* 66
Sex: männl. *Datum:* 17.1.1984

Klinischer Zustand vor Therapie
Angina pectoris-Anfälle; cerebrovaskuläre Insuffizienz; Schwindel; Schlafstörungen; periphere Durchblutungsstörungen am linken Bein

Diagnose: chronisch ischämische Herzkrankheit nach Herzinfarkt

Bisherige Therapie:

O_2-Status vor Therapie: Zeitpunkt Messung: 10.00 Uhr	p_aO_2 65 mm Hg	p_vO_2 44 mm Hg	η 14 %	Q_{O_2} $-l \cdot min^{-1}$

O_2MT-Variante: GK 4 – I

O_2-Status nach Therapie: Zeitpunkt Messung: 10.00 Uhr	p_aO_2 74 mm Hg	p_vO_2 30 mm Hg	η 36 %	Q_{O_2} $-l \cdot min^{-1}$

Klinischer Zustand nach Therapie
(Therapie-Ergebnis)
Verschwinden der pectanginösen Beschwerden, Abnahme von Schwindel und Schlafstörungen. Eindrucksvolle Besserung des Allgemeinbefindens.

BEHANDLUNGSERGEBNIS

O_2MT-Einrichtung (Anschrift):
Dr. med. Hans Müller-Winter
CH-7320 Sargans

Patient (Chiffre): A.A. *Alter:* 54
Sex: männl. *Datum:* 5.7.1984

Klinischer Zustand vor Therapie
Nach Herzinfarkt Angina-pectoris-Anfälle schon bei leichten körperlichen Belastungen, oft auch in Ruhe. EKG-Befund biphasische T-Wellen V4-V6. Patient kann ohne Beschwerden nur etwa 100 m gehen. Er war viele Monate arbeitsunfähig.

Diagnose: Hinterwandinfarkt

Bisherige Therapie:

O_2-Status vor Therapie:	p_aO_2	p_vO_2	η	Q_{O_2}
Zeitpunkt Messung: 9.00 Uhr	70 mm Hg	35 mm Hg	26 %	$-l \cdot min^{-1}$

O_2MT-Variante: GK4-I

O_2-Status nach Therapie:	p_aO_2	p_vO_2	η	Q_{O_2}
Zeitpunkt Messung: 9.00 Uhr	80 mm Hg	30 mm Hg	37 %	$-l \cdot min^{-1}$

Klinischer Zustand nach Therapie
(Therapie-Ergebnis)
Angina pectoris-Anfälle sind verschwunden, EKG-Befund ist wieder normal, Patient unternimmt Bergwanderungen und ist praktisch beschwerdefrei. Er arbeitet wieder voll in seinem Beruf.

BEHANDLUNGSERGEBNIS

O_2MT-Einrichtung (Anschrift):
Dr. med. Rüdiger Weiss
D-2052 Hamburg, Beseler Platz 4

Patient (Chiffre): P.J. *Alter:* 62
Sex: weibl. *Datum:* 9.11.1984

Klinischer Zustand vor Therapie
Erneuter Beginn von Sehstörungen

Diagnose: okulare Durchblutungsstörungen

Bisherige Therapie:
1981 O_2-Mehrschritt-Therapie Variante GK 4 – III.
Guter Erfolg. Vorher p_aO_2 = 69 mm Hg, nachher 92 mm Hg

O_2-Status vor Therapie:	p_aO_2	p_vO_2	η	Q_{O_2}
Zeitpunkt Messung: 11.00 Uhr	81 mm Hg	46 mm Hg	15 %	$-l \cdot min^{-1}$

O_2MT-Variante: GK 4 – III
mit Gabe Trental 400®

O_2-Status nach Therapie:	p_aO_2	p_vO_2	η	Q_{O_2}
Zeitpunkt Messung: 11.00 Uhr	84 mm Hg	31 mm Hg	37 %	$-l \cdot min^{-1}$

Klinischer Zustand nach Therapie
(Therapie-Ergebnis)
Kaum noch Sehschwierigkeiten. Patientin fühlt sich sehr gut.

BEHANDLUNGSERGEBNIS
(Forschung)

O_2MT-Einrichtung (Anschrift):
Forschungsinstitut Manfred von Ardenne
DDR-8051 Dresden, Zeppelinstr. 7

Patient (Chiffre): C.R. *Alter:* 55
Sex: männl. *Datum:* 5.9.1981

Klinischer Zustand vor Therapie
Seit Jahren bestehender Dauerschwindel; Patient untauglich für Beruf.

Diagnose: sehr schlechter O_2-Status, insbesondere im Gehirn

Bisherige Therapie:
Patient hat in den letzten Jahren viele Kliniken in Europa vergeblich aufgesucht.

O_2-Status vor Therapie: Zeitpunkt Messung: 10.00 Uhr	p_aO_2	p_vO_2	η	Q_{O_2}
	58 mm Hg	40 mm Hg	15 %	$-l \cdot min^{-1}$

O_2MT-Variante: GK 4 – I

O_2-Status nach Therapie: Zeitpunkt Messung: 10.00 Uhr	p_aO_2	p_vO_2	η	Q_{O_2}
	~75 mm Hg	35 mm Hg	28 %	$-l \cdot min^{-1}$

Klinischer Zustand nach Therapie
(Therapie-Ergebnis)
Der Dauerschwindel ist verschwunden.

BEHANDLUNGSERGEBNIS
(Forschung)

O_2MT-Einrichtung (Anschrift):
Forschungsinstitut Manfred von Ardenne
DDR-8051 Dresden, Zeppelinstr. 7

Patient (Chiffre): B.G. *Alter:* 64
Sex: männl. *Datum:* 17.1.1984

Klinischer Zustand vor Therapie
Ausgeprägte Merk- und Schlafstörungen; cerebrovaskuläre Insuffizienz; Parästhesien beider Hände und im Gesichtsbereich; schlechtes Allgemeinbefinden

Diagnose: multiple Hirninfarkte (nach Computertomographie)

Bisherige Therapie: –

O_2-Status vor Therapie:	p_aO_2	p_vO_2	η	Q_{O_2}
Zeitpunkt Messung: 10.00 Uhr	74 mm Hg	44 mm Hg	16 %	$-l \cdot min^{-1}$

O_2MT-Variante: GK4-I

O_2-Status nach Therapie:	p_aO_2	p_vO_2	η	Q_{O_2}
Zeitpunkt Messung: 10.00 Uhr	80 mm Hg	24 mm Hg	50 %	$-l \cdot min^{-1}$

Klinischer Zustand nach Therapie
(Therapie-Ergebnis)
Merk- und Schlafstörungen sind wesentlich gebessert; gutes Allgemeinbefinden; Parästhesien nicht verändert

BEHANDLUNGSERGEBNIS

O_2MT-Einrichtung (Anschrift):
Dr. med. Sibylle Lenz
D-6967 Bad Rappenau, Salinenstr. 31

Patient (Chiffre): F.E. *Alter:* 79
Sex: weibl. *Datum:* 13.1.1984

Klinischer Zustand vor Therapie
Verwirrtheitszustand; Unfähigkeit, den eigenen Haushalt zu versorgen

Diagnose: spastische Parese bei Zustand nach cerebraler Ischämie

Bisherige Therapie:

O_2-Status vor Therapie:	p_aO_2	p_vO_2	η	Q_{O_2}
Zeitpunkt Messung: 17.00 Uhr	69 mm Hg	22 mm Hg	51 %	$-l \cdot min^{-1}$

O_2MT-Variante: GK 4 – I
plus Normabrain i.v.

O_2-Status nach Therapie:	p_aO_2	p_vO_2	η	Q_{O_2}
Zeitpunkt Messung: 17.00 Uhr	89 mm Hg	20 mm Hg	61 %	$-l \cdot min^{-1}$

Klinischer Zustand nach Therapie
(Therapie-Ergebnis)
Aufklarung des geistigen Zustandes; Patientin versorgt wieder den eigenen Haushalt; Beweglichkeit des paretischen Armes deutlich gebessert.

BEHANDLUNGSERGEBNIS

O_2MT-Einrichtung (Anschrift):
Dr. med. Hans Müller-Winter
CH-7320 Sargans

Patient (Chiffre): P.J. *Alter:* 81
Sex: männl. *Datum:* 20.6.1984

Klinischer Zustand vor Therapie
Schwindel; Gleichgewichtsstörungen; Erschöpfungszustände; Inappetenz; Gewichtsabnahme (30 kg). Patient muß gestützt und geführt werden.

Diagnose: generalisierte Arteriosklerose; in vorausgegangenen 3 Jahren mehrmals leichte vaskuläre cerebrale Insulte

Bisherige Therapie: –

O_2-Status vor Therapie:	p_aO_2	p_vO_2	η	Q_{O_2}
Zeitpunkt Messung: 10.00 Uhr	62 mm Hg	35 mm Hg	23 %	$-l \cdot min^{-1}$

O_2MT-Variante: GK 4 – I

O_2-Status nach Therapie:	p_aO_2	p_vO_2	η	Q_{O_2}
Zeitpunkt Messung: 10.00 Uhr	81 mm Hg	25 mm Hg	48 %	$-l \cdot min^{-1}$

Klinischer Zustand nach Therapie
(Therapie-Ergebnis)
Alle obigen Symptome bildeten sich bald nach der Therapie sehr gut zurück. – Er bekam Appetit; Gewichtszunahme 20 kg innerhalb von 3 Monaten; Patient kann sich ohne fremde Hilfe wieder frei bewegen.

BEHANDLUNGSERGEBNIS
(Forschung)

O_2MT-Einrichtung (Anschrift):
Forschungsinstitut Manfred von Ardenne
DDR-8051 Dresden, Zeppelinstr. 7

Patient (Chiffre): Mehrere ähnliche Fälle — *Alter:* 45 bis 69
Sex: männl. — *Datum:* 1981/84

Klinischer Zustand vor Therapie
Insulinpflichtiger Diabetes mellitus mit Durchblutungsstörungen an den Beinen; Stad. IV nach Fontaine. Nekrose an den Zehen; kurze Gehstrecke; Ruheschmerzen; Kältegefühl im Bein; Schlafstörungen. Amputation beschlossen, aber vorher Sauerstoff-Mehrschritt-Therapie.

Diagnose: schwere periphere Durchblutungsstörungen am Bein

Bisherige Therapie:
Konservative Therapie

O_2-Status vor Therapie:	p_aO_2	p_vO_2	η	Q_{O_2}
Zeitpunkt Messung: 9.00 Uhr	72 mm Hg	41 mm Hg	19 %	$-l \cdot min^{-1}$

O_2MT-Variante: GK 4 – III (Intensivvariante mit 5 UVB-HOT*)

O_2-Status nach Therapie:	p_aO_2	p_vO_2	η	Q_{O_2}
Zeitpunkt Messung: 9.00 Uhr	85 mm Hg	32 mm Hg	35 %	$-l \cdot min^{-1}$

Klinischer Zustand nach Therapie
(Therapie-Ergebnis)
Weitgehende Rückbildung des Gangräns; Abtragung der Nekrose; Wundheilung verläuft glatt und schnell; wieder Wärmegefühl im Bein; Patienten können wieder gehen; auf Amputation wird verzichtet.

BEHANDLUNGSERGEBNIS
(Forschung)

O_2MT-Einrichtung (Anschrift):
Forschungsinstitut Manfred von Ardenne
DDR-8051 Dresden, Zeppelinstr. 7

Patient (Chiffre): K.E. *Alter:* 67
Sex: männl. *Datum:* 25.2.1982

Klinischer Zustand vor Therapie
Infolge rapiden körperlichen Verfalls seit zwei Jahren bettlägrig und stark belastender Pflegefall. Beginnendes Gangrän in beiden Füßen; Amputation wurde in Aussicht genommen.

Diagnose: insulinpflichtiger Diabetes mellitus mit peripheren Durchblutungsstörungen Stad. III-IV nach Fontaine. Zustand nach Nikotinabusus – Lebercirrhose.

Bisherige Therapie:
mit durchblutungsfördernden Medikamenten

O_2-Status vor Therapie: Zeitpunkt Messung: 11.00 Uhr	p_aO_2	p_vO_2	η	Q_{O_2}
	63 mm Hg	41 mm Hg	16 %	$-l \cdot min^{-1}$

O_2MT-Variante: GK 4 – III (Intensivvariante mit 8 UVB-HOT*)

O_2-Status nach Therapie: Zeitpunkt Messung: 11.00 Uhr	p_aO_2	p_vO_2	η	Q_{O_2}
	78 mm Hg	28 mm Hg	40 %	$-l \cdot min^{-1}$

Klinischer Zustand nach Therapie
(Therapie-Ergebnis)
Bereits ab Hälfte der Therapie kann der Patient aufstehen und sich mit Gehhilfen bewegen. Nach etwa zwei Monaten geht der Patient allein, steigt Treppen und nimmt am Familienleben wieder teil. Auch jetzt (nach 3 Jahren) besteht ausreichende Beweglichkeit. Die ursprüngliche Insulinbedürftigkeit verschwand. Die Gabe eines oralen Antidiabetikums reicht aus. Gangrän bildete sich zurück; Amputation entfiel. – Am 28.3.1985 nach Therapiewiederholung etwa gleich gute pO_2-Werte und Befunde.

BEHANDLUNGSERGEBNIS

O_2MT-Einrichtung (Anschrift):
Dr. med. Sibylle Lenz
D-6967 Bad Rappenau, Salinenstr. 31

Patient (Chiffre): E.A. *Alter:* 77
Sex: weibl. *Datum:* 5.4.1984

Klinischer Zustand vor Therapie
(evtl. Karnofsky-Status KS % und RR-Werte):
Schwer reduzierter Allgemeinzustand nach Ablatio mammae; KS 40%; RR 160/100 mm Hg; kombinierte Ventilationsstörung; Dauerkopfschmerz nach Trigeminusneuralgie; generalisierter Pruritus; Krämpfe an den Beinen.

Diagnose: chronisch-obstruktive Bronchitis. Zustand nach Ablatio mammae. Keine Metastasierung klinisch nachweisbar.

Bisherige Therapie:
Aminophyllin. Operation.

O_2-Status vor Therapie: Zeitpunkt Messung: 16.00 Uhr	p_aO_2	p_vO_2	η	RR
	70 mm Hg	30 mm Hg	35 %	160/100 mm Hg

O_2MT-Variante: GK 4 – II
Nach jeder Sitzung 2 × 5 min Fahrradergometer 60 W; ohne O_2

O_2-Status nach Therapie: Zeitpunkt Messung: 16.00 Uhr	p_aO_2	p_vO_2	η	RR
	87 mm Hg	19 mm Hg	61 %	150/80 mm Hg

Klinischer Zustand nach Therapie
(Therapie-Ergebnis)
Wesentliche Besserung des körperlichen Allgemeinbefindens; KS 80%; RR 150/80 mm Hg (trotz schwächerer Dosierung der blutdrucksenkenden Mittel); Normalisierung der Lungenfunktion. Behebung der Kopfschmerzen; Verschwinden des Pruritus; Verschwinden der Krämpfe in den Beinen.

BEHANDLUNGSERGEBNIS

O_2MT-Einrichtung (Anschrift):
Forschungsinstitut Manfred von Ardenne
DDR-8051 Dresden, Zeppelinstr. 7

Patient (Chiffre): X.X. *Alter:* 64
Sex: männl. *Datum:* 26.8.1971

Klinischer Zustand vor Therapie
Ausgeprägte regulatorisch bedingte Hypotonie; RR = 105/80 mm Hg (Amplitude nur 25 mm Hg) mit nach starkem Dauerstreß labilem Kreislauf und häufigen Ménière-Anfällen. Hörsturz des rechten Ohres; in der Ausübung des Berufes durch Kreislauflabilität stark behindert.

Diagnose: regulatorisch bedingte Hypotonie

Bisherige Therapie:
Novadral retard® bringt keine Abhilfe

O_2-Status vor Therapie: Zeitpunkt Messung: Uhr	p_aO_2	p_vO_2	η	RR
	73 mm Hg	38 mm Hg	23 %	105/80 mm Hg

O_2MT-Variante: KA 1 (zweimal im Abstand von 28 Tagen). Dazu im Laufe der Jahre wiederholt GK 4 – I

O_2-Status nach Therapie: Zeitpunkt Messung: Uhr	p_aO_2	p_vO_2	η	RR
	89 mm Hg	25 mm Hg	49 %	140/75 mm Hg

Klinischer Zustand nach Therapie
(Therapie-Ergebnis)
Endgültige Beseitigung der Hypotonie und des Morbus-Ménière. Nach 14 Jahren immer noch Werte RR ≈ 140/75 mm Hg; Blutdruckamplitude durch KA 1-Variante mehr als verdoppelt. Noch nach 14 Jahren Ausübung des Berufes mit vollem Leistungsvermögen.

BEHANDLUNGSERGEBNIS

O_2MT-Einrichtung (Anschrift):
Dr. med. Sibylle Lenz
D-6967 Bad Rappenau, Salinenstr. 31

Patient (Chiffre): B.R. *Alter:* 61
Sex: weibl. *Datum:* 17.1.1984

Klinischer Zustand vor Therapie
Schmerzen in allen Gelenken

Diagnose: Polyarthritis

Bisherige Therapie: –

O_2-Status vor Therapie: Zeitpunkt Messung: Uhr	p_aO_2 82 mm Hg	p_vO_2 28 mm Hg	η 40 %	Q_{O_2} $-l \cdot min^{-1}$

O_2MT-Variante: GK 4 – IV (O_2-Mehrschritt-Immunstimulation mit Thymus)

O_2-Status nach Therapie: Zeitpunkt Messung: Uhr	p_aO_2 93 mm Hg	p_vO_2 28 mm Hg	η 50 %	Q_{O_2} $-l \cdot min^{-1}$

Klinischer Zustand nach Therapie
(Therapie-Ergebnis)
Schmerz- und Beschwerdefreiheit in allen Gelenken.

BEHANDLUNGSERGEBNIS
(Forschung)

O_2MT-Einrichtung (Anschrift):
Forschungsinstitut Manfred von Ardenne
DDR-8051 Dresden, Zeppelinstr. 7

Patient (Chiffre): *Alter:* 27
Sex: männl. *Datum:*

Klinischer Zustand vor GK 4 – IV
Leucozytenwerte durch Radiatio-Suppression von 4700 auf 1800 mm^{-3} bedrohlich vermindert.

Diagnose: Seminom $T_1N_3M_0$

Bisherige Therapie:
Strahlentherapie: 20 Gy inguinal-lumbal, 25 Gy und während GK 4 – IV 7 Gy Mediastinum-Supragruben. Im Laufe der 36 Tage vor Beginn GK 4 – IV Lymphknotenmetastasen.

O_2-Status vor Therapie: Zeitpunkt Messung: 10.00 Uhr	p_aO_2 71 mm Hg	p_vO_2 32 mm Hg	η 32 %	Q_{O_2} $-l \cdot min^{-1}$

O_2MT-Variante: GK 4 – IV (O_2-Mehrschritt-Immunstimulation mit Thymus)

O_2-Status nach Therapie: Zeitpunkt Messung: 10.00 Uhr	p_aO_2 80 mm Hg	p_vO_2 30 mm Hg	η 37 %	Q_{O_2} $-l \cdot min^{-1}$

Klinischer Zustand nach Therapie
(Therapie-Ergebnis)
Leukozytenwerte nach Behandlung mit Variante GK 4 – IV wieder auf 4000 mm^{-3} erhöht, so daß die Strahlentherapie fortgesetzt werden kann (mit 20 Gy inguinal-lumbal bei Nierenabdeckung).

BEHANDLUNGSERGEBNIS

O_2MT-Einrichtung (Anschrift):
Dr. med. Ivo Engler
A-5020 Salzburg, Eschenbachgasse 3

Patient (Chiffre): S.W. *Alter:* 30
Sex: männl. *Datum:* 7.7.1983

Klinischer Zustand vor Therapie
Teratocarcinom des rechten Hodens im Stadium IV/A. KS 50%

Diagnose: Teratocarcinom

Bisherige Therapie: –

O_2-Status vor Therapie:	p_aO_2	p_vO_2	η	Q_{O_2}
Zeitpunkt Messung: 9.00 Uhr	70 mm Hg	30 mm Hg	35%	$l \cdot min^{-1}$

O_2MT-Variante: GK 4 – IV (O_2-Mehrschritt-Immunstimulation mit CEH BA 1–4) vor und nach der Operation bzw. Chemotherapie

O_2-Status nach Therapie:	p_aO_2	p_vO_2	η	Q_{O_2}
Zeitpunkt Messung: 9.00 Uhr	90 mm Hg	25 mm Hg	50%	$l \cdot min^{-1}$

Klinischer Zustand nach Therapie
(Therapie-Ergebnis)
Am 9.5.1984 klinisches Checking: Kein Rezidiv, keine Metastasen. Während der Zeit der Operation und Chemotherapie und danach guter Allgemeinzustand und O_2-Status; Haarausfall schnell beseitigt; KS 100%.

Bemerkungen:
Nach Erfahrungen an 20 Patienten mit GK 4 – IV-Behandlung vor und nach Chemotherapie waren KS, Laborwerte und O_2-Status stets sehr positiv beeinflußt. Überlebenszeit um etwa 2 Jahre. Bis kurz vor dem Exitus höhere Lebensqualität!

17. Mindestvoraussetzungen für die Durchführung von Behandlungen mit der Sauerstoff-Mehrschritt-Therapie

Technische Voraussetzungen

O_2-Applikation: Reduzierventil mit Flußmesser bis 30 l O_2 min $^{-1}$. Z. B. Kunststoff-Maskenapplikator mit Speicherblase. Pulsmesser mit laufender Digitalanzeige. Heimtrainer (Fahrradergometer).

pO_2-Meter für blutige Messung des arteriellen und venösen Ruhe-pO_2.

HOT-Gerät (fakultativ).

Wissenschaftliche Voraussetzungen

Kenntnis des Inhaltes der 3. Auflage des Buches v. Ardenne »Sauerstoff-Mehrschritt-Therapie« (4. Auflage 1986 in Vorbereitung), sowie des vorliegenden Buches.

Klinische Voraussetzungen

Praktische Erfahrungen bei Bestimmung des arteriellen und venösen Ruhe-pO_2 sowie des η-Wertes, ferner über anhaltende η-Wert-Verbesserung nach 15 min-Schnellprozeß sowie (fakultativ) praktische Erfahrungen bei Anwendung der UVB-HOT*-Methode.

Standardisierung der Behandlungen

Exakte Innehaltung der Programmierungstabellen im Abschnitt 4. – Nutzung der Standardbezeichnung »Sauerstoff-*Mehrschritt*-Therapie«. *Basistherapie,* mit welcher in den verschiedenen Varianten adjuvante Schritte (UVB-HOT*, Immunmodulatoren, klassische Kuren usw.) kombiniert werden.

18. Wissenschaftliche Originalliteratur

(Sonderdrucke neuerer Arbeiten auf Anforderung)[1]

1. M. von Ardenne: Sauerstoff-Mehrschritt-Therapie. Georg Thieme Verlag, Stuttgart 1978, 3. Auflage 1983, 4. Auflage 1986.
2. M. von Ardenne: Theoretische und experimentelle Grundlagen der Krebs-Mehrschritt-Therapie. VEB Verlag Volk und Gesundheit, Berlin. 2. Auflage 1970/71.
3. M. von Ardenne und H. G. Lippmann: Über Maßnahmen zur Verträglichkeitserhöhung der Doppelattacke des Krebs-Mehrschritt-Therapie-Konzeptes. Verdopplung des O_2-Partialdruckes in der Inspirationsluft bewirkt bedeutende Vergrößerung der Herz-Kreislauf-Reserven bei Hyperthermie bzw. Fieber mit hoher Temperatur-Zeit-Dosis. Dtsch. Gesundh.-Wesen **25** (1970), 1685–1692. (Nr. 89)
4. M. von Ardenne und R. A. Chaplain: In-vivo-Versuche zur Krebsmetastasen-Mehrschritt-Prophylaxe durch starke Intensivierung des O_2-Stoffwechsels aller Gewebe. Naturwiss. **58** (1971), 221–222. (Nr. 105)
5. M. von Ardenne: »Intensivierte O_2-Mehrschritt-Therapie« als lokalisiert und generalisiert anwendbarer Fundamentalprozeß. Einsatzbeispiel mit dem Ergebnis anhaltender Renormalisierung der Blutdruckwerte bei hypotonischen Dysregulationen. Z. Physiotherapie **25** (1973), 341–350. (Nr. 118)

6. M. von Ardenne: Über die Methode der intensivierten O_2-Mehrschritt-Prophylaxe gegen Krebs bzw. Krebsmetastasen. Technik Med. **2** (1972), 91–94. (Nr. 120)
7. M. von Ardenne: Intensivierte O_2-Mehrschritt-Gymnastik – eine universale Prophylaxe gegen O_2-Mangelkrankheiten. Z. Physiotherapie **25** (1973), 81–91. (Nr. 123)
8. M. von Ardenne: Über einen O_2-Mehrschritt-Prozeß anhaltender Wirkung gegen regulatorisch bedingte Hypotonie. Klin. Wschr. **51** (1973), 565–566. (Nr. 129)
9. M. von Ardenne: Die Stimulierung des Stoffwechsels der Zellen als Waffe gegen Krankheiten und Krisenzustände. Physikal. Medizin u. Rehabil. **14** (1973), 321–332. (Nr. 137)
10. M. von Ardenne: In-vivo-Gewinnung von Richtwerten über O_2-Mangelzustände und Therapiewirkungen in erkrankten Körpergeweben durch pO_2-Messung mit Mikroelektroden. Z. med. Labortechn. **17** (1976), 116–127. (Nr. 146)
11. M. von Ardenne und G. Böhme: Technik der O_2-Applikation. Vergleich verschiedener Applikationsarten von O_2-angereicherter Atemluft. Technik **29** (1974), 780–785. (Nr. 153)
12. M. von Ardenne: Permanente Wiederanhebung von im höheren Lebensalter abgesunkenem arteriellen pO_2. Technik in der Medizin **7** (1977), 97–100. (Nr. 199)
13. M. von Ardenne: Methodik und erste Ergebnisse

---

[1] Unterstrichene Nummern sind lieferbar

der Sauerstoff-Mehrschritt-Therapie. Physikal. Medizin u. Rehabil. **19** (1978), 541–571. (Nr. 217)
14. M. von Ardenne: Bewegungstraining muß Spaß machen! Der O_2-Mehrschritt-Kur-Prozeß anhaltender Wirkung – ein Element der künftigen Präventivmedizin. Österr. J. f. Sportmedizin **9** (1979), 26–30. (Nr. 230)
15. M. von Ardenne: A Specific Oxygen Multistep Procedure for Permanent Re-elevation of the arterial pO_2 Resting Level decreased in Advanced Age. Int. Soc. Oxygen Transp. Tissue Meeting 1979. (Nr. 232)
16. M. von Ardenne: O_2-Mehrschritt-Stimulierung der Immunabwehr durch Thymus-Extrakt und Intensivvarianten der Sauerstoff-Mehrschritt-Therapie. Immunstimulation und Krebs. Krebsgeschehen **13** (1981), 60–71. (Nr. 245 a)
17. M. von Ardenne: Reaktivität und Regenerierbarkeit des Lunge-Herz-Systems. Z. f. Physiotherapie **32** (1980), 379–394. (Nr. 248)
18. M. von Ardenne: Measurement and Removal of Certain Stress Effects. Synergism, Physical Exercise, and Oxygen Multistep Therapy. Stress **2** (1981), 25–35. (Nr. 251)
19. M. von Ardenne, H.-H. Wiemuth und S. Wiesner: Messungen über permanente bzw. zeitweilige Steigerung der arterio-venösen pO_2-Differenz durch den O_2-Mehrschritt-Regenerationsprozeß bzw. Reinfusion von UV-bestrahltem Eigenblut. Dtsch. Gesundh.-Wesen **3** (1980), 1620–1629. (Nr. 253)
20. M. von Ardenne: Der arterielle Ruhe-pO_2 als diagnostische Kenngröße. Med. Klinik **75** (1980), 923–926. (Nr. 255)

21. M. von Ardenne: Messung und Bekämpfung von Stressfolgen. Ergebnisse der Sauerstoff-Mehrschritt-Therapie-Forschung. Z. f. Alternsforsch. **36** (1981), 473–487. (Nr. 262)
22. M. von Ardenne und H.-J. Kretzschmar: Wege zur Risikosenkung bei Operationen durch vorausgehende O_2-Mehrschritt-Therapie. Anästh. Intensivmed. **22** (1981), 313–320. (Nr. 263)
23. M. von Ardenne: Krebs-Rezidiv- und Metastasen-Prophylaxe durch O_2-Mehrschritt-Immunstimulation. Ärztezeitschr. f. Naturheilverfahren **22** (1981), 318–341. (Nr. 266)
24. M. von Ardenne: Sauerstoff-Mehrschritt-Therapie bedeutet die Entdeckung eines Prozesses mit überraschend starker und anhaltender Steigerung des O_2-Transportes in den gesamten Organismus. Erfahrungsheilkunde **33** (1984), 53–77. (Nr. 267 a)
25. M. von Ardenne und H.-J. Kretzschmar: Über Einflußfaktoren auf die Responderrate des O_2-Mehrschritt-Regenerationsprozesses. Erfahrungsheilkunde **31** (1982), 162–169. (Nr. 271)
26. M. von Ardenne: Sauerstoff-Mehrschritt-Therapie, Mikrozirkulation und Myokardinfarkt. Erfahrungsheilkunde **31** (1982), 512–530. (Nr. 273)
27. M. von Ardenne: Zellulärer Gefäßwand-Schaltmechanismus der Mikrozirkulation. Biomed. Techn. **27** (1982), 111–118. (Nr. 278)
28. M. von Ardenne: Messung des arteriellen O_2-Partialdruckes ohne und mit O_2-Inhalation nach Lungenschädigung durch Rauch. Z. Erkrank. Atm.-Org. **159** (1982), 166–182. (Nr. 279)
29. M. von Ardenne: Wege zur Bekämpfung von Hörschäden aus Sicht der O_2-Mehrschritt-Thera-

pie-Forschung. HNO-Praxis **7** (1982), 73–85. (Nr. 282)

30. M. von Ardenne: Wirkungssteigerung von Bewegungstraining durch Vorausgabe einer Pharmakakombination. Österr. J. f. Sportmedizin **12** (1982), 1. (Nr. 285)
31. M. von Ardenne und P. G. Reitnauer: Vergleich zwischen oraler Gabe und i.m.-Injektion von Thymus-Präparaten im Leukopoesetest bei Ratten und einige aus dem Ergebnis resultierende Möglichkeiten. Z. Alternsforsch. **40** (1985), im Druck. (Nr. 286)
32. M. von Ardenne und W. Klemm: Grundlagen der O_2-Mehrschritt-Prozesse mit lang anhaltender Vergrößerung der arterio-venösen O_2-Sättigungsdifferenz. Dtsch. Gesundh.-Wesen **38** (1983), 1469–1490. (Nr. 289)
33. M. von Ardenne: Ursache und Schnellbehebung von Schwächezuständen. Ärztez. Naturheilverf. **27** (1986) im Druck. (Nr. 292)
34. M. von Ardenne: On a Generalized Bioenergetic Control Mechanism of Microcirculation with Different Effects in the Lung and the Other Parts of the Body. in: Oxygen Transport to Tissue – V. (D. W. Lübbers, H. Acker, E. Lening-Follert und T. K. Goldstick) Plenum Press New York – London 1984, 781-791. (Nr. 296)
35. M. von Ardenne, W. Klemm und J. Klinger: Doppelblindstudie zur starken anhaltenden Steigerung der körperlichen Leistungsfähigkeit nach Sauerstoff-Mehrschritt-Therapie-Behandlungen. Z. Alternsforsch. **39** (1984), 17–30. (Nr. 297)
36. M. von Ardenne: Fundamentals of Combatting

Cancer Metastasis by Oxygen Multistep Immunostimulation Processes. Medical Hypotheses **17** (1985), 47–67 (Nr. 298)
37. M. von Ardenne: Die energetische Aktivierung der natürlichen Heilkräfte. Z. Naturheilkunde **35** (1983), 311–330. (Nr. 300)
38. M. von Ardenne: Schaltmechanismus der Mikrozirkulation und Herzinfarkt. Erfahrungsheilkunde **33** (1984), 737–744. (Nr. 305)
39. M. von Ardenne: Die Abhängigkeit des Sauerstofftransportes in das Körpergewebe vom Lebensalter und die günstige Beeinflussung dieses Transportes durch Sauerstoff-Mehrschritt-Therapie. Z. Alternsforsch. **39** (1984), 187–210. (Nr. 307)
40. M. von Ardenne: Age-Dependency of Oxygen Transport to Tissue and its Improvement by the Oxygen Multistep Therapy. Vortrag auf dem 3. Weltkongreß für Mikrozirkulation 9.–14. September 1984, Oxford, GB. (Nr. 315)
41. M. von Ardenne: Oxygen Multistep Immunostimulation as a Simple Process against Cancer Metastasis. In: H. E. Kaiser, Progressive Stage of Malignant Neoplastic Growth. Williams & Wilkins, Baltimore – London. (Nr. 321)
42. M. von Ardenne: Stimulation der Abwehr von Krankheiten und Senkung ihrer Gefährlichkeit im hohen Alter als konkrete Wege zur Näherung an das Grenzalter des menschlichen Organismus. Ärztezeitschr. f. Naturheilverf. **26** (1985), im Druck. (Nr. 324)
43. M. von Ardenne: Über Unterschiede bei der Auslösung des entdeckten zellulären Schaltmechanismus der Blutmikrozirkulation in den verschiedenen Or-

ganen und Geweben des menschlichen Organismus. Z. Alternsforsch. **40** (1985), im Druck. (Nr. 330)
44. M. von Ardenne: Grundlagen einer kausalen Therapie peripherer Durchblutungsstörungen der unteren Extremitäten. Ärztez. f. Naturheilverf. **26** (1985), im Druck. (Nr. 331)
45. M. von Ardenne und W. Klemm: Messungen zur chronischen Kohlenmonoxidvergiftung bei Rauchern und zur Entgiftung durch ein bis zwei 15-min-Sauerstoff-Mehrschritt-Schnellprozesse. Med. Klin. **80** (1985), im Druck. (Nr. 332)
46. M. von Ardenne: Messungen des arteriellen und venösen Ruhe-O_2-Partialdruckes vor und nach Sauerstoff-Mehrschritt-Therapie bei Patienten aus zwei Kliniken. Dtsch. Ärzteblatt **82** (1985), 2031–2032 (Nr. 333)
47. M. von Ardenne: Mein Leben für Forschung und Fortschritt. Nymphenburger Verlagshandlung. München 1984.
48. W. Dauterstedt, H.-J. Wünschmann und W. Klemm: Zur Wertigkeit peripher-venöser Sauerstoffpartialdruck-Messungen für die Beurteilung des Effektes der Sauerstoff-Mehrschritt-Therapie nach M. von Ardenne. Untersuchungen unter Normoxie, Hyperoxie und körperlicher Belastung an 63 normoxämischen Personen. Z. Physiotherapie **37** (1985), im Druck. (Nr. 334)
(Wertevergleich mit über Katheder zentral entnommenen venösen Mischblutproben)
49. K. H. Caspers: Die unmittelbare Wirkung der Sauerstoff-Mehrschritt-Therapie auf den arteriellen Sauerstoff-Partialdruck, Ärztez. f. Naturheilverf. **26** (1985), 221–231. (Studie mit 938 Patienten).

50. H. Loewe, J. Blasig und D. Modersohn: Zur Bedeutung der Mikrozirkulation bei myokardialen Durchblutungsstörungen. Acta biol. med. germ. **39** (1980), 419.
51. R. Huch, A. Huch und D. W. Lübbers: Transcutaneous pO_2. Georg Thieme Verlag, Stuttgart – New York 1981.
52. H. Liesen und W. Hollmann: Ausdauersport und Stoffwechsel. Verlag Karl Hofmann, Schorndorf 1981.
53. W. Hollmann, R. Rost, B. Dufaux und H. Liesen: Prävention und Rehabilitation von Herz-Kreislaufkrankheiten durch körperliches Training. Hippokrates Verlag, Stuttgart, 2. Auflage 1983.
54. H. Heck, W. Hollmann, H. Liesen und R. Rost: Sport: Leistung und Gesundheit. Deutscher Ärzteverlag, Köln 1983.
55. H. H. Fudenberg, H. D. Whitten und F. Ambrogi: Immunomodulation. Plenum Press, New York – London 1984.
56. K. H. Jaeger, H. G. Goslar, P. E. Grieoriadis und N. Back: Anti-thyroid acitvity of turified thymus extract in male wistar rats. Pharmakologican Research Communication Vol. 16, **6** (1984), 559–577.
57. H. Porcher: Neythymun®: Neue Perspektiven in der Thymus-Therapie. Erfahrungsheilkunde **30** (1981), 621–627.
58. A. Mayr und B. Mayr-Bibrack: Grundlagen der unspezifischen und spezifischen Abwehr gegen Infektionskrankheiten. Basisinformation über den Paramunitätsinducer PIND AVI. Institut für Innovationssysteme und Produktentwicklung C. P. Wieland und Dr. C. Zillich, Juli 1983.

59. B. Fischer und S. Lehrl: Zerebrale Insuffizienz im Alter. Fünfte Klausenbacher Gesprächs-Runde. Gunter Narr Verlag, Tübingen 1984.
60. L. Wendt: Die Eiweißspeicher-Krankheiten. Karl F. Haug Verlag GmbH, Heidelberg 1984.
61. U. Fischer, B. Fischer und S. Lehrl: Behandlung von essentieller Hypotonie und orthostatischen Kreislaufregulationsstörungen mit ERGOMINET® plus. Therapiewoche **34** (1984), 4457–4466.
62. H. Zöbelein: Die petechiale Saugmassage. Karl F. Haug Verlag GmbH, Heidelberg 1984.
63. NN. Information über Trental® – 400. Albert Roussel Pharma GmbH, D-6200 Wiesbaden.
64. NN. Ortho-Med (Medical Engineering) Ltd. GB/Edinburgh EH7 6JH. 5 Loaning Rd. Druckschrift Hyperbaric Oxygen Mask.
65. W. Bargmann: Histologie und mikroskopische Anatomie des Menschen. Georg Thieme Verlag, Stuttgart 1948, 6. Auflage 1967, S. 238 (Kapillarenverschließung durch Endothelschwellung).
66. R. E. Dohrmann und M. Dohrmann: Neuere Therapie der instabilen Angina pectoris bei koronarer Herzerkrankung. Card. Bull. **21** (1984), 8–11.
67. H.G. Lippmann und D. Graichen: Glukose- und K^+-Bilanz während hochdosierter intravenöser Glukosezufuhr, Infusionstherapie **4** (1977), 166–178. (Nr. 204)
68. M. von Ardenne und A. von Ardenne: Berechnung des pH-Profils im Interkapillarraum der Krebsgewebe für die Fälle mit und ohne Langzeit-Glukose-Infusion. Res. exp. Med. **171** (1977), 177–189. (Nr. 172)

19. Anhang

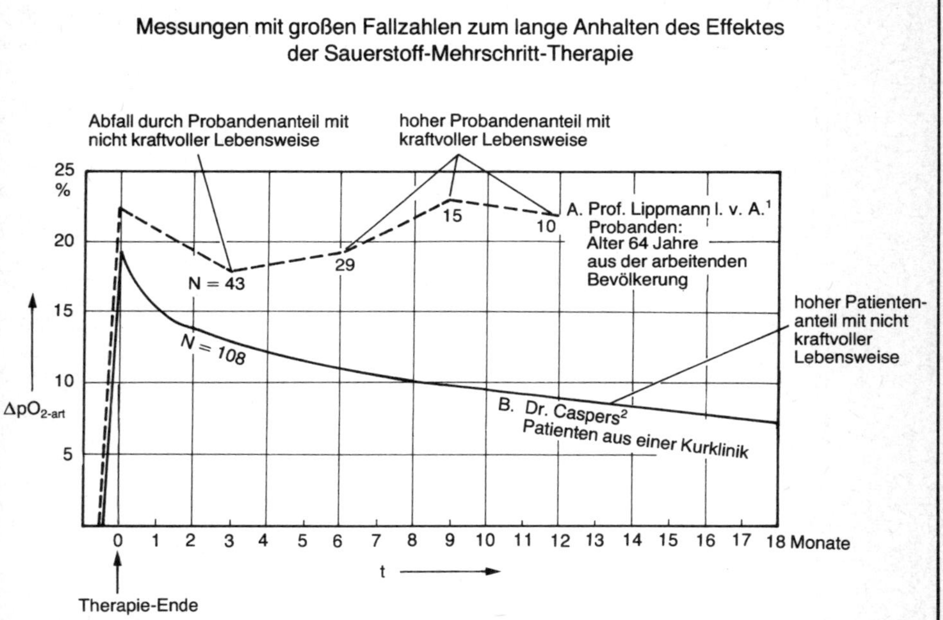

Abb. 78: Prozentuale Erhöhung $\Delta pO_{2\text{-art}}$ des arteriellen Ruhe-pO_2 durch O_2-Mehrschritt-Therapie in Abhängigkeit von der Zeit t (bis zu 12 Monaten und darüber). Messungen mit hohen Fallzahlen N an Personengruppen mit mehr (A) oder weniger (B) kraftvoller Lebensweise. Ein ähnliches zeitliches Verhalten wird in Bezug auf die Senkung des venösen Ruhe-pO_2 beobachtet.

---

[1] M. v. Ardenne, Sauerstoff-Mehrschritt-Therapie. Thieme, Stuttgart 1983. 3. Auflage, S. 37

[2] K.H. Caspers, Nachweis der langfristigen Anhebung des arteriellen Sauerstoff-Partialdruckes durch die Sauerstoff-Therapie. Ärztezeitschr. Naturheilverf. 26 (1985) 401–406.

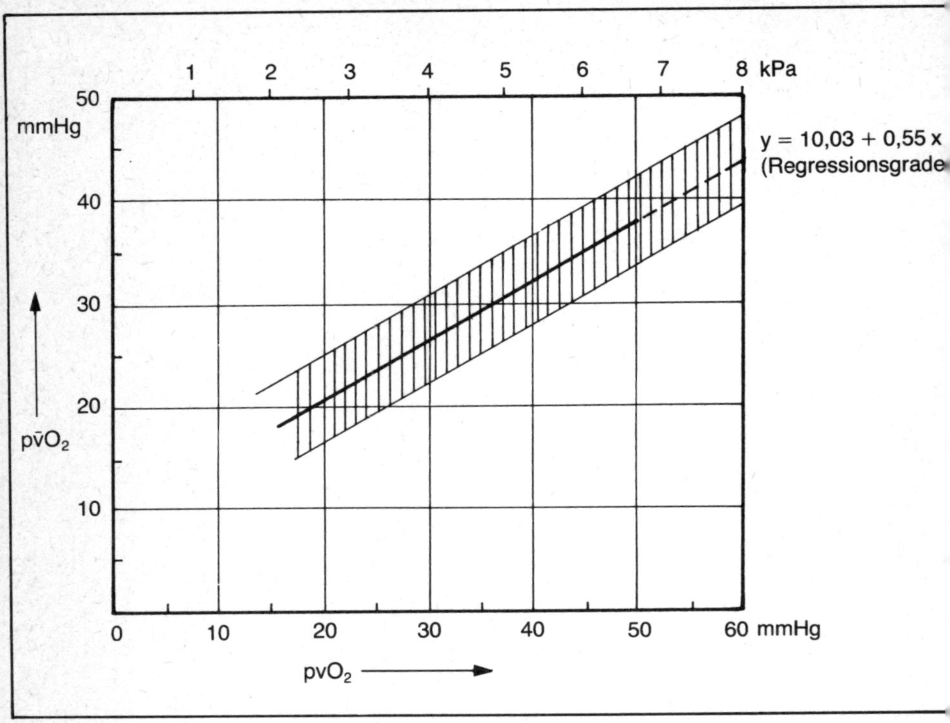

Abb. 79: Zusammenhang zwischen dem zentral gemessenen venösen Misch-O_2-Partialdruck $p\bar{v}O_2$ und dem peripher an der Vena cubitalis (ungestaut) gemessenen O_2-Partialdruck pvO_2 mit Angabe der Schwankungsbreite.
Mittelwerte nach Dauterstedt et al. 1985. Nr. 334 aus Messungen an 64 Personen.

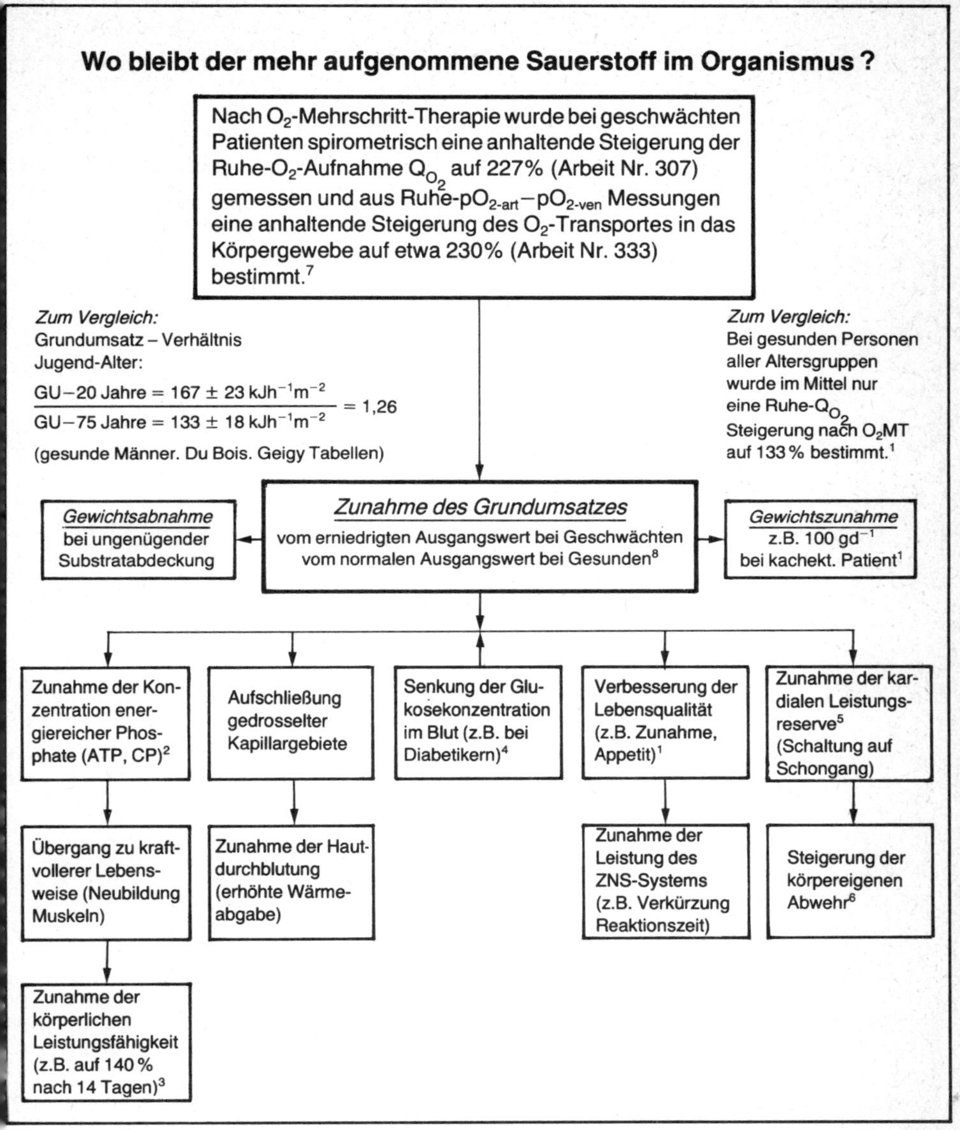

Abb. 80: Beispiele im Buch M.v.A.: Sauerstoff-Mehrschritt-Therapie. Thieme. Stuttgart 3. Auflage

---

[1] Abb. 260
[2] Abb. 135
[3] Abb. 71
[4] Seite 279
[5] Seite 84 ff.
[6] Abb. 275
[7] Bei Effizenzstudien zur O_2-Mehrschritt-Therapie sollte, um die Ergebnisse signifikant über die Streuung zu heben, mit geschwächten, therapiebedürftigen Patienten gearbeitet werden (Lungengesunde)!
[8] Bei Berechnung des Grundumsatzes nach O_2-Mehrschritt-Therapie wird oft der Fehler begangen, daß die hohe Steigerung der Ruhe-O_2-Aufnahme (auf 227%) bei geschwächten Patienten und nicht ihr erniedrigter Grundumsatz, sondern der normal hohe Grundumsatz bei gesunden Personen zu Grunde gelegt wird. Fehler bei W. Schnitzer et al. Dtsch. Ärzteblatt A **82** (1985) 2026–2030.

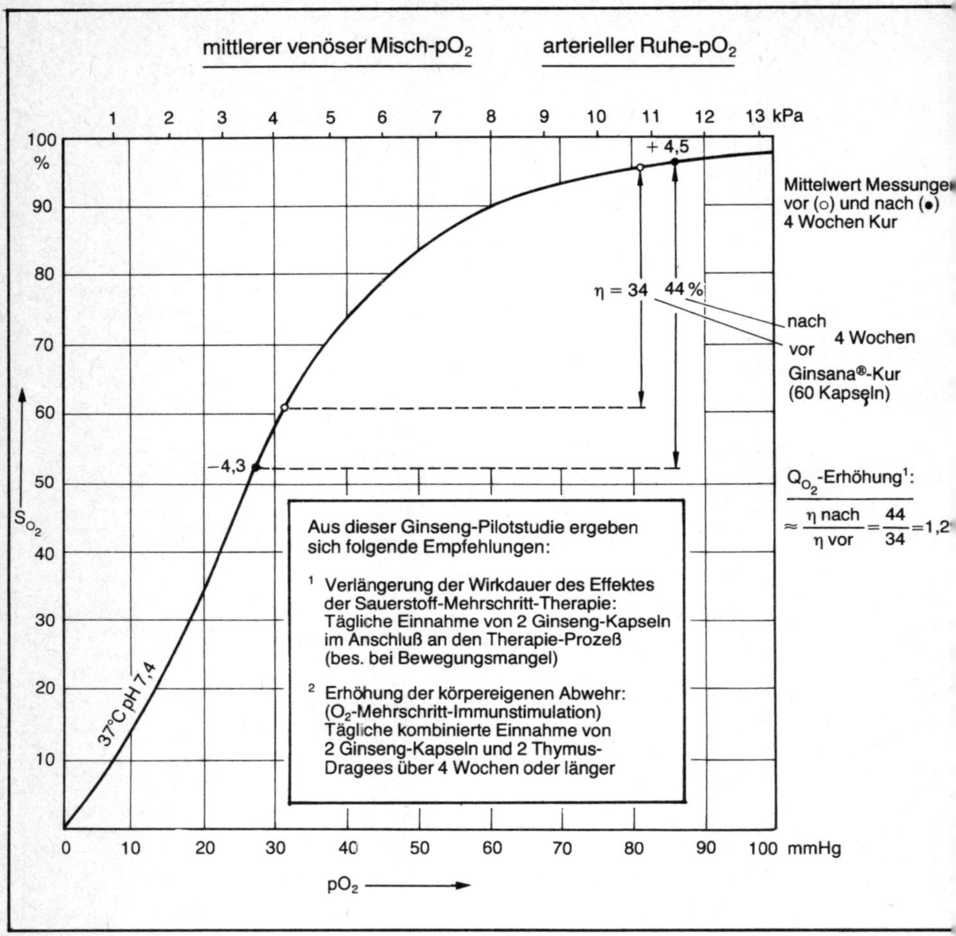

Abb. 81: Messungen zur Verbesserung der Blut-pO_2-Werte und der arterio-venösen Sättigungsdifferenz η durch tägliche Einnahme von 2 Kapseln Ginsana® G 115[2] (200 mg standardisierter Ginseng-Extrakt) über 4 Wochen oder permanent.

N = 10 Probanden (8 ♂, 2 ♀) im Durchschnittsalter von 49,9 Jahren aus der arbeitenden Bevölkerung.

---

[1] Die Summe des O_2-Transportes zum Körpergewebe ist stets gleich der Summe des O_2-Verbrauchs im Körpergewebe.

[2] Pharmaton S.A. CH-6903 Lugano Schweiz.

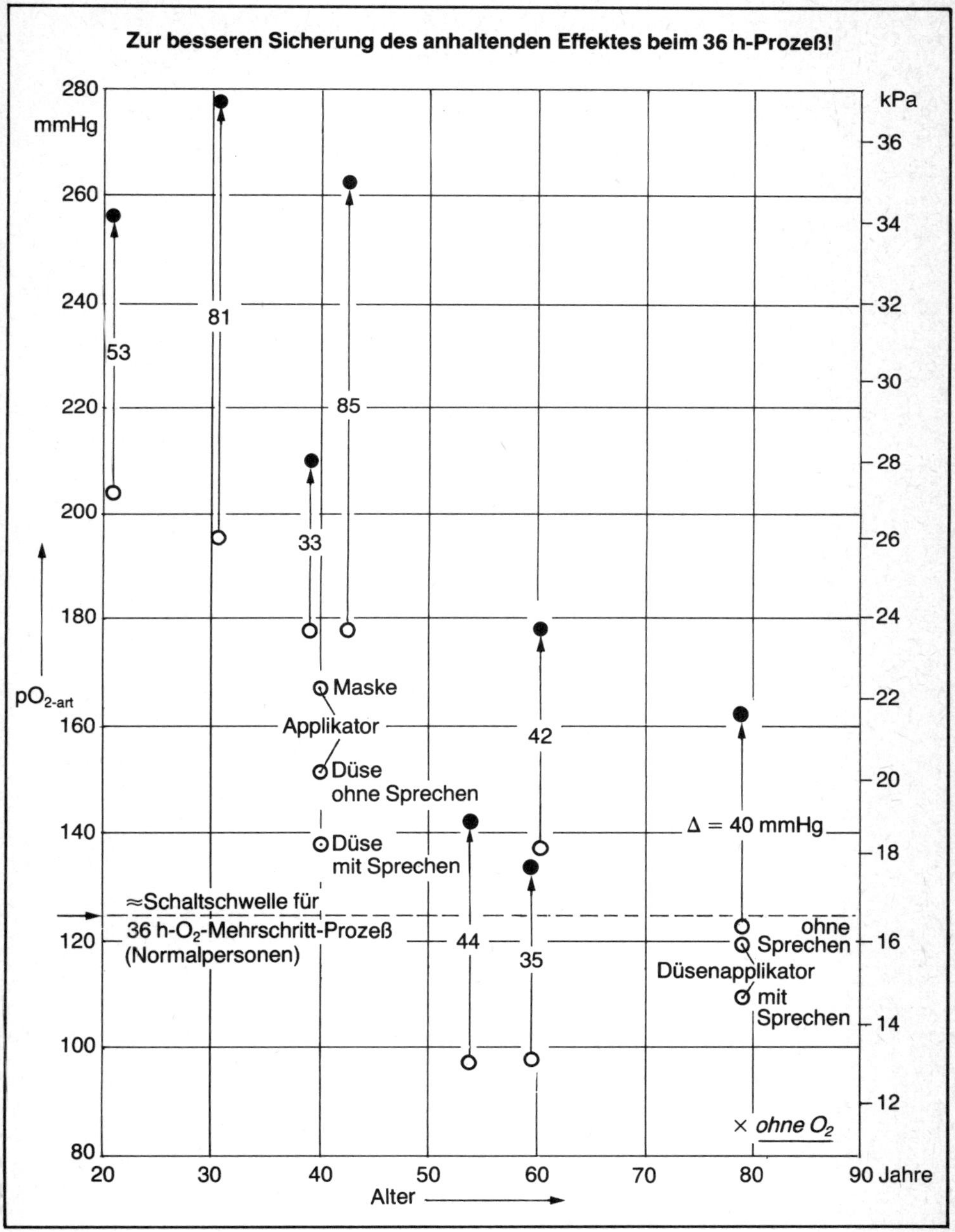

Abb. 82: Messungen über der arteriellen Ruhe-pO_2 unter einem O_2-Fluß von 4 l min^{-1} bei O_2-Applikation durch eine Maske aus weichem Kunststoff ohne (○) und mit (●) Speicherblase.

Applikatorgüte:		
	Maskenapplikator mit Speicherblase!	*Sehr hoch!*
	Maskenapplikator ohne Speicherblase.	Hoch
	Düsenapplikator	Gering

Register

Notizen

Notizen

Notizen

Notizen